顺其自然的森田疗法

强迫症的森田疗法

主　编　施旺红
副主编　马阳光　施　翌　孙守波　王　娥
编　者　施旺红　孙守波　飘　姐　马阳光
　　　　施　翌　Withboy　王　娥　英　子
　　　　化　振　杨兴洁　宁雅童　李　米

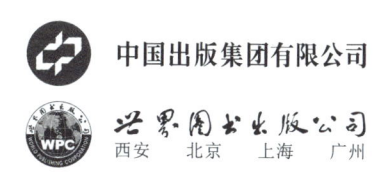

中国出版集团有限公司

世界图书出版公司
西安　北京　上海　广州

图书在版编目（CIP）数据

强迫症的森田疗法 / 施旺红主编 .—西安：世界图书出版西安有限公司，2025.5--（顺其自然的森田疗法）. --ISBN 978-7-5232-1063-5

Ⅰ. R749.990.5

中国国家版本馆 CIP 数据核字第 20251DY622 号

书　　名	强迫症的森田疗法
	QIANGPOZHENG DE SENTIANLIAOFA
主　　编	施旺红
责任编辑	马元怡　王少宁
装帧设计	新纪元文化传播
出版发行	世界图书出版西安有限公司
地　　址	西安市雁塔区曲江新区汇新路 355 号
邮　　编	710061
电　　话	029-87214941　029-87233647（市场营销部）
	029-87234767（总编室）
网　　址	http://www.wpcxa.com
邮　　箱	xast@wpcxa.com
经　　销	新华书店
印　　刷	西安雁展印务有限公司
开　　本	787mm×1092mm　1/16
印　　张	14.25
字　　数	240 千字
版次印次	2025 年 5 月第 1 版　2025 年 5 月第 1 次印刷
国际书号	ISBN 978-7-5232-1063-5
定　　价	58.00 元

医学投稿　xastyx@163.com ‖ 029-87279745　029-87285296

☆如有印装错误，请寄回本公司更换☆

Preface
前 言

强迫症是神经症中最顽固、症状最复杂多变、患者感觉最痛苦的一种疾病，药物疗法和各种心理疗法都很难奏效，精神科医生和心理医生都感到很棘手。

我于1996年开始，全身心投入森田疗法的研究，并逐渐萌生编写《强迫症的森田疗法》一书的想法。通过10多年不断收集相关病例，并完善治疗方案，终于在2010年完成了《强迫症的森田疗法》一书。这本书出版后，受到广大强迫症朋友的欢迎，不断有朋友通过信件或微信、QQ、微博告诉我，这本书治愈了他们多年的强迫症，朝花夕拾等许多朋友加入了网络森田疗法学院QQ群中（369256946），带着感恩之心在这里不遗余力地帮助那些还深陷症状之中的朋友，这让我非常感动。他们经历了常人难以想象的痛苦，通过学习森田疗法成功走出了痛苦。他们毫无保留把自己的宝贵经验分享给新人，他们的经验就像金子一样珍贵，我尽量收集保留这些财富，经常发表在我的新浪微博上，期望帮助更多的人。

森田疗法传入中国40多年了，在广大精神科医生、心理医生，尤其是广大患者的运用实践中，森田疗法得到了新的发展，已经被公认为治疗强迫症比较有效的方法，但在实际操作过程中，仍然存在着许多误区。许多人都知道森田疗法，了解其治疗精髓是"顺其自然，为所当为"，但却不了解其真正的含义是什么，仅凭自己的感觉任意解释"顺其自然"，即想干什么就干什么，或必须忍受痛苦等。患者希望通过"顺其自然"消除自己的症状，结果"顺其自然"并没有治好自己的病，反而导致做任何事都想着是不是符合"顺其自然"，"顺其自然"反而变成了自己的心病，于是，就因此认为森田疗法不管用了。还有些患者认为，传统森田疗法分四期，需要经过卧床、轻作业、重作业、生活训练期，如果不按章办事，没有经过卧床、作业，就不是真正的森田疗法。将近一个世纪前出现的森田疗法，当时连名字都没有，而且当时社会生活节奏缓慢，住院三个月、半年不算什么，而现在住院半年却是让人难以想象的事。让医生和患者一起生活、一起劳动，每天批改日记，即使针对一两个患者都很困难，如果有几十个患者，工作量是无法想象的。另外，患者也希望尽快治愈，连续几个月住院，要花费大量的金钱和时间，患者难以接受。所以，包括日本在内，住院式森田疗法已逐渐被社会淘汰，取而代之的是森田理论的宣传推广，如森田网站、书籍、门诊咨询、集体治疗、生活发现会等形式的森田疗法，简单易行、收效良好。

　　本书分六章探讨了强迫症的森田疗法，重点是中国学者对森田疗法的发展与完善。此外，许多患者对森田疗法有着深刻的领悟，他们为本书也提供了生动的材料。当我将网络森田疗法学院里各位朋友的经验总结到一起时，我时常为他们深刻的感悟和生花妙笔拍案叫好。另外，本书的一大特色，是强迫症患者的母亲在陪伴孩子成长过程中经历的各种痛苦，在孩子症状发作时候该如何应对方面，飘姐和英子用他们优美的文笔，奉献了人生最宝贵的财富，相信所有读者都会被他们感动。在此我要感谢我的创作团队里的每一位作者，那些无私提供素材的、曾经饱受强迫症折磨的朋友，是你们的精彩文字和丰富体会不断发展和完善着中国式的森田疗法，同时极大充实了本书的内容，也让广大患者朋友有了共鸣，为他们带来了希望和信心。

　　我两次去日本留学，自觉有责任将森田疗法治疗强迫症的经验总结出来，造福广大的强迫症患者。但愿这本书能对强迫症患者和推广森田疗法的同行有所帮助！

　　衷心感谢所有信任支持我的朋友，没有你们的支持，就没有我这本专著！

　　衷心感谢我的爱人和孩子，我几十年几乎将所有的业余时间都用在了学习日语、研究森田疗法上，很少陪伴你们，没有你们对我的理解和宽容，我不可能有完美的家庭和幸福的生活！

施旺红　2025年4月于西安

目 录
Contents

第一章 强迫症不是精神病 /1
 一、强迫症是什么？ /1
 二、强迫症病例分享 /5
 三、强迫症自测方法 /12

第二章 森田疗法治疗强迫症的理论 /13
 一、森田疗法的基本理论 /13
 二、森田正马教授与患者交流强迫观念 /23
 三、森田疗法治疗强迫症的瓶颈 /39
 四、日本专家运用森田疗法治疗强迫症的经验 /45

第三章 施旺红论森田疗法 /49
 一、森田疗法来自东方文化 /50
 二、森田疗法的精髓 /53
 三、森田疗法的操作技巧 /56
 四、论"如何顺其自然，为所当为" /67
 五、森田疗法的运用要点 /73
 六、强迫症患者咨询案例分享 /77
 七、强迫症咨询注意要点 /90

第四章 强迫症康复者论森田疗法 /92
 一、网络森田疗法学院朋友论森田疗法 /92
 二、Withboy 践行的中国式新森田疗法 /108

第五章 强迫症康复规律及患者的体会 /137
 一、强迫症治愈和康复规律 /137
 二、康复过程中的盲点和误区 /148

三、强迫症康复者的感悟 /154
第六章　孩子患强迫症，家长怎么办 /192
　　　　凤凰涅槃重生路 /193
　　　　孩子是来成全我们的 /211
结束语 /219

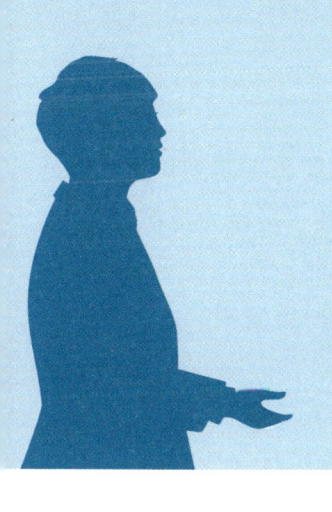

第一章
强迫症不是精神病

　　强迫症是精神科最棘手、药物治疗和心理治疗都非常难治愈的一类常见综合征，它甚至被一些人称为精神科的"癌症"。可是，经过多年的研究和临床实践，我要明确声明，强迫症根本不是老百姓所认为的"精神病"。恰恰相反，患强迫症的朋友（我愿意用"朋友"而不是"患者"来称呼）是非常聪明、非常执着、责任感强、积极努力、追求完美的一类人，只不过他们钻研的问题和执着的方向出现了误差，换言之他们是另一种天才。

　　为什么强迫症难以治愈？因为现代的精神病学和各种心理治疗方法都没有深刻理解强迫症的发病机制，只是从症状表现来理解。治疗的方向也是以消灭症状为目标，结果当然不尽如人意，于是强迫症就被大多数人认为是一种难治的"绝症"。实际上，只要找对方向，这些朋友自己读一本书或一篇文章就可以很好地自我调节，自我疗愈。所以，患强迫症的朋友及其亲属们请不要绝望，我这本专著中会分享大量的自学森田疗法自我疗愈的案例，他们的经验感悟将为我们树立信心，提供学习方法和实践技巧，大家耐心阅读，一定会大有所获的。

一、强迫症是什么？

　　强迫症（obsessive-compulsive disorder，OCD）是以强迫观念和强迫动作为主要表现的一种神经症。《中国精神障碍的分类与诊断标准（CCMD-3）》界定强迫症为：强迫症指一种以强迫症状为主的神经症，其特点是有意识地自我强迫和反强迫并存，二者强烈冲突使患者感到焦虑和痛苦；患者体验到观念或冲动源于自我，但违反自己意愿，虽极力抵抗，却无法控制；患者也意识到强迫症状的异常性，但无法摆脱。病程迁延者可以以仪式动作为主而精神痛苦减轻，但患者的社会功能严重受损。

【症状标准】

1. 符合神经症的诊断标准，并以强迫症状为主，至少有下列一项：

（1）以强迫思想为主，包括强迫观念、回忆或表象，强迫性对立观念，穷思竭虑，害怕丧失自控能力等。

（2）以强迫行为（动作）为主，包括反复洗涤、核对、检查或询问等。

（3）上述的混合形式。

2. 患者称强迫症状源于自己内心，不是被别人或外界影响强加的。

3. 强迫症状反复出现，患者认为强迫观念和强迫动作都没有意义，并感到不快，甚至痛苦，因此试图抵抗，但不能奏效。

【严重标准】 社会功能受损。

【病程标准】 符合症状标准至少已3个月。

强迫症的基本症状是强迫观念和强迫动作，患者可仅有强迫观念或强迫动作，或既有强迫观念又有强迫动作。患者能充分地认识到这种强迫观念和强迫动作是不必要的，但却不能用主观意志加以控制。由于强迫症状的出现，患者可伴有明显不安和烦恼，同时有强烈的求治欲望，自知力保持完整。临床上根据其表现，大体可将强迫症划分为两类：强迫观念为主，无明显强迫行为；伴有明显强迫行为。强迫观念包括强迫想法、想象和冲动。强迫行为指重复出现的仪式动作。

（一）强迫观念

强迫观念表现为反复而持久的观念、思想、印象或冲动念头。患者力图摆脱，但因摆脱不了而紧张、心烦意乱、焦虑不安，并出现一些躯体症状。强迫观念可有以下几种表现形式。

· **强迫性怀疑** 患者对已完成的事情总是放心不下，要反复多次检查确认无误后才放心。如怀疑门窗是否关好，门是否已锁好，煤气是否已关好等，在怀疑的同时常伴有明显的焦虑。

- **强迫性回忆**　患者对过去的经历、往事等反复回忆，虽知毫无实际意义，但过去的场景总是萦绕于脑中，无法摆脱，对此感到厌烦至极。如回忆已讲过的话的用词、语气是否恰当等。
- **强迫联想**　当患者听到、见到或想到某一事物时，就不由自主地联想起一些令人不愉快或不祥的情景。如见到有人抽烟就想到火灾等。
- **强迫性穷思竭虑**　患者对一些毫无现实意义的问题总是无休止地思考，尽管逻辑推理正常，自知力也完整，也知道没有必要深究，但却无法自我克制。如思考天为什么要下雨，人为什么要吃饭，地球为什么是圆的等。
- **强迫意向**　患者在出现某种正常心理时常出现相反的违背自己的内心意愿，虽然这种相反的意愿十分强烈，但从不会付诸行动。如过马路时想冲向正在驶过的汽车等。
- **强迫情绪**　患者对某些事物感到厌恶或担心，虽明知根本无必要却不能自我克制。如担心自己会伤害别人，担心自己会说错话，担心自己受到毒物的污染或细菌的侵袭等。
- **强迫对立思维**　两种对立的词句或概念反复在脑中相继出现，从而感到苦恼和紧张。如想到"拥护"立即出现"反对"，说到"好人"时会立即想到"坏蛋"等。

（二）强迫动作

强迫动作又称强迫行为，即重复出现一些动作，自知不必要而又不能摆脱。

- **强迫洗涤**　常见的有强迫洗手、洗衣等。例如，有位医院挂号员，她认为接触一些肿瘤患者的门诊卡会被"传染"到肿瘤，如果她的手再接触到自己家门把手，则会间接传染给自己家人。于是每次下班回家总是喊家人开门，自己则高举双手进入，然后反复洗手，内、外衣服也全部换洗，常年如此。
- **强迫检查**　这是患者为减轻强迫怀疑引起的焦虑不安而采取的措施，如出门时会反复检查门窗是否关好，寄送信件时反复检查信中的内容，看是否写错了字等。

- **强迫性仪式动作** 患者总是做一些具有象征福祸吉凶的固定动作，试图以此来减轻或防止强迫观念所引起的焦虑不安。如以手拍胸部，以示可逢凶化吉等。
- **强迫计数** 患者见到某些具体对象（如电杆、台阶等）时，不可克制地计数，如不计数，患者就会感到焦虑不安。

强迫症状有时严重，有时较轻。当患者心情欠佳、身体疲劳或体弱多病时较为严重，有些患者在傍晚时症状会加重，女性患者在月经期间强迫症状可能会加重。患者心情愉快、精力旺盛或工作学习紧张时，强迫症状可减轻。通常患者深感焦虑，主观上力图和强迫思维及动作对抗时，结果反而愈演愈烈。部分患者性格有易焦虑、自信心不足而又要求完美的特点，从而容易对日常生活事件发生强迫性质的心理反应。

诊断标准上定义强迫症必须有反强迫，这意味着患者意识到自己强迫思维的错误，希望改变或消除它。实际上，强迫症的具体症状非常复杂，相当一部分人对自己的症状并没有自知力。比如，怀疑自己得了艾滋病，他并没有认识到自己的这个念头是错误的，他的强迫行为是反复检查自己有没有患艾滋病，他检查的目的是确诊自己没有患艾滋病，消除对艾滋病的恐惧，反复检查的结果虽然为阴性，但这却仍然不能打消他对艾滋病的恐惧，因为"万分之一"的可能性、潜伏期长等许多理由还是让他担心。强迫性穷思竭虑患者沉浸在没有答案的问题之中无法自拔，自己却不自知，这样会使问题复杂化。这些患者强迫的问题基本上都是无法解决或没有实际答案的，如果患者没有自知力，直接向心理咨询师寻求帮助，咨询师没有发现奥妙所在，不能帮助患者解决问题，其结果必然和患者一样陷入死胡同。如强迫性思维就很常见，尤其在喜欢刨根问底的人中很多见。这种人老是问一些无聊或者一些暂时无法回答的问题，如"我从哪里来""我到哪里去""为什么受伤的总是我""人为什么会从一个受精卵长成一个成人"，再如"什么叫成功"等。然后就反反复复地想，做功课时想，工作时想，睡觉前也想。他与那种有探索精神的人不一样，喜欢探索研究的人有时候会放弃这种钻牛角尖的想法，甚至转移到其他的研究方面，而强迫性思维的人不是这样，如果他们停止思考这些问题，他们生活的秩序就仿佛被打乱了，他们会明显地感到不安。患者在一个问题没解决之前，其他什么问题也不愿想，什么事也懒得做，而这种问题在常人看来似乎根本没必要关心，或者用一两句话就可以解决。患者想的奇怪的问题会长久地存在，久而久之那种想法更是挥之不去，患者会感到很痛苦又很无助。

具有强迫症思维的人一般口才都特别好，因为他对某件事过于关注，也确实对这个问题有研究，所以他们有时显得志向很大。仔细观察可以发现，强迫症患者有明显的偏执，甚至有点"走火入魔"，而患有该症状的人自己却未发觉，还以为自己是在为伟大的事业而奋斗。

二、强迫症病例分享

强迫症患者常常认为自己的症状是独一无二的，认为世上只有自己是如此痛苦。下面列举的一些案例可以让他们知道，世界上还有许许多多和自己同类的人，这样患者就可获得心理上的共鸣，从而减轻对症状的焦虑。

案例一

一个在强迫症中挣扎的大学生

我最早出现的强迫症状是强迫性对立思维，关于救人还是不救人的穷思竭虑是我想象的产物，而现实中一些微不足道的事件更容易触动我那根敏感的神经。譬如，洗澡用肥皂还是香皂竟成为我绞尽脑汁思考的问题。香皂太贵，而肥皂碱性太大据说对皮肤有损，我反复衡量比较用肥皂和香皂的利弊得失，犹豫不决，结果不管实际用的是肥皂还是香皂，都会令我后悔。这就像布利丹分享的驴子的故事，因位于两堆草中间，驴不知吃哪堆好而被活活饿死。我的心力倾注在这类毫无意义的事情上，苦恼的程度正常人是难以想象的。一封信放入信封，我会用过量的胶水粘牢封口和邮票，因为我总担心在旅途中封口可能裂开，邮票可能脱落。检查了一遍又一遍，确定没问题后投进邮箱，但很快就又会产生怀疑，可又不能取出来再检查一遍，于是就焦虑不安，耿耿数日。随后又会担心：信半路遗失怎么办？信的内容被别人看见了怎么办？要不要再补写一封？……难以言表的苦恼犹如钝刀割颈，虽无剧痛却压迫得我难以喘息，我恨不能有一把利剑直接穿透心房，那才叫痛快呢。你知道吗？这就是我大学生活的主要内容啊！后来又毫无理由地感到浑身别扭，动不动就整整衣领、捆捆衣角、扑扑打打肩膀和裤腿，总觉得身上哪个地方不整齐或有污迹，我必须反复检查和拂拭。有段时间，我的注意力集中在左裤腿，看了又看也没发现任何问题，可就感觉不得劲。我控制不住地看看摸摸，抬起腿，低头审视，仔细研究，又不得不在人面前加以掩饰，结果弄得左腿像灌了铅般沉重，走路都有点滑稽。看到桌上的物品也觉得摆得不是地方，拿起来换个位置，又觉不合适，换来换去，意乱心烦。我的字写得不好，于是开始练字，想不到字又成了我的强迫对象之一。我一边写一边检查，往往一个字写了涂，涂了写，达十数遍，结果越写越别扭，注意力就全集中在这个字上了。平时尚无大碍，上课时就乱了套，因为一直与字较劲，以至于根本没法听讲，连笔记也记不成。

正因为我明明知道这些重复行为不合理、毫无必要，而且又怕被别人发现，所以才去拼命克制，但是越克制就越重复，越重复就越痛苦。这种痛苦常人难以理解，我只能默默地独自承受，这几乎要了我的命。能说出来的痛苦算不了什么，无言的痛才是锥心刺骨的痛啊！

案例二

一位穷思竭虑的女士

我是一位被精神问题困扰了好多年的人。以前我挖空心思也要把我所见到的人的样子和名字回忆起来，如果想不起来，就像背了一块大石头，心情极差，还想哭，有时穷思竭虑感觉脑子都要空了，后来我通过写日记终于缓解了这种压力。从很多年前开始，我有了问问题的习惯，每一个问题我都要搞清楚，而且要问得很明白，有的问题是很复杂的，别人根本不愿意回答。当问题没弄明白时，我的头脑里就像一团乱麻，又昏又痛，连夜里做梦都在想着这个问题为什么会是这样的，心情很差。我经常什么事情都不想做，就静坐在那里考虑所有的可能性，有时感觉脑子都要裂开了，始终觉得各种做法都不合适、不对。我多么希望能知道出现这些问题的原因啊！别人毕竟不全理解，所以要想好方法去问别人问题，不让别人厌烦，可是问题太多太琐碎，他们都会躲着你，就像避瘟疫一样，对此我感到痛苦极了。我也想控制，可是越害怕问题就会越多。我现在生活在极其恐惧的心理状态下，怕有问题，怕得不到解决，怕别人觉得我是神经病而不愿意回答我，我好难受，因为这样不仅影响到我自己还影响到别人，使我连当下的工作都无法胜任了。

  在工作和生活中会遇到各种各样细小的问题，而且有些根本和我无关，一次两次问时别人会回答你，但是总会有厌烦的时候，久而久之别人会有意躲避你。而这时，我反而盯上他似的，注意力会集中在他一个人身上，恨不得把关于他的问题都问清楚了再离开，听不到他的声音，看不到他所做的，心里就会好恐惧。有时我和别人说话了，开始没什么，后来回家了却发现了问题，我很想问他，但是我又担心别人已经忘了刚才的聊天，或者又担心我问出来的话别人会觉得很滑稽，根本不想说。这时我就要研究怎样表达最清楚而且别人也不觉得怪，常常为此挖空心思，有的问题自己心里明白是怎么回事可又难以表达清楚，这时恨不得把头敲碎。一个小问题能引发很多问题出来，最基本的东西，也要他亲口说一下，我知道这样会抠得太细了，可不由自己每一个细节都不放过，我真的好累。以前的好朋友现在一个个都和我越来越疏远了，我不仅伤害了自己还伤害了我的老公。每次我问问题的挫败感都会发泄到他身上，还让他帮我去问问题，有时是我不好意思问的。他是一个很要面子的人，但为了我的问题，他只能委屈自己。我知道这样做很自私，可是我真的没有办法了。我每天躲在家里，不敢与别人多讲话，我知道只要一讲话百分之百有问题。咨询了好多医生，他们说要吃 4 个月的药，还要做心理辅导，需 300~400 元 / 小时，我现在连工作都没了，根本负担不起这些医疗费用。我该怎么办？我真的想结束自己的生命，还家人和自己一个安静。每天一起床就是无尽的惆怅和痛苦，我该怎么做？我在这个社会是多余的吗？没有一点社会价值吗？我有的只是问题！我也一直在寻找解决的办法，可是无论用什么方法，那个没弄明白的事情或问题就像一个吸盘一样吸在我的脑子里，我会忍不住苦思这个问题的种种可能性，但又对不上号或觉得不太像这个原因，有时脑子都想空了，我的头就像炸开一样，真的好痛苦。到现在我没发现其他任何一个人有像我这样的症状，而且我这样的症状还会影响别人，经常感觉需要别人的支持才能解决问题，这也是我的很大的困扰。兄弟姐妹们，请帮我出出主意好吗？谢谢你们了！

案例三

一个被强迫症困扰的人

我今年28岁，男性，已婚。提起这病的历史，已将近3年了。我得病的经过是这样的：那年的一个晚上，一位亲戚突发心梗，接到电话后我们就过去了，整整忙了一宿，心脏里装了4个支架，但最终人还是没能留住。我很伤心，这时我感觉人平时看着挺好、挺强的，说死就死了，人太脆弱了。于是我开始害怕死亡，总是怕自己得要命的病，这痛那痛的我都会嘀咕很久。不久我开始不能接受例如"心梗""死亡"这类的字或话，听到或看到后，我全身就开始出虚汗，全身无力，难受得要命。我不敢独自在家，不敢独自上街，不敢独自睡觉，总是害怕我出现意外时会没有人及时救我。后来家人都被我的这种行为折腾烦了。我尝试用各种方法来改变身体不适的感觉，却没有什么效果。一年后，我开始尝试独自在家，独自上街，独自开车、工作，用做一些事情来占据我大部分时间，在我忙的时候什么感觉也没有，可是只要一闲下来，不适的感觉准会出现，这让我痛苦至极。睡眠总体还可以，偶尔会失眠，基本躺下后过一小会儿就能睡着并一直到天亮，可是整夜会做很多梦，早上起来总感觉跟没睡觉一样，没精神，全身感觉软绵绵的。到了上午10点左右开始哈欠连天，别人都以为我昨晚没睡觉。三年了一直这样，身体不适的感觉有头晕、胸闷、气短、心悸等，胸前偶尔会痛，还经常感觉全身无力。这三年为了这些症状我不知道去了多少次医院，做了无数的检查，结果显示全都正常，也看过中医，喝了近一年的中药，效果不明显。现在的我比原来好了很多，我能忍着身体的不适去工作，基本不会耽误事情，也不用天天待在家里，这样的身体不适我都有点习惯了。但是我想彻底地改变，我要正常的感觉，不要这样不适的感觉。

我看过心理医生，他们教了一些方法，我都在尝试着做，但效果也不明显。

最近可能是因为工作不忙，闲暇的时间较多，我感觉我又开始焦虑了。主要是焦虑身体状况，我每天都感觉身体不舒服，从头到脚没有一处好受的地方，就是这样我开始担心我会不会得了病，继而胡思乱想。例如，头痛我想会不会得脑中风，我开始留意自己的手脚有没有麻木的症状。最近老是感觉腹胀，吃点东西就胀得要命，我想我会不会内脏长了肿瘤，我开始天天摸自己肚子看看有没有变硬的地方。小便总是发黄，腰还总酸，我开始怀疑是肾脏有问题，每天摸腰的两侧看看有没有异物感，开始留意我的四肢看看会不会水肿。我经常摸自己的脉搏看看心跳状况，看有没有停搏和房颤，诸如此类的问题我每天都会忍不住想。我控制不了自己的想法，一旦身体有难受的地方我就会非常关注那个地方，我摆脱不了，我到底该怎么办！每天早上起来，我的头都是晕晕的，身体轻飘飘的，不知道什么时候胸口就会痛一下，总是感觉特别疲惫，也没有什么精神，随便干点活就会觉得很累。有时候还会出现一阵要死了的感觉，特别难受，在难受的时候血压也有变化，这种情况已经开始影响我的工作了。有时开车的时候会出现这种特别难受的感觉，我真的很害怕。我无法摆脱这种感觉，一出现这样的感觉我就会担心到会不会死掉，想到死我就会很害怕，一害怕这种难受的感觉就会加深。我每天都在怀疑自己是不是得了不治之症，会不会在不久的一天突然死掉，如果我死了，我的父母、我的孩子、我的老婆该怎么办，想到这些我就更加害怕，身体也就更加难受！我得这个病三年了，在第一年的时候最严重，第二年好了很多，这是第三年了。半年前我还觉得好了，从今年9月开始到现在我感觉又加重了，我实在是不知道该怎么办了。这个病已经让我白白浪费了三年的时间，几乎没怎么给家里挣钱，还经常乱花钱看病（哪里痛就看哪里，总怕得肿瘤），我家人已经被我折腾烦了，已经没有人再愿意听我说这些难受的事情了。求大家帮帮我吧！

案例四

一个强迫症患者的自我拯救

有位心理学家说过："一切的成就，一切的财富，都源于健康的心理。"的确，在现实生活中，许多人或多或少存在着心理问题。我十九岁，却有六年的心理疾病史，但值得庆幸的是，通过自己的不断努力，我终于摆脱了束缚心灵的那层阴影。

记得十三岁那年，我刚刚上初一，发现邻家的男孩（比我大四岁）

好像总在关注我。在上学、放学时，我们总是不期而遇，偶尔他也会冲着我笑笑，这使本来就内向的我更加敏感起来，心里怦怦直跳，一个念头飞快闪过：莫非他喜欢我？所以我也便开始注意起他来。慢慢地，我陷入一种感觉中，有时会感觉他就在我身边看着我，对着我笑。刚开始这种意念只是偶尔出现，直到有一天他到我们班来借东西，我认为那是他找借口来接触我的。在这之后，即使在课堂上，他的样子也会在我脑中不断闪现，回到家里，我都会想起隔壁有个他，甚至当我想专心背书、写作业时，他依然会不时出现在我的脑海中。其实我很明白，自己并不喜欢他，但我越想忘记他就越是忘不掉。我的内心痛苦极了，可我又能说给谁听呢？我想过很多方法把他忘掉，如参加多种体育项目，做复杂的习题，玩激烈的游戏……为的是让自己没有时间、没有精力去想他。但是所有的办法都失效了，不论我做什么，心底似乎都有一个声音，这声音告诉我要去想他，不想不行。这种意念控制着我，让我不论做什么事情时都会分心。不久，他搬到一个很远的城市去了。那时，我真是很开心，觉得终于可以摆脱自己心中盘踞已久的意念困扰了，他终于离我远去了……

然而，就在我已逐渐忘掉"他"时，又有了这样一个意念：一个"他"走了，一定会出现另外一个"他"。果然在这种不自觉的情况下，"他"转换成了我的男物理老师，然后又开始了那种无止境的纠缠。那几年，我的各科成绩没上过80分。同学的冷眼、父母的责骂、老师的批语都让我觉得这世界已没有什么值得留恋的了。外表看似正常，可谁又知道我心中的痛楚呢？我也曾想到以自杀的方式解决我的问题，可我又不敢。恰在这时，我随着父母从寒冷的北方搬到了南方，这个郁积在心中的结终于又一次离我远去了。

新的环境、新的事物、新的生活让我没有那么多的精力去回忆那痛苦的过去。有一次上课交作业，原以为能全部正确，可谁知我把一道很简单的题目竟然做错了。我不相信，我记得很清楚我检查过好几遍呢！从那以后，我对作业检查得特别仔细，有时检查完了放进书包后又拿出来一遍又一遍地检查，甚至已躺在床上睡觉了，突然想到，又爬起来再检查，直到确信完全正确为止。这种不断重复的枯燥无味的机械动作，我自己也知道是不必要的，但可笑的是我就是控制不住自己，好像冥冥中有个人让我这么干似的，如果不做我就别想继续做其他事情。从反复地检查作业到反复地洗手、反复地数电线杆、反复地上楼检查门窗是否关好……这种反常举动我不敢明显地表现出来，但别人似乎已经觉察到了，有人会问我："你做什么？"我只好笑笑。这种重复动作我不想做，想克制自己又做不到。感觉过去的痛苦又回来了。

那年我十七岁，正在一所师范学校就读，听说很多医院都开设了心理咨询科，能矫正许多心理疾病，我就像找到了救命稻草。

第一次去心理科，当时患者很多。轮到我时，我就把事先准备好的纸条递给医生，上面写着我不正常的行为举动。我问："可以开些药吗？"医生看完我的纸条后告诉我："你得了强迫症，很多人都有，只是你的程度稍重一些，经过心理治疗就会好，不必吃药。"末了，他给我介绍了两本书，让我好好看看，还送一句话给我："顺其自然地做你要做的事情，就带着这些你认为不正常的意念去做你要做的事情。"医生和蔼的态度让我打消了重重顾虑，他让我有困难再去找他。当时，一种温暖的感觉涌上心头：还有人会帮助我、鼓励我。回去后我找到了那两本书，从书中我找到了答案，也试着用森田疗法进行自我矫正。我老老实实接受自己的症状，再也不试图用任何方法去抵制这些意念，就让它存在，而且带着它从事正常的工作和学习，因为对它抵制、反抗或回避都是徒劳的，反而会使那些意念更强烈。对它不加排斥和压抑，抱着一种"有，就让它有去"的态度，这些意念反而会淡化。就这样，经过一段时间"顺其自然"的生活，在不知不觉中我得到了自信的体验，而原有的反复动作也少了许多。我对自己的进步感到骄傲，精神上得到了安慰。

如今我已参加工作了，在工作中，我偶尔还会出现一些强迫性的意念，但这比两年前已经好多了。我从森田疗法中体验到了拯救自己的快乐与自信。

三、强迫症自测方法

下面是关于强迫症的一个自测量表，可以根据自己的情况进行评定。

1.我常反复洗手而且洗手的时间很长，超过正常所必需。

2. 我有时不得不毫无理由地重复看相同的内容、句子或数字好几次。

3. 我觉得自己穿衣、脱衣、清洗、走路时要遵循特殊的顺序。

4. 我常常没有必要地检查门窗、开关、煤气、钱物、文件、信件等。

5. 我不得不反复做某些事情直到我认为自己做好了为止。

6. 我对自己做的大多数事情都会产生怀疑。

7. 一些不愉快的想法常违背我的意愿进入我的头脑，使我不能摆脱。

8. 我常常设想自己粗心大意或是细小的差错会引起灾难性的后果。

9. 我时常无原因地担心自己患了某种疾病。

10. 我时常无原因地计数。

11. 在某些场合，我很害怕失去控制而做出尴尬的事。

12. 我经常迟到，因为我花了很多时间重复做某些没有必要的事情。

13. 当我看到刀、匕首或其他尖锐物品时我感到心烦意乱。

14. 我为要完全记住一些不重要的事情而困扰。

15. 有时我有毫无原因地产生破坏某些物品，或伤害他人的冲动。

16. 在某些场合，即使当时我已生病了，我也想暴食一顿。

17. 听到自杀、犯罪或生病等词语后，我会心烦意乱很长时间，很难不去想它。

当上面一条或一条以上的症状持续存在影响正常生活时，您有可能患上了强迫症。

第二章
森田疗法治疗强迫症的理论

一、森田疗法的基本理论

森田疗法又称禅疗法、根本的自然疗法，是1921年左右由日本精神医学专家森田正马（1874—1938）所创的。此精神疗法虽受过西方当时流行的心理分析、精神医学及治疗的一些影响，基本思想却是源自大乘佛学智慧与日本传统文化，尤其是禅的思想文化，对此治疗法的影响格外深刻，森田疗法可谓是以大乘佛教与禅为思想源头的东亚文化的产物。

（一）森田疗法的诞生

1874年，森田正马出生于日本高知县，与弗洛伊德（1856—1939）、阿德勒（1870—1937）、荣格（1875—1961）属同时代人，由此可知森田疗法受精神分析学派的影响并非偶然。

森田正马先生的求学生涯不甚顺利，曾因心律不齐及伤寒，中学五年却念了八年。在1898年就读东京帝国大学医学院时，他被诊断为神经衰弱兼脚气病，但在期末大考时，他不顾一切刻苦攻读，所有不适的症状居然出乎意料地消失了，考试成绩也非常优秀。这次经历让他意识到，当时一般人认为的"神经衰弱是由神经疲劳所致，应多休息"是不正确的。

他在工作时进了精神科，并在巢鸭医院担任作业疗法主任。森田正马曾用催眠术治疗神经官能症，但未能使患者痊愈，却以"没有治疗，只让其从事打扫工作"的方法治愈了一名神经官能症患者，这促使森田正马开始整理他的思考成果，森田疗法由此诞生了。

（二）森田正马的人性观

森田正马先生说："人是时时刻刻都在流动变化的存在。人的生命，在最好的状况下，乃是个流动、变化的过程。如果我能让我的体验之流载我流向前去，能在其中载沉载浮，而且同时还能尝试去了解它那变动不拘的复杂性的话，其中不会有任何定点让我停留。当我在如此过程中时，很显然，我不会有一个封闭的信仰体系，能引导生命的乃是去不断了解、不断阐释的那个过程本身。所以生命就一直在形成的过程中。因此，研究心理问题就得从外界与自我相对的夹缝中去寻求，从变化流转中去把握。而意识不过是一种状态，一种自然现象而已。"

· **现象即存在**　森田正马认为人的存在是不断变化流转中所发现的每一刹那之现象，具有绝对之意义，亦即现象即存在。他常说"事实唯真""服从自然"等，对我们身心的自然现象，他认为现象即存在，要如实承受。

· **心理的对立与调和**　森田正马认为一切宇宙现象都建立在相对关系、调节作用及均衡之上，心理现象亦是在不断变动过程中才能维持均衡，产生适应自我保存的方向。一般正常人有较强的能力自然流转在两者的变化中，并会将不安的感觉疏通到建设性的方向。

· **道德、伦理观**　神经质患者常有理智的观念主义或求全的理想主义倾向，因此容易忽视生命存在的自然流动性，会对瞬息变化着的生命现象加上善、恶、苦、乐等价值判断，徒增内心的挣扎矛盾。森田正马强调根本无绝对的伦理观或道德观存在，只能归源于"事实唯真"，必须要能容忍所有心理流转中的对立现象。

· **生存的欲望**　森田正马认为，人的一生就是生之欲望与死之恐怖的对峙，是前者与后者经历种种的变化而彼此消长的整个过程。生的欲望包括从生物学层面到追求人生的意义或价值的精神层面，死的恐惧则是与此相对的，无生的欲望就无死的恐惧。

（三）基本理论概念

1. 基本概念

（1）神经质与神经质症

"神经质"一词是森田正马基于对神经衰弱等神经症本质的特殊看法

而提出的。表现为患者存在某种症状，因而主观感觉到这种症状对于正常生活产生了不良影响，因此患者本人具有强烈的从症状中摆脱出来的欲望，并有积极努力地克服症状的倾向。森田正马认为神经质的症状纯属主观问题，而非客观的产物。神经质症状是疑病素质和由它引发的精神活动过程中的精神交互作用所致。因此，森田正马不把"神经质"作为一种疾病看待。

"神经质症"是森田正马的学生、森田疗法的另一代表人物高良武久提出来的。高良武久认为，神经质症是神经症中的一部分，是具有神经质症状的神经症，森田疗法不可能治愈所有的神经症，只有神经质症才是森田疗法的真正适应证。

（2）疑病素质

所谓疑病素质，是一种精神上的倾向性。森田正马认为精神上的倾向性有内向与外向之分，人们健康的精神生活是靠这种内向性和外向性的协调活动而形成的。如果人的精神活动出现了大的偏向，就会逐步形成一种明显的精神上的倾向性。疑病素质即是一种担心患病的精神上的倾向性。具有疑病素质的人精神活动内向、内省力强，对自己心身的活动状态及异常很敏感，被自我内省所束缚，总是担心自己的心身健康。内向性精神活动和自我内省在人的精神生活中起着重要作用，是不可缺少的。但如果过分担心自身状况，过分地自我关注，则会产生消极作用，形成疑病素质。森田疗法理论认为疑病素质是神经质症发生的基础。

（3）生的欲望和死亡的恐怖

富于内省、关心自己的身体状况，这是人人都会有的正常表现，按照森田疗法理论，这是一种人类本性的生存欲望的表现。生存欲望的含义包括：①希望健康地生存；②希望更好地生活，希望被人尊重；③求知欲强，肯努力；④希望成为伟大的、幸福的人；⑤希望向上发展，等等。

一般而言，患神经质症的人都是生存欲极强的人，但他们并不是生来就患有神经质症的，而是随着生存欲望的发展，想过超出常人的生活，并由于某种契机诱发了其疑病体验，使其精神能量不再朝向外界，而是完全朝向了自己的心身。

过高的生存欲望同时伴有对死亡的恐怖。这种对死亡的恐怖常与惧怕失败、害怕疾病、恐惧不安等心理活动相联系。生的欲望过于强烈，对自己或事物存有超出寻常的要求，就会因惧怕达不到自身的欲望而产生死的恐怖。此时，若有某种诱发的契机，如感觉到心脏的跳动，就可能把原来属于正常范围的生理现象误以为是病态（如心动过速）。努力排除这种病态的结果，会对外界的关心程度开始下降，精神活动完全向内，当事人会陷入精神的内部冲突之中，从而导致神经质症状产生。因此可以说，过高的生存欲望同时就会伴有对死亡的恐怖，这导致精神活动的内向性，形成疑病素质，成了神经质症产生的基础。

（4）适应不安与精神交互作用

森田疗法认为，人在自然界中活动，在人类社会中生存，必然会存在某种不安的心理，即被能否在不断变化的环境中生存下去、自身的心身状况能否适应外界环境这样的问题所困扰。这种不安的心理在人的一生中会经常出现，这被称为"适应不安"。较内向的人容易出现适应不安，因其有较强的内省倾向，他们总是对自己的心身状况能否胜任所做的事情缺乏自信。较外向的人则不同，他们对任何事情都抱有希望。从年龄阶段看，青春期前后最易出现适应不安，这与青春期的个体自我意识增强，自身欲望增长而又缺乏实际经验，不能很好地适应外界变化有关。

高良武久认为不安、担心、痛苦等心理虽然令人不快，但却是我们人类生存所必不可少的保护机制。例如，如果没有疼痛感，人们就可能对外伤失去警戒。他进一步指出，如果人们认为这些令人讨厌却又必不可少的保护机制也不应当存在，企图否认这些应该有的心理现象，这必然会使正常的心理产生反向作用，造成精神内部冲突，最终形成神经质症状。

在环境发生变化时，每个人都会有不安的感觉。但具有疑病素质，或排斥适应不安感觉的人，对不安更加注意，由于精神交互作用的影响，其感觉和注意相互加强，更易于由不安发展为慢性神经质症。所谓精神交互作用，是指因某种感觉，偶尔引起对它的注意集中和指向，那么，这种感觉就会变得敏锐起来，而这一敏锐的感觉又会越来越吸引注意进一步固着于它。这样一来，感觉与注意彼此促进，交互作用致使该感觉越发强大起来，这种精神活动过程就是精神交互作用的过程。因此，如果说疑病素质对神经质症的发病具有决定性作用的话，那么精神交互作用则可以说是对神经质症症状的发展起决定性作用的。

（5）精神拮抗作用

森田正马认为，人的精神活动中有一种对应和调节的现象，这种现象类似人体中作用相反、彼此制约、相互调节的拮抗肌的作用，因此被称为"精神拮抗作用"。精神拮抗作用具体表现为：当一种心理出现时，常常有另一种与之相反的心理出现。例如，恐惧时常出现不要怕的心理，受表扬时反而涌现内疚的感情。森田正马认为这种抑制性意志是我们精神领域中的自然现象。精神领域中的这种拮抗作用，如同肌肉的拮抗作用一样，都不是我们能够随意支配的。精神活动中出现过强或缺乏这种拮抗作用时，都会出现问题。神经质症患者的各种苦恼，大多也是由欲望和抑制之间拮抗作用增强引起的。例如，想要获取成功、生的欲望越强烈，对可能失败、死的恐怖就越强烈，进而会拼命要加强生的欲望而排除对死的恐怖，为否定失败的可能想尽种种办法，这反而使引起拮抗的作用力和反作用力都相应增加，加之思想矛盾的影响，个体就会感到越来越苦恼。

综上所述，森田疗法关于神经质症的形成机制可概括为：由于疑病素质的存在，在偶然事件的诱因影响下，想以主观愿望控制客观现实而引起的精神拮抗作用的加强，通过精神交互作用而形成神经质症状。

2.神经质症发病机制

（1）发病机制

神经质症是一种注意固着状态，是因患者对人性的错误认识而对本来正常的心理、生理现象引起注意，通过精神交互作用，注意固着在这些心理、生理现象上，导致反常苦恼的症状。

（2）神经质症状的主观性

森田正马认为，神经质的各种症状，在没有身心疲劳、衰弱及其他并发症的前提下，原本就是属于主观范畴之内的、自我知觉的东西，而不是客观的产物。高良武久也指出，神经质症患者往往不能冷静、客观地对待与自己有关的事情。特别是在面对症状时，患者被劣等感所支配，再加上不安的情绪，往往会做出明显失误的判断。

神经质症的患者，对生的欲望过高，对死亡的恐惧过强，因此会把本来正常的现象（如别人的咳嗽、交谈）看作是不正常的表现（认为是讽刺自己或说自己的坏话）。这种主观判断没有客观依据，患者却对此深信不疑，陷入不可解脱的思想矛盾之中，这即是其症状的主观性表现。

神经质症状的主观性还表现在其症状缺乏客观的生理基础。例如，性病恐怖患者坚持认为自己患了性病，虽几次验血结果都是阴性，但受其主观意识的支配，还是不能接受客观检验的事实。神经质症患者因其症状的存在而极度苦恼，但他却不知这种苦恼是其主观臆造出来的，苦恼的根源在于其自身。

（3）**不同神经症的形成机制**

森田正马阐述了三类神经症症状形成的过程。

普通神经症（含疑病症、抑郁性神经症、神经衰弱），是精神上对某种异常感的固定，因日常生活及其症状处置上的错误，导致症状日益加重。森田正马指出：神经衰弱的症状会随着身心健康状况的恢复而消失；只有受疑病观念支配，主要精力固着于病态感觉的时候，症状才会复杂和严重起来；其疑病素质越强，症状也越易加重；即使疲劳恢复或病后身体康复了，有的人却自觉症状永远也不会消失。

发作性神经症（惊恐发作、慢性焦虑症）发作的实质是一种恐怖感受，恐怖是对自己将要发生灾害的预想，或预感到危险降临时产生的感受。发生在主观上的恐怖感受，客观上也可能会相应地出现心悸加剧、头脑发胀、血脉上涌、手足变冷等躯体现象。主观的感觉和客观的躯体现象是同一现象的表与里。比如，人如果忽然看到别人心脏病发作时，都会产生极大的恐怖感受，担心自己也会那样，此后偶尔感到心脏搏动，便会和以前见过的情景联系起来。如果患者对其前后的精神过程认识不清，立即就会受到一种恐怖情绪的控制，这必然引起心悸加剧，从而使注意集中于此，此后便越发不安，从而产生精神交互作用，导致心悸加剧，成为心脏神经症。

强迫观念症（强迫症、恐怖症），是患者把某种契机下偶然得到的感觉或感想，疑病地看作是病态的异常，由对它既无感知又不加思考的抗拒心理引起精神上的冲突。如一位害怕看到自己鼻子尖而感到苦恼的学生，正是因为他把一般人常有的感觉专门看成病态而形成强迫观念。因此强迫观念是一般人同样会时常浮现的观念，但正常人处在日常生活的精神活动过程中，往往立即就会忘掉，或根本没有进入意识时便又去迎接新出现的刺激，所以对它没有悬念在心的余暇。患者因疑病素质、思想矛盾，导致精神上的冲突，会加剧某种感觉，形成强迫观念。森田正马还指出，强迫行为不像强迫观念那样，大都不伴随精神冲突的痛苦，他认为强迫行为不是神经质的表现，难以治愈。

（四）治疗原则

1. "顺应自然"的治疗原则

森田正马把顺应自然看作佛教和禅宗中的"顿悟"状态。"顿悟"状态，就是让神经质症患者认识并体验到自己在自然界的位置，体验到对超越自己控制能力的自然现实存在的抵抗是无用的，这样才能具备一种与自然事物相协调的生活态度。对其症状而言，就是要老老实实地接受症状，真正认识到对它抵制、反抗或回避、压制都是徒劳的，不要把症状当作自己心身的异物，而要对其不加排斥、不加抵抗，带着症状学习和工作。应当说"顺应自然"是森田疗法中最基本的治疗原则。这条基本原则包含着下述多层涵义。

（1）顺应自然地认识情感活动的规律，接受不安等令人厌恶的情感

要顺应情感的自然发生，听任情感的自然发展。情感过程一般构成"山"形曲线，一升一降最后终于消失；如果情感冲动得到满足，挫折感可迅速平静、消失；情感随着对同一感觉的惯性，逐渐变得迟钝，直到无所感受；情感在某种刺激继续存在以及对此集中注意时，就会逐渐强化；情感是通过新的经验，经过多次反复，在逐步加深对它的体验中渐渐培养的……

按照森田正马的看法，情感活动有其自身的规律，是不以人的意志为转移的。如果反其道而行，总是对自身出现的恐惧、不安等想压抑、回避或消除，例如，对人恐怖的人，对人与人见面常会引起的情感波动，特别是见到领导或异性时产生不安或不好意思的感觉感到苦恼，视之为必须排除的异物而采取压抑和对抗的态度，这样就会把本身很平常的事情看得很严重，从而产生抗拒之心，结果使自己陷入神经质症的漩涡。这实际上与森田正马所述的情感规律中的部分内容相符合，即神经质症患者由于将注意力集中在令其感到厌恶的情感上，并不断压抑这种情感而使之受到强化，

经多次反复而培养起对人极度恐惧的体验。而这一过程，恰恰又违背了情感活动规律。要想改变这种状况，患者就必须认清情感活动的规律，接受自己的情感，不去压抑和排斥它，并通过不断努力，培养起积极的情感体验。

（2）顺应自然地认识精神活动规律，接受自身可能出现的各种想法和观念

神经质症患者经常认为自己对某件事物只能有某一种想法而不能有另一种想法，如果有了就是不正常或者是不道德的，即极端的完善欲造成了强烈的劣等感。其结果如同高良武久所说："如果有人无论如何要祛除一切邪念，就可能产生不正恐怖的强迫观念。"神经质症患者即对这种心理采取抗拒的态度，他们一定要保持自己心理的绝对清净，结果必然会出现心理冲突。要改变这一点，就应接受人非圣贤这一事实，接受我们每个人都有可能存在邪念、嫉妒、狭隘之心的事实，认识到不好的想法在头脑中闪现是精神活动中必然会出现的事情，是一个人靠理智和意志不能改变和决定的，但不去做坏事，却是一个人完全可以决定的。因此不必去对抗自己的任何想法，而须注意自己所采取的行动。

此外，认识精神活动的规律，还须认识精神拮抗作用，认识到人有对生的欲望和对死亡的恐怖这样两种相互对立的心理现象。应接受这种心理现象，而不必为出现死亡的恐怖而恐惧不安，以至拼命想要排除这些令人恐惧的念头，使自己陷入激烈的精神内部冲突之中。例如，站在高处时，想到可能摔下去，这是任何人都会有的想法。神经质症患者却认为这是异常现象而与之对抗，越对抗则内心冲突越严重。只有认清精神拮抗作用，从心理上放弃对对立观念的抗拒，才可能减轻以至消除精神内部冲突。

（3）顺应自然地认清症状形成和发展的规律，接受症状

神经质症患者原本无任何身心异常，只是因为他存在疑病素质，将某种原本正常的感觉看成是异常的，想排斥和控制这种感觉，如此会使注意力固着在这种感觉上，造成注意力和感觉相互加强的作用，即形成精神交互作用。这是一种继发性恶性循环，是形成症状并使之继续发展的主要原因。

认清这一点，对自己的症状采取接受态度，一方面不会强化对症状的

主观感觉，另一方面因为不再排斥这种感觉，所以会逐渐使自己的注意力不再固着在症状之上，慢慢可以以这样的方式打破精神交互作用，从而使症状得以减轻以至消除。例如，对人恐怖的患者见人脸红，越怕脸红就越注意自己的表现，越注意就会越紧张，反而会使自己脸红的感觉持续下夫。相反，接受脸红的症状，带着"脸红就脸红吧"的态度去与人交往，反而会使自己不再注意这种感觉，从而使脸红的反应慢慢消退。

认识症状的规律还包括要认识到症状的改变是一个过程，需要一定的时间。认识到这一点才能坚持对症状视若平常，不再将其当作自己心身的异物加以排斥，这样才可能真正消除精神交互作用的影响。

（4）顺应自然地认清主观与客观之间的关系，接受事物的客观规律

按照森田疗法的观点，人之所以患神经质症，疑病素质是症状形成的基础，精神交互作用是症状形成的原因，而其根源在于人的思想矛盾。这一思想矛盾的特征就是以主观想象代替客观现实，以"理应如此"限定自身的思想、情感与行为。森田正马先生曾指出："人究竟应如何破除思想矛盾呢？一言以蔽之，应该放弃徒劳的人为拙策，服从自然。想依靠人为的办法，任意支配自己的情感，就如同要使鸡毛上天、河水逆流一样，不仅不能如愿，反而徒增烦恼。此皆力所不及之事而强为之，当然痛苦难忍。然而，何谓自然？夏热冬寒乃自然规律，而想使夏不热、冬不寒，悖其道而行之，是人为的拙策。按照自然规律，服从之，忍受之，就是顺应自然。"由此得出结论：人必须承认事实。认清自己的精神实质，就是自觉；如实地确认外界，就是真理（实事求是）。因此，顺应自然，就应注意不以自己的主观想法去套客观事物，认清任何客观事物都有其自身的活动规律，包括每个人的感觉、情感、精神活动以及神经质症状的形成与改变都有一定规律，这是不以人的主观意志为转移的。只有使主观思想符合客观事物的规律，才能跳出思想矛盾的怪圈。

2．"为所当为"的治疗原则

森田疗法把与人相关的事物划分为可控制的事物和不可控制的事物两大类。所谓可控制的事物，是个人通过自己的主观意志可以调控和改变的事物，而不可控制的事物则是个人主观意志不能决定的事物。

森田疗法要求神经质症患者通过治疗，学习以顺应自然的态度不去控

制不可控制之事，但还要注意为所当为，即控制那些可以控制之事。事实上，为所当为是在顺应自然的思想方法指导下的行动。高良武久曾作过这样的说明："顺应自然的态度并不是说对自己的一切活动都放任自流、无所作为，而是要患者一方面对自己的症状和不良情绪听之任之，另一方面要靠自己本来固有的上进心，努力去做应该做的事情。"应该说，为所当为是对顺应自然的治疗原则的完善和补充。

森田疗法认为改变神经质症状，一方面要对症状采取顺应自然的态度，另一方面要随着本来有的生的欲望去做应该做的事情。通常症状不会即刻消失，在症状仍存在的情况下，坦然接受痛苦，把注意力及能量投向自己生活中有确定意义能够见成效的事情上去。努力做应做之事，把注意力集中在行动上，任凭症状起伏，这有助于打破精神交互作用，可以帮助患者逐步建立起从症状中解脱出来的信心。

神经质症患者本来具有强烈的生的欲望，但为死的恐怖所束缚，原有的精神能量均投入在对症状的关注上，从而影响了其正常的生活、工作与学习。工作和学习越无效，患者的注意力就越固着在其症状上，就越会把症状当作必须排除的异物看待，从而加重其症状。

按照生的欲望所表现出的上进心去做自己认为应该做的事情，第一，会把一直指向内心的精神能量引向外部世界；第二，因为注意力不再固着在症状上而使症状得到改善；第三，虽然带着症状去行动仍有痛苦，但行动本身会带来两种收获，其一是该做什么就可以做什么，之前焦灼等待的症状会渐渐消除，其二是但凡行动了，就能在工作、学习或生活上有所收获。例如，对人恐怖的人，不敢见人，见人就感到极端恐惧。森田疗法要求其带着症状生活，害怕见人没关系，但该见的人还要见，带着恐惧与人交往，注意自己要做什么，而不要太注意自己是否又恐惧了，坚持做下去，恐惧就会逐渐减轻。这样做之后患者会发现，原来自己想方设法要消除症状，想等症状不存在了再与人接触，其实是不必要的。过去为此苦恼，认为不能做，是因为老在脑子里想而不去做。为所当为要求患者该做什么马上就去做，尽管痛苦也要坚持，这就打破了过去那种精神对行动束缚的模式。

二、森田正马教授与患者交流强迫观念

90多年前,精神病学的诊断标准还没有建立,森田正马教授凭自己的智慧,提出了神经质症的概念,强迫观念即三种神经质症中的一种。在水谷启二整理出来的森田正马教授治疗案例中,有关强迫症的治疗案例有比较详细的描述。下面是一个比较系统的案例(引自《自觉和领悟之路》)。

从强迫观念走向绝对生活
——仓田百三的体验

理想主义的崩溃

强迫观念本身就具有非常典型的个人特性、且属于一种特殊的东西,加上我本人又是求道者、艺术家、思想家,患上此病后就更为特异。总而言之,局外人根本不能理解。

在患强迫症以前,我活在直观生活中。所谓直观生活,是在我们的精神生活历程中取得了很大的飞跃之后才产生的。对我来说,也是经历了种种人生历程以后才有了直观生活。应该说是在我33~34岁以后,生活的轴心开始从野心等之中淡出,转向人生和自然的直观之中。这时哪怕是只见到洒落在房梁上的一丝阳光,我也可以进入恍惚的状态,对幸福的向往已别无所求,看到天空中的云彩、庭院中的小鸟,就非常满足了。那时对我来说最大的课题是"啦啦啦……"地哼着歌调,尽可能带着善意且乐观的眼光来欣赏眼前的一切。我产生悲剧是在大正12年(1923年)2月11日的傍晚,我站在藤泽家的2楼窗口,像平时一样,望着西沉的夕阳。这时,不知什么原因,我突然陷入了一种莫名其妙的心境,眼睛望着西边的夕阳,但心中对此一点儿也没有感觉。云彩也好,形状也罢,虽然眼睛是看得见的,可根本无体验感,好像看着却没有看的感觉,自己也觉得不可思议。我睁大了眼拼命看,可结果却仍旧一样,感到非常惊奇,无法理解。越是想凝视于一个事物,却越是变得看不清。于是我改变了一下观察的方法,不是凝视,而用一种漫不经心的方法来眺望云彩,但仍无法感觉

到。当时我用尽了方法，变换了种种心态，却总是无法摆脱这种状态。这种直观障碍是我有生以来第一次异常的、完全不能预期到的体验，并使我感到极端恐怖。

在此以前，我坚信完全可以通过自己意志的力量来支配自己的精神，平时之所以不可能，只不过是一致的力量过于软弱罢了。我是以此信念作为依据才开始产生了理想主义的精神。可是现在却不管怎样努力，都无法办到像眺望云彩那样极为简单的事情。这就完全推翻了我历来的信念，我原有精神生活的基础彻底崩溃。在那一瞬间，我20年的生活，也就是理想主义的生活发生了破灭，这对我来说也是人生中的一个重大转机。

另外，同样的事情也因我的完美主义癖而发生在睡眠一事中。我曾为了入睡而作过种种努力，不断地调节自己的心情，以使自己能够安静下来入睡。但是，越是努力越达不到静心的目的，因此反而不能入睡。实际上"应安安稳稳地睡觉"的本身及由此所作的努力绝不会使我入睡，因此，我的理想主义与努力就被破坏了。我之后也理解了可能是长期养成的习惯，对入睡时所采取的种种助眠方式总不能忘怀，如此反而使我很快患上了不眠症。

某一天，我凝视着院子里的一棵松树。当时我想，若要如实地感觉一棵松树，必须要注意到所有的细节部分。先整体观察，然后在观察整体的同时又一次注意细小的局部，如此周而复始才能完成对松树的凝视。当然因为不可能同时注意到各个部分，所以只能一部分一部分地去观察和注意。这时候，我发现自己变得不能一下子掌握这棵松树的整体了。同时，不管是怎么小的物体我都要区别出整体和部分，甚至不能整体地把握桌子上的墨水瓶。路过蔬菜店时，虽说对一棵蔬菜或水果都能够清楚地认识，却无法把握店里整体的情形。我一旦想要看清店里整体的时候，往往找不到应注意的对象，只看到各个部分，感觉不到存在着的整个实体。也就是说，我想亲身去理解在哲学、数学上有关整体与部分关系的这一难题，结果是瞪着眼睛四处去看店里的各个部分，最终并未看到店的整体。这个哲学问题不仅没有解决，对我来说障碍反而更大了。尽管我在房间中一个一个地环视着周围所有的物体，结果却无法感觉到桌子、花、柱子等整体的东西。我叹口气走到街上，虽说那里行人、车来来往往，但我也不能全部感觉到。我一边生闷气，一边盯着东西看，直到夕阳西沉。我常反反复复地停下来思考一会儿，又走一会儿。有时候会站在一个地方30分钟之久凝视着一样东西，一直到周围的行人都感到我这个人特别奇怪才走开。我的感觉功能发生的改变，使我失去了来自自然与人生的创作灵感的直接源泉，而灵感是我人生中唯一的安慰。这样，留给我的道路是很盲目的，像盲人艺术家弥尔顿一样，只能靠一个劲儿地去想象从内心涌现出来的东西而活下去。而另一方面又因失眠，我担心身体会很快衰弱下去，总觉得自己虽然还活着，但除了工作以外已毫无意义。

我的痛苦并非仅此而已。当我在凝视某一对象的时候，会感到那个对象会忽然动一下似的。我心想绝不可能有那种事情的，于是就睁大了眼睛盯着看，那个物体竟然渐渐地动得更明显了。但这怎么可能呢？我想要制止它的活动，却感觉到它动得越来越厉害，并开始滴溜溜地转个不停。这太离奇了，我不由抱头而叹。这时候，我忽然间想起如果转的不是我所看到的对象，也许是我的眼睛本身，那会怎样呢？这么一想，脑子里就会冒出一个可怕的念头："如果眼睛看着眼睛又会怎样呢？"我在瞬间作出了以下推理："我们为了能入睡，一定要合上眼睑。万一没有眼睑的话，即使不情愿，眼睛也是不得不看东西的吧。但瞳孔又为什么不能看着眼睑呢？否则，虽然自己闭上眼睑，仍能看到自己的眼睑内层的，即使不想看也不得不看。"想到这些，我感到已经没有路可以走了！我必须永远、不断地看着什么东西了，由此我就开始失眠了。

哎，真是苦恼啊。又有谁能治愈我的痛苦呢？在东寻西找之中，读到了一个叫小林参三郎的人写的一本关于静坐的书。书中写道："不能用意志的力量来治疗强迫观念，但可用静坐的方法来治好。"于是我特地到京都去见了小林。小林说："静坐当然能治好，但是一定要时机成熟。"并教给我卧床疗法，后来知道那便是森田正马先生所开创的方法。卧床疗法就是一个人关在密室中卧床静睡，不可会客、读书、谈话以及采用任何可排遣痛苦的方法，甚至还禁止眺望窗外的院子、看钟表，只能是一味地正视眼下的痛苦，并使自己沉迷于痛苦之中。在这卧床的一个星期之间，我的痛苦达到了极点。能做的事情也就是想象而已，我也想别去看眼睑的内侧。虽然知道这种想法是徒劳的，但仍然无法停下。我越是想着不去考虑，就越是想得多。最后陷入了连翻身都不会的境地，终于，我绝望了。

但是，不可思议的是在感到绝望的那个晚上，我竟然熟睡过去了，正是在我因不能入眠而感到绝望之时我却能够熟睡了。从那个晚上以后，对睡眠这件事情，我有了不可思议的定心的感觉，而且至今为止再也没有为失眠而苦恼过。

尽其本性　善恶有终

虽说我的失眠好了，但这次却又担心起了耳鸣。我想，要是连钟表的声音都感到心烦，那么对耳鸣的声音又会怎样呢？这么一来我便患上了耳鸣症，除了睡着的时候，平时总感到耳鸣不已。耳鸣的声音也逐渐变强，节拍也逐渐变乱，从河滩边上的那种"喳喳"声，逐渐变成了"唧唧"声，不久又变成了"咯咯"的金属声，最后变成了"咣咣"的警钟似的声音。对我来说，大千世界好像都化成了声音的世界。按照我曾有的眼睛视物异常的经验，我知道要去掉这种声音是不可能的。我痛苦不已却无计可施。我只有努力去忍受，即使这样也无法停止脑子里的胡思乱想。有时好不容易能够忍受了，但高兴不到一天工夫，又感到大脑中间区域响起了"唧唧"声。经过反复曲折的治疗，最后我还是达到了原先期望的结果，很好地克服了耳鸣症。通过这次体验，我感到在思虑终止之前，思虑是绝对不会停止的，而停止的时候便是忍受开始实现的时候。这时尽管还存在着痛苦，但已经不再是痛苦了，而是已经从痛苦中解放出来了。

我回到了地处藤泽的家中，坐在患病沉睡的父亲枕头边想到："我大概已经不要紧了吧？那个障碍不知道会怎样了？"这样一想，房子的门又像以前一样动起来了。我想大概是看花眼了吧，我盯着仔细看，门竟然又动得越来越厉害了。这时尽管设法平心静气，努力用自己的理性和意志的力量去相信它是不对的，结果越要那样，它就动得越厉害，这就是强迫观念啊！从那以后，我看到的所有的东西都开始摇晃、转动起来了。我感到这个世界上没有一件东西会变得是完全静止不动的。地面、睡席等也像水一样晃动不停；桌子上所有东西，从墨水瓶到钢笔杆都在动；一打开书，全部的字也都在动；如果闭上眼睛，也会看到眼睛的内部在晃动。面对这种情况，我已经没有任何避开它的心情了，而只能是等待着可以忍受晃动的这一天到来，但是这一天却姗姗来迟。如果世上所有的东西都是在转圈还硬要忍受它，这真的是一件不可思议的事情。对我来说，除了等待，毫无办法。之后，那种转动又变成了不规则的运动，搁置着埃及雕塑的台子忽然出乎意料地停止了旋转，却又开始了没有方向的乱动。一瞬间，又朝想不到的方向运动起来，这让我认为，在命运里有某种意志在憎恨我。仰面睡觉的时候连天花板的木纹都在做不规则运动，桌子上的钢笔杆也好像要刺进我的肚子一样剧烈运动着。

我的妻子为此感到悲愤、愕然、焦躁，这也是情理之中的事情。现在我不能用温柔的态度对待孩子，对待朋友连礼节性的应酬也力所不逮，我只能拼命地凝视着钢笔杆。在凝视桌子上的钢笔杆的过程中，我任凭那种不规则旋转的痛苦的存在，此时却出现了伴随而来的愉悦的感觉。当然痛苦是事实，但随着其痛苦的延续却产生了舒畅的快感，于是我变得习惯于忍受这种不规则的存在了。一旦能忍受旋转的痛苦以后，因强迫观念的性质而造成的旋转就得到了控制。不过，如果当有人问"旋转停止了吗？"，我则不可以回答"停止了"。因为一旦唤起注意力，就会注意是否在旋转，结果旋转马上又开始了。

然而，对于我的强迫观念而言，即使初步取得了这个胜利，也不宜就此终结。因为更加复杂困难并且极其紧张的强迫观念，仍然会不断地出现。比如，计算恐怖的强迫观念，老是强迫我在4、6数字间反复计算，乘了再除，加了再减，这样反复下去不得安宁。这种计算恐怖是我强迫观念的顶峰，我感到即使有任何苦役来折磨，也比不上现在的痛苦。我百般无奈之下已经下了必死的决心，但不可思议的事情是，放任计算恐怖的存在后，我却可以渐渐直观事物和做各种事情了。之后，虽然受到了各种强迫观念的侵扰，但是经过如上同样的过程，症状都得到了缓解。

任何强迫观念都是难以治疗的，只有听任其强迫的事实，绝对地忍受着，方能得到解脱。并且每当克服了症状，精神世界就有新的发展和开拓。我对待强迫观念的态度，无论是对其形式还是对其事实本身，均是采取了忍受的态度，让痛苦归结到原本的形态。所谓"绝对的生活"用语言是难以表达的，但确实是存在着的生活方式，也可以说是"无条件的生活"。这种绝对生活，是真正的宗教式的生活，是对生命直截了当的肯定。我由于遭受过异乎寻常的精神痛苦，现在反而能体会到它的甘甜所在。我似乎感到积累了一种培育自己生命基础的东西，我想说的结论就是：让我们忍受命运吧！

针对仓田百三的体验，森田正马博士与众人一起探讨，在谈话中阐发了其治疗强迫症的理论。

1. 强迫观念的形成和治疗方法
（1）理想主义的矛盾
（森田正马博士）在谈仓田君的强迫观念之前，首先说明一下强迫观念形成的原因。迄今为止的有关学说认为："强迫观念是其本人感到不快的一种观念，在内心深处强迫性呈现。"这种理念把强迫观念看成是自身以外的东西，似乎被当成观念的异物。但我认为，强迫观念绝非思想的异物，而是把平常生活中谁都会产生的不悦情绪，误认为病态或者异常。这是一种试图将恐怖、担心等心理消除掉而拼命挣扎所引起的痛苦。

考虑一下强迫观念产生的条件：第一，不尊重事实本身，把心境或情绪当作种种问题的所谓"情绪中心"注意。第二，受某种机会影响而造成恐怖的驱动，为了试图取消不愉快的感觉而痛苦折腾，这样的"情绪中心"注意还与理想主义相关联。有强迫观念的人，原本就会把自己理想化，实际上是本人从情绪中生发开来的一种空想，这种空想具有无论如何也难以实现的性质。因此想把自身置于理想的状态，只是一种想把不可能变为可能的事。当然，越想成为善人，反而越有可能成为伪善之人。强迫观念者和理想主义者往往不会发觉这两者之间的矛盾，始终深信不疑抱有实现自身理想的可能性。就是说，出发点已经错了，还指望结局正确，我把这种情况命名为"思想矛盾"。

再说仓田君的情况，他的强迫观念看上去是突然发生的，实际上早在症状发生以前强迫观念就逐步开始形成了。作为作家的仓田君，他把生活的重点放置在"直观生活"上，希望沉浸在美感里面。他说："沉溺于人生和自然的直观，会产生出无限的感慨。"这种力图沉溺于"情绪中心"的生活态度推及任何生活领域中的做法，最终都会使人脱离世间的事实，迷恋空想的世界，忘记了有丑才有美这个相对的事实，沉沦在想实现"所有的事物都应该是美好的"这样一种不可能实现的努力中去。"观看西边天空的浮云，却意识不到正在观赏"这种情绪，往往是头脑分不清，尤其发生在被其他事物所吸引的时候，谁都会出现的现象。一般的人则只会轻微地认识到"多么奇妙的心情啊！"仅此而已，这种思想也往往会很快消失。但仓田君因为把"沉浸于直观、美感之中"的认识当作生活中最重要的事情来考虑，就会对那种情绪的产生感到非常吃惊，"如果不能知觉，那怎么办？作为作家的生命也就结束了。"因此，他被恐怖的冲动束缚住了。于是为了能够做到知觉，他会集中思想对自己的心理作种种努力，自然也就无心观赏云彩了。这种场合，假如能够静心地观察一下自己的内心活动，就会清楚地明白，自己注意力的焦点已经从云彩转移到自己身上来了，因此虽然正在看云彩但是却并未感觉到。仓田君因为受恐怖心理所驱使，惊慌失措，注意力徘徊于云彩和自身之间，便往往不能像普通人那样轻松地感受外界了。作为心理研究者，我也不能追究产生这种感觉的原因。

（2）加强对事实的认识

（森田正马博士）下面谈一下失眠的问题。睡眠的时候处于一种无意识的状态，若是为了睡眠而努力就处于意识活动状态了，所以越想努力入睡，反而越睡不着。人为什么对失眠感到恐怖，是因为通俗医药书及睡眠药广告对失眠作了错误的解释，人们往往不假思索就相信了这些宣传。有位医药博士在他的著作中写道："人数天不吃不会死，但数天不睡觉会死亡。"这完全是脱离实际的空头理论。我们疲劳了就不能不睡觉，如连日的强行军，士兵们连十分钟的简短休息也能呼呼熟睡。人疲劳了，就需要睡觉，这是我们身体具备的安全阀功能。

接着谈一下感觉"不能"的问题。我们不可能同时注意整体和局部，比如房子和窗门、松树和它的枝干、墨水瓶和它上面的商标。我们有时候似乎能够同时注意，那是由于把注意和焦点移动后得到的印象，在头脑中归纳形成"有很多窗子的房子""枝叶繁盛的松树"这种感觉所造成的。像我们观看电影的时候，能够看到画面人物的活动，那是借助视觉残影，将一张张分割的照片连续起来造成的感觉。仓田君不愿意了解这样的事实，力图同时注意整体和局部，而一般人大多都是凝视自己想看的部分，至于其他部分就做笼统的估计了。

还有一些关于看到眼皮内侧的强迫观念，其出发点本身就已经错了。

仓田君为了进入睡眠状态就强迫自己"眼皮一定要合拢"。然而我们的眼睛,如果一旦有异物进去,就会反射性地眨眼皮。在进入睡眠时,眼皮就会自然地垂下来,这些都是我们身体本身自然的功能,不是为了"睡眠"而有目的的、有意识的行为。

下面再对耳鸣作一下说明。我们的身体器官具有各种各样的特性,像肌肉会收缩、分泌器官会分泌,还有肌肉反射抽搐、唾液过多分泌而流口水等,都是各种器官特征所致。同样,耳朵有听觉,当外界没有声音的时候,耳朵本身也会发声。耳鸣是在外界刺激弱、自己精神紧张时产生的。首先,在外界刺激比精神紧张强烈时,会感觉到噪声;其次,外界刺激和精神紧张处于调和适度的时候,则保持平静状态;第三,外界刺激比精神紧张薄弱时,就会发生耳鸣。我们人类的器官对外界刺激有非常强的适应性,走进喧闹的车间或者安静的房间,可以马上适应那种环境,使自己平静下来。不过如果遇到剧烈变化,比如火车进入隧道的瞬间,器官没有适应那种环境,就会感到有异常的噪声。还有,若连续不断的声音突然中止,如火车急刹车,耳朵也会感到自身"嗞"的一声,这也可以说是消极的"无声之声"。我的左耳有耳聋,因而常常有耳鸣。想听的话,任何种类的耳鸣都可以听到。但我听到也罢,听不到也罢,都能泰然自若。仓田君如果也能这样研究一下耳鸣的原因,对事实加深认识,对耳鸣的恐怖也就不会存在了。

另外,各种各样的强迫观念,其根本原因是相同的。失眠也好,耳鸣也好,或者是物体旋转,或者是计算恐怖,都是因为惧怕它,把它当作累赘,企图消除它,从而让自己变得越来越痛苦,越来越深地固着于此。若把这些现象看作理所当然,或者认定是不得已的事情,那么这些感觉就会不知不觉地消失。如果刻意追求,世上的任何快乐都会变得乏味,若能苦中作乐,那么人生中任何苦难也不觉得苦了。

强迫观念是想象的产物,但想象中的事物常常比事实可怕。强迫症患者为了摆脱苦恼,用种种人为的措施去对付痛苦,真是"梦中的有和无,有和无相加等于无;迷惑中的是与非,是非相加等于非"。这样无止境地重复错误,实际上自己没有发现错误之处。

希望大家了解强迫观念的本质,要从强迫观念中解脱出来,重要的是

"服从自然，顺从境遇"。我们各种各样情绪的出现，因为有其自然的心理，除了不加抵抗地接受，别无他路，这叫"服从自然"。不能因为强迫观念带来的痛苦，就不去上学，不去上班。强迫观念就像禅的语言所形容的那样陷入了"乱梦颠倒"的世界中。为了返回现实生活，必须服从境遇，竭力完成每天的学习和工作。紧接着，我们应该观察人类的心理。人类的心理由于外在的条件、内在的原因而发生运动变化，对此应该不断地在实践中积累、修炼。也就是说，不要拘泥于当前的愉快或不愉快，不要为了消除不快而设法调整自己的心理，要观察自己不加修饰的内心。如此一来，才能正确认识人类的心理活动，不被迷妄所束缚。有一句话叫作"破邪显正"，即破除邪想，这样正确的精神活动才会活跃起来。

（3）用正向意念引导行为

我们谈一下仓田君"忍受命运"的说法。做好这个"忍受"心理准备的时候，就迎……少错误地成了人为安排的"忍受"，这又成了强迫观念发生的原因，我们不必强调让自己"忍受"命运。对我们来说，顺应命运的同时，我们应发挥主观能动性，做一些有益的建设性工作。正冈子规因为患肺结核和脊椎骨病，常年躺在床上。在身陷贫穷、身体剧烈疼痛的时候甚至大哭大叫。即使如此，他依然创作了很多歌曲、散文。在病期写出的作品占了他创作的大部分，一度时间稿费成了他生活资金的主要来源。正冈子规虽然生活在不幸的深渊中，但是他不是一味忍受命运，而是用正向意念打开了命运的重围，真正体现了安心立命。

最近在我这里住院的一个患者，两年中遭受严重肛门神经性疼痛的折磨。治疗期间，他专注于治疗，自艾自怜，除了忍受痛苦，什么事情也不干。我建议他写日记，他拒绝了。这个人如果不专注于痛苦，而是任其痛苦，同时发挥一下他自身积极的意念，例如动手去做一点手工，或用文字和绘画记录美好东西等，那么他就会自然而然地冲破命运的羁绊，痛苦也会减轻一点，从而更利于疾病的治愈。

有一段时间，我常常为咳嗽、气喘发作而苦恼，辗转难眠，独自忍受，痛苦不堪。于是在难受时，我就拿起书来看，不知不觉间这些症状也就停止了，还有了睡意。当时"想看点书"是知识欲的萌动，这和食欲一样，只要活着总要产生的，而这些正向意念正是我们突破命运枷锁的有力武器。

2. 能够克服肉体的痛苦吗？

（世良）前几天去仓田百三学生处，他说强迫观念那样的精神痛苦，用精神的力量可以克服，然而肉体的痛苦却怎么也无法摆脱。就这个问题，想听听先生的高见。

（森田正马博士）痛苦，是主观的东西。无论精神痛苦，还是肉体痛苦，感受到的痛苦程度都是相同的，没有哪一个是特别痛苦的。但是当痛苦一旦丧失了比较和表现，处于绝对的境地时，就再也难以用"痛苦"两个字来形容了。这类似麻醉药起作用时，同完全没有感觉的状态是截然不同的。如果实际全然感受不到痛苦，那我们自身的生命安全就失去了保障。有时候虽然痛苦被感受到了，但当事人不认为痛苦，这种现象无法用语言诠释，只有靠体验才能明白。古闲君，请从医生的角度，再阐述一下关于疼痛的问题。

（古闲）最近，医生、患者都有太依赖药物的倾向，因为患者在精神上不愿承受一点儿痛苦。疼痛的时候，若不给他一点止痛的药，有些患者就会怀疑医生的技术。我工作的医院，为了避免止痛药的依赖，主张尽量让患者忍受痛苦。我认为所有的痛苦，肉体也好，精神也罢，其痛苦这一点是相同的。

（森田正马博士）我再稍微说一下关于疼痛的伦理问题。首先希望大家不要忘记，理论上即使是有趣味的对象，它也不是实际的事实本身。

疼痛或者说痛苦，分为末梢神经性、脑中枢性和精神性的。比如牙疼等属于末梢神经性疼痛，为了止痛，使用对于末梢神经起作用的安替比林比注射麻痹脑中枢的吗啡更有效。如果对于牙痛、风湿性疼痛等症状，滥用吗啡、鸦片碱（镇痛止咳作用），就会产生如同酒精成瘾的反应，使患者陶醉于吗啡瘾中，不知不觉产生吗啡依赖。另外，比如因事故失去胳膊的人，尽管现在已经没有手指了，但是常常会感到在以前手指生长的地方仍有痛痒感。这种现象不是末梢神经产生的，而是中枢神经产生的。还有精神性的痛苦，表现在抑郁症这类疾病上，我认为这是由于大脑变化造成的。像胃病引起的担心、生殖器疾病引起的悲观情绪等，是由于全身性的一般感受反应，导致条件反射引发了精神性的痛苦。我认为即使是同样精神性的痛苦，与抑郁症那样特发性的实际痛苦不同的还有观念性的痛苦。

那不是实际的痛苦，是想象的产物，然而个人感受到的就如同实际痛苦一样。例如，看到他人被做手术，自己也会感到一阵阵的疼痛。在自己接受手术时候，观念上的疼痛往往胜过实际的痛苦，且时间也更持久。不过精神发育程度低下者，没有观念性痛苦的现象，似乎感受不到一般人的痛苦。例如给未满半岁的婴儿打针，有一些婴儿是不哭的，有一些会哭泣，但是打针一旦结束，哭声也就随之停止了。这是由于没有观念性的痛苦，所以当事人的痛感也比较单纯。

我之前说过，神经质的痛苦不是实际的痛苦，而是因为精神交互作用，造成了恶性循环而引发的观念性的痛苦。一部分学者把前面讲过的抑郁症和这种神经质混淆了，在开始时就搞错了神经质的本质。古人云"灭却心头火亦凉"，其中"灭却心头"即指停止对痛苦的想象，完全取消精神交互作用，任其痛苦到极度。神经质症状原本就是观念性的产物，"灭却心头"了当然就治愈了，像"火亦凉"般的，即使实际有痛苦，也感觉不到了。但这必须通过体验才能明白，靠语言是难以恰当形容的。"灭却心头"在医术上施行的例子就是催眠术，即依靠催眠术除去观念性的痛苦，也可进行相关的小手术。不过，催眠术不是每个人都适用的，有的人容易接受，有的人则不容易接受，神经质的人特别不容易接受，因而一般效果不理想。

一般说来，医生诊治患者的时候，应该让患者树立"痛苦是没有办法，用不着人为去排除"的思想。与痛苦并存，正视接受痛苦，是达到"灭却心头"的好办法。

3. 宗教学者和科学家不同的思考方法

（加藤）拜读了仓田百三先生的随笔《自己的问题》，在此表述一下自己的感想，希望聆听先生的教诲。首先请允许我摘录分享一些。

"我力求使自己的整体想法自觉达到宇宙生存一致的境界。就是说，把我们顺其自然的生命，不管其内容如何，照原样给予肯定，得以生存。我希望拥有如此意义的人生意境。"

接受了森田疗法的我，比较容易理解这段话。我想，事实是绝对的，所谓的"想法"不就是肯定全宇宙的实际存在和事实吗？这不就是在大肯定下所产生的愉悦和安心的境界吗？让我继续引用仓田百三先生的话：

"凡有内容的生命，比如在承认灼伤的痛苦这个实际事实的场合下，我们也能够从思想上承认这个事实。肉体上的痛苦被感觉到，这是因为在我们的潜意识中已明确了肉体的存在。当然这种情况下，肯定自然的生命，也就会产生肉体痛苦的感觉，如果没有厌恶'带着痛苦感觉的生存'这一心理，就能够继续过这样的人生了……证明可以从痛苦中解脱，（目前）健在的证人有两三位，但生来多疑的我，总抱有那是否是伪证（即使是无意识的）的疑问。最近遇见一位有力的不得不信服的证人，他经历过与我酷似的求道过程，终于达到纯粹事实的境地。他通过体验，获得了能够克服本能、潜意识和肉体痛苦的自信。遗憾的是，我还没有克服肉体痛苦体验，这使我不安。因此想获得这种验证，这是我目前有待解决的问题。"

至今让我困惑的是，所谓"克服肉体的痛苦"，其含义是最终感受不到痛苦呢，还是即使带着肉体的痛苦也能够肯定生存的意义呢？关于这点，您能够稍微具体说明的话，我将感激不尽。

（仓田百三）肯定有肉体的痛苦。带着痛苦，做自己应该做的事情，这就是我所说的"克服痛苦"。准备做点事情的时候，能够割断痛苦力图精进的人，我们难道不应该称他是伟人吗？这种态度对我们来说是非常必要的。

（高良）痛苦是当作痛苦来忍受的。如日本古代武士切腹就义，大抵就是为了武士道而忍受痛苦吧！旁人认为是痛苦的事情，本人未必如此觉的。据说有一个人被狮子追赶，正要被吞吃的时候，幸亏友人开枪救助了，事后他谈起这一幕，竟说被狮子撂倒的瞬间有一种非常愉快的心情。小时候，我有一次从大树上掉下来昏倒了，醒来的瞬间也有一种愉快的感觉。至于从哪里掉下来，为什么掉下来，这些都不去回忆了。还有一次，当我爬山感到很疲劳的时候，正被痛苦的心情所缠绕，但当得知除了这条山道已别无他路可走时，随即产生了一种欣快感。我认为尼采曾经说的"最大的安慰就是知道了没有任何安慰的时候"确实有道理。

（森田正马博士）仓田君发表他看法的时候使用了"肯定"一词。原本"肯定"是与"否定"相对应的词，只有在对某个事物需要肯定或者否定的特定场合才使用。比如太阳从东方出来落入西方，这是我们根据经验判断得出的。古代的学者都没有超出这个常识范围，但是却被地动学说"否定"了。然而，在我们日常生活中，顺其自然地观察事物，顺其自然地感受事物的时候，不必特意使用"肯定"和"否定"的词汇，硬要使用反而会陷入迷途。

仓田君作为求道者，以宗教的立场谈看法。我听了以后，感到宗教学者和科学家的思考方法相当不同。我认为不正是由于这种意识倾向，才产生了"尽管厌恶也必须肯定"的思考方法吗？从科学家的角度看，痛苦必定是苦恼的，努力肯定是艰苦的。这与"花是红的，柳树是绿的"是同样道理，要尊重实际存在的事实。总而言之，事实就是那么一回事。可是，宗教学者却似乎是这样考虑的："痛苦是人生常见的事情，就是要肯定它，不必以此为苦，要心满意足。"我认为这其中是"思想矛盾"的，会促使形成强迫观念发生的条件。

此外，有关肉体痛苦，我谈一下我的经验。上次我在横滨吃了一顿饭后不久就发生了胃痉挛，非常痛苦。好不容易上了电车，捂着肚子，弯着腰，硬撑着。"先生，东京站到了。"被提醒时我好像一下子惊醒了，发现不知不觉已经到站了。从横滨到东京，的确只感觉一瞬间，这是因为我痛苦到了极点，途中一点儿也没有顾及其他的余地了。还有从前我患肺炎，这确实是非常痛苦的疾病，痛苦到我认为马上就会死去。但治愈后，我又很快就忘记了痛苦，连回忆当时怎样痛苦也困难了。

痛苦这个东西是有意识的，而无意识的地方则没有痛苦。患癫痫有抽搐等现象的人，发病时旁人看起来他好像十分痛苦，但是本人因为没有意识，所以在发病时不觉得痛苦。另一方面，即使是短暂、轻微的痛苦，因为恐惧它，感觉身心不断受到折磨，那么对其本人来说，也就是很严重的痛苦了。相反，像婴儿疼痛时哭泣，疼痛过后立刻忘记那样，这种痛苦也就微不足道了。

我治疗神经症的要点，就是让患者体验"痛苦到极点"的感受。开始一周称为"绝对卧床期"，嘱其绝对卧床。之后，白天让其整天在室外活动，这样就消除了患者长期被束缚的"医疗疾病"的概念和"回避痛苦"的手段，这会使得患者对自身的痛苦有一种无可奈何的感觉。坚持一段时间后，他们往往会致力于当下手头的工作之上，神经质的症状很快就好了。

正冈子规患有脊椎骨坏死的实质性疾病，他一边痛苦地哭泣叫喊，一边又努力地工作。在七年漫长岁月里，他过着连翻身都不自由、瘫痪在床上的生活。尽管如此，他依然常年笔耕不辍，他这种精神境界是何等了不起啊！再反观我自己，前年患肺炎的时候，我想自己平时喜好喝酒，身体本就羸弱，这次大概是没救了。因此，当医生兼朋友的广濑君诊断我为肺炎时，我当时就拜托广濑说："如果我死了，请把遗体送去大学解剖。"我微笑着托付广濑君，可孩子们在一旁听了我的话，竟都不由得全身打战，恐惧不已。也许表面笑谈该伤心哭泣的事情是虚伪的，但是我内心老实承认，从内到外对我都是表里一致的。我当然只是承认自己内心的事实，丝毫没有"必须怎样"的思想。我认为这可以称之为"自我觉悟"。

人类的死亡，既有突然死去，也有像火一样慢慢消失、衰弱而死亡。一般来说，在生命力还强盛的时候死去，会出现"死的苦恼"这样非常痛苦的表现。至于我，在死亡时候是怎样的死法，因为不看到那个场面，所以是没有概念的。我一点儿也没有思想准备，没有像宗教信仰者和英雄豪杰一样，怀有"视死如归"的决心。就是说，我不能预测到自己到底会是大哭大叫、出尽洋相而死去，还是寿终正寝。我想，到了那时任何死法都行，这是我抛弃了理想的理想。

4. 为了安心立命

（仓田） 当我因为强迫观念而苦恼的时候，怎么也难以自发地产生感想，常常为缺乏创造力而耿耿于怀。遇到先生，我告诉他："因为没有自发的感想，再写作的话，自己良心上过不去，所以不写了。"先生说："能够产生感想也好，不能产生也好，总之只要写就行。在写的过程中，感想就会自然涌现出来的。"于是我就硬着头皮去写。现在看来，当时写的东西是很出色的，比如《冬天的黄莺》，我自己现在读来也非常满意。强迫观念者，虽说常常有"如果做不好，就感到心事重重"这样的想法，但他们的心理活动却非常细腻，做出的成绩绝对不会比其他人差。强迫观念使其比一般人更能坚持，且最终的工作成绩往往也会更优秀。

在我的经验中，常常会出现这样的现象："一看书，书上的字就开始旋转起来，看上去还在跳动，十分痛苦。"然而再回想当时读书的情况，实际上无论读书的速度，还是头脑中接受信息的程度，都相当不错的。但当时自己却没有意识到这一点，只为文字在跳动而苦恼不堪。另外，我看书的时候，各种念头也会在脑海中浮现，许多杂念会相互发生抵触，这种抵触越强烈，我的心理活动就越活跃。

我年轻时曾写过《和尚和他的弟子》一文，那时我对宗教还所知不多，对亲鸾大师也不太了解，只是凭借自己头脑中的想象进行写作。后来感到不能只写这些带有感情色彩的东西，于是就转向理论方向努力，终于形成了"强迫观念"。当超越了这些时，亲鸾又适时地回来了，并且依靠他，如实地看清了世上的事实，能够区分真实和虚伪。我认为生活着是愉快的，在追求安心立命的时候，光思考是无用的，应该如实接收人生的事实，这是宗教的态度。我具有"应该如此"的执念，故为强迫观念而苦恼。但也正因为有了强迫观念，我才更好地了解了人生，从而肯定了生命的价值。强迫观念中的苦恼和宗教上对此的修炼难道不正是同一种性质的东西吗？解脱了强迫观念，就可以真正到达觉悟的彼岸。

（森田博士）仓田君在看书的时候会觉得字在旋转，这是一种强迫观念的表现。最近，我诊疗过一个类似的患者，他看见房间移窗的格条竟然会弯曲成凸凹状，而看书时候会感到字在跳跃，为此苦恼得不得了。曾经请三位眼科医生诊治过，据说结论是神经衰弱，而不是散光。所以说，他的强迫观念的表现形式与仓田君的很像。不过仓田君能够认识到自己看见物体旋转的演变过程，而那个患者不明白为什么会造成那种情况，为此而苦恼不堪，在这点上仓田君和那位患者有所不同。

仓田君的症状是，在开始注视某个物体的时候，会同时看到该物体或并列的、或一个接一个、或两个成双成对地呈现，他感到这样会妨碍自己内心"好好观察，好好阅读"的愿望，力求这种现象不出现。但越努力，越感到物体重叠得厉害，越急切，这种情况越严重，最终进展为看上去物体在旋转了。这好比看着自己的鼻子尖，觉得会干扰自己看书，于是，越不愿意看自己的鼻子尖却越会看到一样。

我的一个患者，因为走在街上看某一场所时，必定会看到附近的另外物体，于是，他担心这样会妨碍他正确观赏物体，进而又认为在路上若看错东西会撞上汽车。起先他认为也许自己的眼睛有毛病，据说曾经到眼科医生那里做了斜视校正术，结果当然是无济于事。他的父亲是有名的医学博士，竟然对儿子的问题不能判别。这种障碍实际上绝非是眼睛异常，我们在注视某一点的时候，必定会将该点周围的东西也吸收进视野，能够朦朦朦胧胧地看到它们。像自己的鼻尖，平时一直可以看到，但是一般人不把这当作苦恼，所以不存在这个问题，也就不在乎这个现象和所看见的物体了。然而看见了觉得是个妨碍，而且很介意的话，这就会使人感到痛苦了。

那么，这个患者为什么会这样被束缚住呢？追溯一下原因，他当初使用显微镜视物的时候，不像常人一样闭着一只眼睛，认为两只眼睛睁着看比较舒服。可是睁着双眼不仅可以看到显微镜下面的东西，另外一只眼睛还可以看到显微镜旁边的东西，这样麻烦就来了，他感到很焦虑。这种焦躁不安，不仅体现在观察显微镜的时候，甚至发展到走到街上观看一个物体的时候，另外的物体也会跃入眼帘，真的痛苦不堪。可以肯定的是，这不是散光，也不是斜视，应该算是精神上的固着现象。

最后，谈一下我对宗教和科学的认识。原本宗教和科学都是人类为了适应大自然、更好地生存而创造的，就是说它们的产生都是为了人类能够"安心立命"，是为了总结过去的经验，确立将来的方针，让人们遵循着去规范自己的行动。究其最终的目的是一致的，并无相互排斥的性质。实际上，科学家中有宗教信仰的，自古以来就不乏其人。另一方面，宗教人士为了适应社会生存，必定要用科学去作判断。

一般说来，科学和宗教、判断和信念、知识和情感这样的划分，是为了方便而划分的，事实上两者并不是截然对立的。如果单单依靠知识的判断，那么感情的萌发是完全不可能的，任何行动都不会显示出来，从而对实际生活不会有什么帮助。与此相反，一味倾向于情感信念，感情就成了暴发性冲动。所以对于我们的生活，知识和情感的调和是十分重要的。情感借助知识去制约冲动，知识依赖于感情的保证对实际生活发挥作用，只有知识和情感的调和方成正果。我们应基于这个根本，产生出各种信念。尽管是无意识的，但是没有这个根本，人类任何事情都难以开展，而且信念的构成本来就是受情感支配的。为此必须借助知识的判断经常修正其发展，不断前进，以消除许许多多的迷茫，沿着光明之道，展开更加有力的活动。固着于偏执的信念，会陷入迷惑，摆脱了固着状态才能终成大信念。我们的本性就具有皈依宗教的倾向，只有养成了正确判断事物的能力，才能自然地获得真正的信仰。如果勉强地试图获得信仰或者得到领悟，反而容易产生焦躁不安。

三、森田疗法治疗强迫症的瓶颈

森田正马博士在将近一个世纪前开创了森田疗法，当时连正规名称都没有，而且那时精神病学处于朦胧状态，世界上还没有精神病学的诊断分类标准。森田正马靠自己的睿智，将神经症明确地分类为普通神经症、发作性神经症、强迫观念症三类，几乎涵括了现在神经症的各种亚型和症状，这足见森田正马对神经症发病的心理机制和表现形式理解之深刻。

森田正马明确指出：强迫观念症（强迫症、恐怖症）是患者把某一机会得到的感觉或感想，疑病地看作是病态的异常，由对它既无感知又不加思考的抗拒心理引起了精神上的冲突。如一位害怕看到自己鼻子尖而感到苦恼的学生，正是因为他把一般人常有的感觉看成病态而形成强迫观念。因此，强迫观念是一般人同样会时常浮现的观念，但正常人处在日常生活的精神活动过程中，这些观念立即就会被忘掉，或根本没有进入意识，人们便又要去迎接新出现的刺激，所以对它根本无暇关注。患者的疑病素质、思想矛盾，导致精神上的冲突，从而加剧了某种感觉，最终形成了强迫观念。他还指出，强迫行为不像强迫观念那样，大都不伴随精神冲突的痛苦，不是神经症的表现，且难以被治愈。

（一）森田疗法的瓶颈之一

森田疗法对于一些对症状没有自知的强迫症患者是无效的，而这些患者却把森田疗法当救世主，结果是期望越大失望就越大，导致人们怀疑森田疗法的疗效，制约了其发展。

经过将近一个世纪的演变，精神病学在逐渐成长，对精神分裂和神经症的认识逐渐清晰。美国精神病学分类标准已经发展到第五版（DSM-V），还有国际精神疾病分类标准（ICD-10），以及中国精神病学分类标准（CCMD-3）。但对于强迫症的认识，目前临床上医生并不深刻了解其实质，多数只看表面现象，治疗主要从生物机制对待。比如CCMD-3标准中，定义强迫症为"患者体验到观念或冲动系来源于自我，但违反自己意愿，虽极力抵抗，却无法控制，患者也意识到强迫症状的异常性，但无法摆脱，患者有意识的自我强迫和反强迫并存，二者强烈冲突使患者感到焦虑和痛苦"。实际上，在临床上许多患者并没有意识到强迫症状的异常性，相当一部分人也没有反强迫概念。

案例一

施教授：

您好！我是王华（化名）的母亲，很希望得到您的帮助。

她是在2004年5月得的强迫症，病情比较严重，不能上课，整天觉得自己的眼镜洗不干净，想尽各种办法洗眼镜，咨询各种洗眼镜的办法；怕阳光，认为紫外线会致癌；怕手机，认为手机有辐射，会影响身体。在医院治疗2个月后出院，恢复得很好，重新回到了学校上课，之后每晚坚持吃左洛复100毫升，没有出现过任何症状，于2006年考入某重点大学。虽没有考入清华，但当时她也很坦然地接受了。

这次寒假回家后，又出现了各种症状，并且随着开学日期的临近，她的症状明显加重，原因可能是下学期毕业设计和课业负担重。还出现了畏惧情绪，开始寻找身体的各种不适。开始是眼睛，在您的开导下眼睛没事了，她又开始了对牙的担忧，她一颗牙有些龋齿，到河北省最好的口腔医院找了专家，看过后她极其不放心，说医生在给她治牙的过程中和其他患者谈话，没专心，没有按网上说的程序给她消毒。在反复给她解释的情况下她总算不追究那颗龋齿了，但是她又追究起另一颗牙。又到医院找了另一个专家，看另一颗牙，医生用钩子钩了一下她的牙，她认为医生把她的牙洞弄大了，她就觉得应该到北大口腔科看，不应该在石家庄看，石家庄的医疗水平不够高，把她的牙给看坏了。洗眼镜时，怕我家的水管有铁锈会损坏眼镜……总之，她很担心眼睛和牙齿，她认为只有保护好它们，开学后她才能全身心地投入学习。

我看了您的三本书，也反复研究了那些病例及森田疗法，我觉得女儿的情况好像和强迫症的症状不符合，强迫症是明知自己不对但控制不住自己，因而很痛苦。她是认为自己很对，不把自己担心的事解决好才会痛苦，并且她的担心也不是全无道理，给她看龋齿的医生当时确实不够专心，她对此始终不能释怀，但担心过头了。还有就是到处查补牙后的各种注意事项，每天照着镜子找自己牙的各种小毛病，这些严重影响了正常生活，弄得她自己和家人都身心疲惫。

案例二

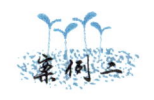

我遇到了学习障碍,请施教授帮助!

我在学习的时候突然想到,我们学习的知识全都是书上说怎么样就是怎么样,于是我开始怀疑书上知识的正确性,就想这些数理化的公式为什么是这样而不是那样呢?假如说书上的知识是错的,那我们学来还有什么意思呢?这样一来,我就学不进去了,不知道到底该怎么办才好。

我应该相信初中、高中教材上的数理化知识全部都是正确的吗?真的就没有错吗?还是应该认为初中、高中教材上的数理化知识基本上都是正确的呢?基本正确,那不就是有错吗?现在的数理化知识,怎么会有错呢?错的学来还有什么意思呢?

案例三

我的主要问题是"疑病",说白了就是怕死,怕痛苦的死,怕自己本可以拥有的失去,怕自己因得了某种病而与世上的美好无缘,其中以恐艾(一种对艾滋病过度恐惧的心理状态)为主,怕狂犬、怕肿瘤、怕巨人症、怕失语症等为辅。每次都是在极度担心一个病的时候另外的担心就淡去了。多次因为极度担心导致吃饭淡而无味,对任何事情都不感兴趣,整天就像头上罩了一个锅盖挥之不去。有时也会因为极度担心影响睡眠,并出现心身反应——关注哪儿,哪儿就觉得不对劲,越觉得不对劲就越怕,越怕越关注,从而进入死循环,无法自拔。这些疑病的担心在压力大时出现的次数明显增多。我有的时候可能觉得,那没什么事,不太可能;而有的时候受到一些不良暗示的刺激就觉得这些现象之间存在因果关系。有时我会想,我担心的事很有可能没有,但又忍不住想万一是真的呢,接着预测某种后果,之后就陷入了恐惧之中。

其实,我有时想,每当自己陷入一个问题的时候就觉得自己陷入的前一个问题十分可笑,是不可能的,而对自己目前陷入的问题仍如临大敌。有时候自己也想为什么在自己不怕这个事的时候自己就觉得没事儿,而目前却觉得是大事,是当时自己太粗心,考虑不周全,不负责任,还是自己现在的主观上存在偏差？我有时也能明显地感觉到，自己在陷入焦虑时处于另外一个思维环路状态之中。但我按那个逻辑分析，自己确实存在很大危险，但在担心别的事儿或不太怕时，又觉得那不是个什么事儿，或顶多有小小的不安，一下子就过去了，这些事情到底是对是错呢？

以上三个案例中，患者都处于没有自知力的强迫思维的控制下，采取各种强迫行为去减轻强迫思维带来的焦虑，经过反复的强迫行为并不能减轻他们的焦虑，反而会使他们越来越痛苦。按照CCMD-3标准，他们都不符合强迫症的诊断，但前两个案例临床医生会毫不犹豫地诊断为强迫症，第三个案例会明确诊断为疑病症。

常常有报道说某些强迫症患者自学森田疗法立即取得良好效果，但在实际生活中，一部分强迫症患者学了森田疗法不但解决不了他的问题，反而还多了一些症状。森田疗法的治疗原则"顺其自然、为所当为"的本意是带着症状去做该做的事，其不言自明的前提是患者首先必须知道什么是"症状"。如果连症状都不知道，如何带着症状去做事呢？如果把森田疗法比作华丽的建筑，那么感知症状就是地基。在沙漠上建房子肯定是不牢靠的！聪明的森田教授曾含糊地指出，强迫行为不像强迫观念那样，大都不伴随精神冲突的痛苦，它不是神经症的表现且难以治愈。按他的意图，对症状没有感知和反省能力的患者实际上是不属于森田疗法的适应证范围的，是被排除在森田疗法之外的。

更多的人凭着自己的感觉任意去解释"顺其自然"，一些人在实践中体验到了"顺其自然"的精髓，取得了意想不到的疗效，可是对症状没有自知力的这一类的患者却极度痛苦，他们到处求医问药，听说森田疗法治疗强迫症有效，于是将森田疗法当救命稻草，以为森田疗法能帮自己解决问题。实际上，他们要解决的问题是无法解决的，只是他们执著地去解决一个无法解决的问题而导致自己痛苦。佛说："放下屠刀，立地成佛！"对于这类患者，如何让他们辨明自己的症状至关重要，这也是最关键的第一步。辨明症状后，才可能按森田疗法的治疗原则去做。目前，许多医生只是想当然地告诉患者要"顺其自然，为所当为"，患者以为森田疗法是救世主、灵丹妙药，用了就可消灭症状，结果自然是失望和徒劳，甚至还加重了症状。森田疗法治疗的困难和瓶颈就在此处。

最近，一位艾滋病恐怖的患者在我的指导下，成功地走出了困境。在和我探讨如何运用和发展森田疗法时，写下了如下体会。

最近学习了森田疗法，森田疗法有着非常完善的理论体系，所针对的病症现象也与我非常相似。它深入地分析了这种现象产生的原因，并指导我如何去做，同时也教给我人生中的一些哲理。理论的东西就不陈述了，在这里我主要谈一下近期我的感受与心得。

开门见山地说，我知道森田疗法对于治疗强迫症、疑病症、恐惧症有着非常好的效果，但需要我们坚定地去做。通过这些天的体会，我认为在我接受森田疗法的整个过程中存在着一些关键点和难点，这些点就如同关卡一般，只有克服了它们才能够顺利前行，否则前进将是十分困难的。

难点之一就是，当我所担心的事情突然来临时，我常会觉得好像是有可能的，我这种逻辑似乎是有道理的，然后联想到可怕的后果，那么沮丧、恐慌之情就如洪水一般接踵而至，一发不可收拾。这时，我虽然知道有森田疗法，但在这种"自以为是"的逻辑下，我会认为森田疗法是治疗强迫症的，而我这种担心是可能的，所以在那个时候就很难去使用森田疗法，或者说是根本就没使用。在那个时候整个人都提不起精神，对什么都没兴趣。我认为这是我实施森田疗法的一个难点。虽然有的时候我努力让自己忙别的事，会变得轻松、开心，从中深感行动的力量，但在"自以为是"的逻辑下稍有不注意又会陷入低谷，潜在的恐惧点仍然存在。

施老师、爸爸、女友对我的情况是十分熟悉的，施老师教导说要我认清这种强迫思维，这种思维是一个完美的逻辑环，同时还会骗我，一环套一环地把我往里拉。这时需要做的是认清它并坚决、果断地使用森田疗法，这个过程艰难并且需要练习。之所以艰难并且需要练习，是因为要在认清它的同时要打破原来的逻辑，放下原来的担心，勇敢地生活。并且用一种正常的思维取代原来的逻辑。由于想到担心的事→可能的佐证→恐惧→极度恐慌→生活暗淡，这种原有的逻辑是根深蒂固的，所以要扭转它就需要付出极大的努力。爸爸说，我的封闭思维就仿佛一个火坑，别人站在坑外看的十分清楚，而我自己在火坑时就什么都看不清了。在前两年我是十分轻松的，有时会想到这个逻辑，稍加判断就觉得应该没事，然后就过去了，那时我可能就是站在火坑外吧。女友也告诉我，她十分理解我陷入时的感受,但她让我坚信在我认不清楚的时候要相信别人帮你做的判断是正确的,并按照正确的方法去做。综上所述,身边的人都认为我陷入了一个错误的逻辑环,并要求我在遇到这种情况时,坚持按照正确的方法做。有些时候我也能感到自己的那种逻辑是错的,所以,大家的判断及大家对我的帮助更加坚定了我前进的信念,对我克服"难点",坚决使用森田疗法有着很大帮助。在这里说明一下,我之所以使用别人说什么、别人告诉我什么的方法,是因为别人告诉我的这些东西,我认为在理,或是当时打动了我,或者能让那时的我轻松。然而我却没有完全将他们转变成我自己的东西,刻画在自己的脑子里。所以,如果将别人告诉我的、教给我的结合自己的行动深化进自己的脑子里,这将对进步有极大的促进作用。

这位患者的感受对我启发很大,我意识到自己的责任所在。都说强迫症难治,为什么难治?瓶颈在哪里?答案已经清晰地呈现在我们面前了。通过十多年的摸索,我在传统森田理论的基础上,总结出了一套适合中国人的有效方法,将在随后章节详细介绍。

(二)森田疗法的瓶颈之二

对"顺其自然,为所当为"的误解和过分拘泥于形式限制了森田疗法的发展。

森田疗法传入中国已经40多年了,在广大精神科医生和心理学专家,尤其是广大病友的运用实践中不断发展,已经公认是治疗强迫症比较有效的方法了。

大约100年前,森田正马本人只是高瞻远瞩地提出治疗神经症的战略原则:不问症状、顺其自然、为所当为。至于具体如何操作,看得见的就是传统的四期住院疗法。时代发展如此之快,他也无法考虑到100年后的今天,快节奏生活下该如何操作。

由于森田疗法的含糊性(也许是"道可道,非常道",这些道理只可意会,不可言传),所以并没有详细的操作程序。再加上翻译过程中的各种误差甚至矛盾的解释,不可避免地导致人们随心所欲地去理解森田疗法,在实际操作过程中也存在许多误区。许多人都知道森田疗法,了解其治疗精髓是"顺其自然,为所当为",但不了解其真正的含义是什么,于是凭自己的感觉任意解释"顺其自然",即想干什么就干什么,或必须忍受痛苦等。患者希望通过"顺其自然"消除自己的症状，结果，"顺其自然"并没有治好自己的病，反而导致做任何事都想着是不是符合"顺其自然"的原则，"顺其自然"也变成了自己的心病，于是就认为森田疗法不管用了。还有些患者（甚至医生）认为，传统森田疗法分四期——绝对卧床期、轻工作期、重工作期、生活训练期，如果不按章办事，没有经过卧床、作业，就不是真正的森田疗法。将近一个世纪前发明的森田疗法，当时连名字都没有，而且当时社会生活节奏缓慢，住院三个月、半年不算什么。现在，生活节奏越来越快，住院半年是难以想象的。让医生和患者一起生活、一起劳动，每天批改日记，即使针对一两个患者都很困难，如果有十几个患者，更是令人无法想象的。另外，患者也希望尽快治愈，连续几个月住院，要花费大量的金钱和时间，患者也难以接受。所以，包括日本在内，住院式森田疗法渐渐被社会淘汰，取而代之的是森田思想的宣传推广，如森田网站、书籍、门诊咨询、集体治疗、生活发现会等形式，简单易行。我认为，森田疗法的精髓所在是如何正确理解和运用"顺其自然，为所当为"，这也是推广发展森田疗法的关键。

以上两个瓶颈限制了森田疗法的发展，本书的主要目的也是讨论如何突破这两个瓶颈，让更多的患者及有烦恼的人掌握自我调节的最佳方法。

四、日本专家运用森田疗法治疗强迫症的经验

关于强迫症的森田疗法，传统森田疗法中并没有特别的技巧。"顺其自然，为所当为"的治疗原则于患者而言是"听起来简单，做起来难"。由于强迫症的顽固，患者执著于消灭症状和焦虑，不愿改变自己的行为模式及对症状的态度，这就使治疗非常困难。他们反复的强迫和确认容易导致医生的烦恼和生气，从而使治疗中断。SSRI类药物（选择性5-羟色胺再摄取抑制剂）的应用，大大提高了包括强迫症在内的各种神经症的治疗效果，但很难达到根治的目的。

森田疗法的高明之处在于，提出了神经质性格特征，发现了强迫症精神交互作用（被症状束缚）的发病机制，确定了以打破精神交互作用为治疗目标，探索和发挥症状背后想要获得健康的欲望，并践行出这是强迫症患者能真正摆脱神经症困扰的现实可行途径。但在实际治疗过程中，医生

不得不探索研究具体的指导技巧。在日本，经过半个多世纪的探索，总结了许多宝贵的经验，东京慈惠医科大学第三病院的久保田干子专门作了总结。应用森田疗法治疗强迫症，应注意以下问题。

（一）治疗的接近

一切心理学疗法都有其适应证，判断强迫症患者是否适合用森田疗法治疗是非常必要和关键的。首先，要从患者主诉的强迫症状是如何产生的这一问题开始，即强迫症状是否是分裂症的早期症状，或是否伴有抑郁症和脑器质性病变，对比进行鉴别诊断非常必要。

1. 森田疗法关于强迫症状的理解

森田疗法认为强迫观念是"不由自主出现于大脑中的各种杂念，引起主观上的不快，于是希望通过主观的努力消除这种观念，然而越努力消除反而越强烈，导致恶性循环"。强迫症患者如此痛苦地想消除不安，其实可以理解为是想更好地生存下去这种"生的欲望"过于强烈。

2. 是否适合治疗的指征

强迫症的发病年龄、发病前的生活事件及发病经过和社会适应程度都影响着治疗的效果。

·中年发病比早期发病治疗效果要好。

·慢性发病、生活工作严重受影响、症状成为生活的中心的患者，治疗时间长、效果差。

·症状的自我亲和力及症状内容是否合理，是疗效好坏的主要指标。患者对强迫症状有不合理的认识，是适合治疗的指征。以前，森田正马教授把缺乏反省力、带有冲动性的强迫行为排除在森田治疗之外。现在，几乎所有的患者都伴有强迫行为，如果患者对强迫症状有不合理的认识，可以导入森田治疗，但对无内心冲突、平静地进行强迫行为的患者，森田疗法和其他疗法一样，很难有好的效果。

·求治欲望。患者是否迫切求治，努力地适应社会是很关键的治疗指征。没有求治欲望的患者也难有好效果。

·性格特征。患者的性格特征如果符合典型的森田神经质性格，如内向、内省、担心、过敏、追求完美、理想主义、顽固、不服输等，这就是森田疗法合适的治疗对象。

・对恶性循环的理解度。患者对自己的症状理解，是否由于精神交互作用即恶性循环造成的理解，这一点也是非常必要的。

（二）治疗的导入期——问题的理解和目标的设定

在治疗初期，耐心倾听患者的主诉，共感其内心的痛苦是非常必要的。在此基础上，发现患者努力想消除不安，作必死的努力，结果是症状越来越重，我们用"恶性循环"来描述这种现象。必须让患者理解自己的问题正是这种"恶性循环"造成的。

另外，医生要让患者理解其恐惧的背后是渴望安全，不安和欲望是表里一体的关系，都是自然的感情，是不可能消除的。所以，今后的目标不是消除不安，而是要利用、发挥这种不安，去过建设性的生活。

（三）治疗前期——修正行为方式

在设立了治疗目标后，应该进行具体行动。根据症状的程度和社会生活障碍的程度，结合具体生活环境，设立具体行动目标，同时将自己的感情体验用日记记录下来，这样有利于自己回顾反省，也能取得好的治疗效果。

1. 修正既往的行为方式

以前，为了消除症状，慢慢放弃了工作和生活，现在慢慢学会和不安打交道，带着不安去做事，如外出购物，做必要的家务等。由于强迫观念的影响，患者会反复确认强迫观念影响了行动，这时应引导患者：反复确认的结果是痛苦，坚持行动也是痛苦，前者是死路一条，而后者是朝向成功的方向，你觉得选择哪一种痛苦好呢？

2. 积极评价和深化新的体验

当患者勇敢地开始行动时，要积极表扬，评价的标准是做了什么事情，而不是症状出现了没有，要让患者反复体验行动带来的快乐。

大部分患者一旦没有达到预期的目标，就立即认为自己没救了。所以，要让他们理解到，不能把目标设定到100分，达到60分就及格了，就该满足了。

（四）治疗后期——努力修养性格，适应社会

通过以上治疗，患者的视野开阔了、生活范围有所扩大、强迫症状的烦恼逐渐减轻，但随之现实中人际关系、工作的烦恼也会逐渐出现，甚至

成为主要问题。由于患者的人格特点是追求完美，总是希望生活中的事情都是按自己预想去发展，一旦有不如意之处，他们会立即产生烦恼，很容易又落入强迫的泥坑。所以，努力修养自己的性格，养成宽容的态度是非常必要的，这是一个长期的过程。

总之，治疗强迫症是一个非常困难的过程，尤其是当患者被症状完全控制的时候，患者完全看不到其背后的问题，始终要求医生治疗他的症状。这时候医生不要被他的防卫观念所迷惑，应把治疗的焦点放在打破"被束缚"的机制上。患者被症状束缚实际是强烈的"生"的欲望的表现，治疗的关键是如何向患者传达这种微妙的"内心感受"。

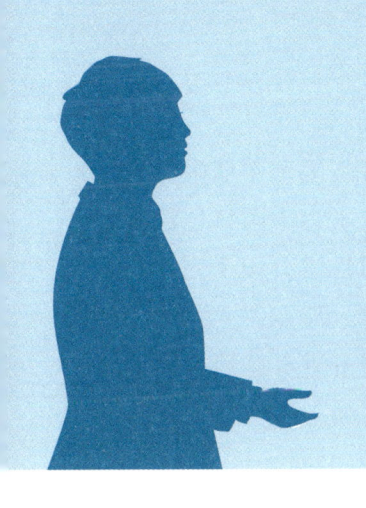

第三章
施旺红论森田疗法

森田疗法传入中国40多年了，已经是公认的治疗强迫症比较有效的方法了。随着时代的发展，包括日本在内，住院式森田疗法渐渐被社会淘汰，取而代之的是森田思想的宣传推广，如森田网站、书籍、门诊咨询、集体治疗、生活发现会等这些简单易行的形式。许多人都知道森田疗法，了解其治疗精髓是"顺其自然，为所当为"，但在实际操作过程中，仍然存在着许多误区，不了解其真正的含义，凭自己的感觉任意地把"顺其自然"解释为想干什么就干什么，或必须忍受痛苦等。患者希望通过"顺其自然"消除自己的症状，结果"顺其自然"并没有治好自己的病，反而导致做任何事都想着是不是符合"顺其自然"，"顺其自然"也变成了自己的心病，于是就认为森田疗法不管用了。为了避免这些误区和弯路，我们有必要总结经验教训，将森田疗法发扬光大。在十几年的实践中，笔者发现，制约森田疗法发展的两大瓶颈：一是对症状没有自知力的强迫症患者使用森田疗法无效，这些患者把森田疗法当救世主，结果是期望越大失望就越大，从而使人们怀疑森田疗法的疗效，制约了森田疗法的发展；二是许多人对"顺其自然，为所当为"的误解和过分拘泥于形式限制了森田疗法的发展。

中国的许多专家学者，包括一部分通过森田疗法走出困境的患者一直在摸索探讨。不少曾患过强迫症的人（通过学习森田疗法走出强迫症后）在网络论坛、网络森田疗法QQ群、中国森田家园里总结自己的经验，又帮助其他人走了出来。正是这些广大的森田疗法爱好者多年来不遗余力地推广森田疗法，逐渐将森田理论不断完善发展，才形成了有中国特色的森田疗法。由于网站在专业性、学术性方面不够权威，而且没有一个完整的学术组织，这些宝贵的经验就散落在了茫茫网络大海里，许多需要它的人不知道如何获取。本章的目的就是将国内学者的经验精华进行总结，形成一套完整的体系，使森田疗法通俗易懂、易于操作，帮助千千万万患者尽早走出强迫症陷阱。

一、森田疗法来自东方文化

目前，世界上流行着多种心理疗法，如精神分析、认知疗法、行为疗法、当事人中心疗法等。不管哪种疗法，只要对患者有帮助，其道理实际上都是一样的，所谓殊途同归。森田疗法是目前中国所有心理疗法中适用性较强的一种心理疗法。笔者认为，它融合了精神分析、认知疗法、行为疗法、作业疗法，以及中国传统文化、佛教、禅的思想内容。它操作性强，对强迫症、社交恐怖症、焦虑症（尤其是PANIC综合征）、抑郁性神经症、适应性障碍等多种心理障碍有独特的疗效。

首先，森田疗法提出神经症发病的真正原因是个体的疑病素质。神经症的人偏重于自我内省，因此对自己躯体方面或精神方面的不快或异常等特别敏感，由忧虑和担心而形成疑病，因此称为疑病素质。因为森田正马先生本人具备这种特征，故此特征也被称为"森田神经质"。中国古人早就提出"性格决定命运"的观点，实际上这与森田正马的观点如出一辙。

其次，森田正马认为，这种性格特点的人，在某些诱因（挫折）的诱导下会进入恶性循环，即"精神交互作用"。这是患者所不知的，是神经症的发病机制。古人云：灯笼不知脚下黑。外人看得很清楚，可患者自己整天纠缠在自己的症状之中，作茧自缚，痛苦不堪。如果让患者意识到自己发病的真正原因，相当一部分患者会恍然大悟。因为，在此之前他对自己的性格及自己如何陷入精神交互作用的陷阱中是一无所知的，一旦发现真相，就如以前把自己的影子当魔鬼，恐惧害怕，一旦知道影子是谁都有的，没什么危害，那么恐惧自然就消失了。这个原理印证了精神分析的精髓，即症状是潜意识的冲突，如果将其意识化，痛苦自然会减轻甚至消失。

森田疗法既不解梦，也不催眠，但经常有患者读了森田疗法的书，突然顿悟，所以笔者认为其原理和精神分析的原理是一致的。

强迫症患者常常为自己某一杂念或某些生理反应而痛苦，如上课时开小差、过分紧张导致字句不认识、不理解题意、对某些物品感到脏等。森田疗法认为，这些症状实际上正常人也有过，只不过他们都不过分在意。强迫症患者认为这些想法和反应是病态的，必须将其克服，但是越克服越严重，最后导致自己生病。如果将其视为正常现象，顺其自然，症状将不治自愈。这种对症状的态度转变和认知疗法如出一辙。认知疗法认为，患者之所以得病，是错误的认知态度导致的，如果改变了态度，症状就减轻甚至消失了。

行为疗法认为，人的心理和行为是在后天环境中通过条件反射式的学习形成的，病态的思维和不良行为也是通过条件反射式学习形成的。这种观点更好地解释了为什么许多患者虽然道理明白了，可还是反复、停滞不前。行为疗法认为患者必须通过阳性强化法强化健康行为，厌恶疗法淡化抑制病态行为，有时带着必死的勇气进行暴露疗法和脱敏疗法。行为疗法揭示了强迫症顽固的根源。森田强调要"为所当为""重在实践""忍受痛苦，带着症状去生活"，并认为目的本位、行动本位是打破精神交互作用的关键，强调"不问症状"。在森田疗法传统的治疗方法中，除了第一周的卧床，其他时间基本上是各种作业、生活体验，严格意义上讲，森田疗法中重中之重是"行为疗法"。

另外，森田疗法也强调患者要自己领悟，不仅要用大脑去理解，更重要的是通过实践行动去理解。只是思考，什么也不会产生。要行动，要不断做出成绩，要通过亲身体验去理解。他曾经称自己的疗法为"体得疗法"，用"啄碎同时"来比喻治愈的过程。"啄碎同时"指当鸡蛋中的小鸡即将孵出时，母鸡从外面啄蛋壳的动作同小鸡从蛋里面破壳的动作同时发生。不难看出，森田正马先生在治疗中下意识地在强调患者主动参与的重要性。他还强调，他的疗法对没有反省力的患者没有作用。简而言之，森田疗法也是"当事人中心疗法"。

森田正马曾经把日本式的家庭作为治疗神经症患者的场所，让患者住在自己家里，由其夫人安排一日起居，照顾患者的生活，森田正马与患者的人际关系如同父母子女之间的关系。森田正马本人就曾把森田疗法称为"家庭疗法"。

实质上,森田理论与中国传统文化是密切相关的。森田疗法起源于森田正马先生对疾病的认知。森田正马先生认为神经症主要起源于"精神交互作用",因而在治疗上"对于其致病的原因,不必去了解每一件具体事实,只是在破坏患者的恐怖和调节精神交互作用上下些工夫就完全可以了"。这种观点与佛教之"缘起观"有密切关系。佛法认为一切事物以"因缘"而产生。所谓"因缘"即是形成此事物的各种条件。如欲使一种事物不能产生,只需去除其中一种必要条件即可,而不须了解更不须去除它的所有形成条件。照此看来,假如去除"精神交互作用"这一个环节,那么神经症便无从产生了。依佛教的观点说就是"诸行无常",即世界上绝没有永恒不变的东西,这个世界是刹那即变的。这一点也提示我们的心亦须随之变化,而不能过于执著,避免酿成病态。

森田疗法的另一个重要观点是"忍受痛苦,为所当为"。从佛家的理论来讲,我们生到这个世界上就注定要受苦。释迦牟尼总结了八种苦,最基本的是"生、老、病、死"四种,还有四种是"爱别离苦、怨憎会苦、求不得苦及五阴炽盛苦"。基督教则认为人皆有原罪,降生到这个世界上是为了赎罪。从这些角度讲,人是沉浸在苦海中的,再加上有罪,自然是"不安常在",我们也只能顺其自然,去忍耐、去承受。达摩祖师对二祖慧可说的"非忍能忍,难行能行",正包含"忍受痛苦,为所当为"之义。在森田正马先生与患者的交流中,他经常引用佛教、禅宗的语言,如"烦恼即解脱""不安常在""不安心即安心""平常心乃道"等,以帮助患者与自己的烦恼和平共处。

森田理论与中国儒家文化和道教文化也有很多相似之处。如《老子》告诫我们"顺其自然",不要勉强去干那些有悖于自然规律的事,提出"少私寡欲,知足知止"。老子认为,人要生存,要发展,总是会有各种欲望,但欲壑难填,要减少私心,降低过高的欲望,否则"祸莫大于不知足,咎莫大于欲得"。森田正马先生的"生的欲望愈强烈,死的恐怖也愈强烈"的结论与此一脉相承。在治疗方法上,森田疗法中的卧床疗法与道家的"静坐"法异曲同工,而佛教、禅宗的"担柴运米,无非妙道"则反映在森田的作业疗法上。森田疗法的"不问症状""忍受痛苦，为所当为"与庄子的"顺应自然""无为而治"如出一辙。可以看出，森田理论及操作方法与中国传统文化有着千丝万缕的联系，所以也较容易为中国人所理解和接受。

综上所述，森田疗法在东方传统文化的基础上包含各种西方心理疗法的精髓，由于其理论内容和操作方法丰富，很难用一个名词概括。所以，在森田正马先生有生之年，曾试用过几个命名，但最后都放弃了，直到他去世多年后，其弟子用"森田疗法"命名。森田疗法也是世界上唯一一个用个人姓氏命名的心理疗法（在此特别强调，用自己的姓氏命名，绝不是因为森田正马个人狂妄自大）。

二、森田疗法的精髓

任何一种疗法都有一套完整的理论和操作方法，要将森田疗法发扬光大，必须把握其精髓，并且摸索一套简单易行的操作方法。如果理论飘在空中，或者操作方法复杂无法实施，那么此疗法必将被社会所淘汰。

森田疗法已经将近一个世纪了，世界发生了很大的变化，森田疗法也应顺应潮流。什么是森田疗法的精髓？该如何将森田疗法发扬光大？这些是我一直关心的问题。我和国内外专家反复交流探讨，下面几篇文章反映了大家的意见。

1. 中村敬先生谈森田疗法

我与东京慈惠会医科大学的中村敬先生交往多年，他对森田疗法有深入的研究与丰富的实践经验。基于此，他认为可以着重从三个方面去实施森田疗法。

- 转变对不安或症状的态度，不应努力消灭症状，而是养成和症状和平共处的习惯。
- 症状的根源是想更好地生存，向上发展，要通过建设性的行动更好地发挥生的欲望。
- 治疗目标是打破束缚，打破交互作用，充分发挥自己的优点。

所以，森田疗法不拘泥于形式，只要让患者理解到症状不是病，能带着症状坚持行动就好。

2. 其他日本专家谈森田疗法

2005年1月9日，由时任国际森田疗法学会理事长北西先生在东京主持召开了新年座谈会，邀请了著名专家藤田先生、阿部先生、近藤先生发言，三位先辈都是毕生从事森田疗法的专业人士。笔者有幸被邀请参加了会议，下面简要做一下总结。

（藤田先生） 多年实践森田疗法，尤其热衷于研究森田神经质特征，正确解释森田神经质的特点及生的欲望和死的恐怖的矛盾能使许多患者开悟。另外，保持良好的医患关系也是治疗的关键因素。

（阿部先生） 二战时期，为逃避当兵去精神科当医生，从而结识了森田疗法，发现自己和森田理论描述的一模一样，简直就是为自己写的，也就不知不觉爱上了森田疗法。自己对森田疗法的贡献是选择适应证，我认为思想的矛盾和被症状束缚是发病的主要原因。

（近藤先生） 在运用森田疗法时，非常重要的是注重患者的自我评价和自我机能（工作和社会机能），要经常表扬患者，让他感到安心，经常提有建设性的建议，开阔患者眼界。我对高良先生的教导体会深刻。工作是涉及知情同意全方位的活动，鼓励患者尽量参与各种劳动，这对回归社会非常重要。

3. 笔者对森田疗法的见解

森田疗法是目前中国所有心理疗法中适用性较强的一种心理疗法。它融合了精神分析、认知疗法、行为疗法、作业疗法，以及中国传统文化、佛教、禅的思想内容。它操作性强，对强迫症、社交恐怖症、焦虑症（尤其是PANIC综合征）、抑郁性神经症、适应性障碍、失眠等多种心理障碍有独特的疗效。如果对森田疗法的理论一无所知，很难成为一名好的心理医生。

森田疗法不是万能的，对器质性的精神障碍、没有反省能力、忍耐性差、生的欲望不强的患者很难有好的效果。换句话说，森田疗法对具有典型的森田神经质的患者效果好。

森田疗法的运用有很多的技巧，不能拘泥于任何形式，稍微用不好，患者就会产生阻抗。例如：对一个强迫症患者，你告诉他要"忍受痛苦，为所当为",患者可能会误解你的意思,产生愤怒的情绪,他会说:"医生,我实在是不能忍受了,我太痛苦了。"所以不论你用什么方法,必须要让患者领悟到:我的痛苦并不是什么特别的东西,只是因为自己的过分关注而愈来愈重,如果能主动地做些事,它就会自然地减轻,不管相信不相信,先试一试。

森田疗法的精髓是"顺其自然""为所当为""目的本位""纯洁的心",这些理论是很抽象、很难理解的,必须身体力行才能真正领悟。田代信维教授认为,许多心理障碍患者其真正的病因是自卑,患者没有自信心,在社会工作中遇到各种困难的时候,就会表现出各种症状。只有树立小的目标、做小事,得到小的快乐,在实际的工作学习中得到成就感,逐步恢复自信心,才能真正地治愈。森田疗法治疗的最高境界是完善人格,对待任何事都抱有一种宽容的态度,这涉及哲学、世界观和信仰等问题。

学习森田疗法的人,需要较高的文化素养,较好的耐力,善于思考等前提条件,还要有一颗谦虚的心,多和别人交流。可以说,森田理论一辈子也学不完。对医生、对患者,每一次交流都是一次学习。那些急功近利的人很难领悟它;对于那些虚荣、浮躁的人可能没有什么大作用,甚至起反作用。

在中国,"生活发现会"是一种非常好的推广森田疗法的形式。中国的许多学者在森田疗法上有很高的造诣,如康成俊教授、樊富珉教授、路英智教授、曲伟杰先生及生活发现网站的主办者王晓松学者等,他们都在森田疗法的运用和发展方面有自己的特色。

综上所述,森田疗法的精髓是:森田理论比较完善地发现了神经症发病的心理机制,即在森田质性格基础上,由于诱发因素导致症状的出现,随后患者对症状的关注导致精神交互作用的产生并从而被束缚,使症状固定下来。治疗的原则是通过"顺其自然,为所当为"的行动打破精神交互作用,使患者从被束缚的状态中摆脱出来。治疗的过程需要两个步骤,先要让患者领悟自己痛苦的原因,然后努力在生活中践行,在实践中体悟。这是一个长期艰难的过程,二者缺一不可。有些患者总想通过第一条就达到理想效果,总想通过思考来解决自己的痛苦,结果事与愿违,徒劳无功。同时这也说明了森田疗法重在实践。

三、森田疗法的操作技巧

前面着重讨论了森田疗法的精髓，那么如何操作运用呢？这是一个非常关键的问题。在长期实践的基础上，我总结出以下简单三部曲。

第一，觉察症状，理解症状，接纳症状。

第二，深刻理解领悟发病的机制，即在疑病素质基础上，由偶发事件诱发，通过精神交互作用发病。

第三，顺其自然，为所当为。简单地讲就是带着症状去生活，体验症状自然地减轻，通过反复练习，形成新的思维和行为习惯。

森田理论的发病机制是第二条，治疗原则"顺其自然，为所当为"是第三条，但是如果没有第一条，一切都无从做起。森田疗法从诞生到现在已近百年，从强迫症治疗的角度来看，它是有局限的。其实，森田正马先生也注意到了第一条，在案例中解释正常人也有杂念，但不会太痛苦，会自然消失，只有患者希望消灭它，才会演变成强迫观念。由于森田正马先生重点强调第二条，所以第一条容易被忽略。这也是许多人虽然学习了森田疗法，但依然困惑，依然陷于神经症的泥潭不能走出来的原因。森田正马先生对一些典型的强迫观念、强迫行为到底如何治疗，特别是一些细节的问题，并没有很清晰的指导解释。我认为，住院治疗也不是必需的。住院的根本还是要让患者从心理上彻底认识"接纳就能蜕变"的真理，如果只是封闭独处，而没有理解和领悟，住院治疗也不会起任何的作用。为什么呢？由于森田正马先生本人并没有经历过典型的强迫观念和强迫行为的折磨，所以在一些具体的问题上表述得并不是很正确，森田正马先生已经知道了那个核心，但是他并没有将那个核心正确地强调和阐述出来。国内翻译的所有森田著作都将"顺其自然"解释为"忍受痛苦，为所当为"。"忍受"的含义依然是抗拒，一种被动的抗拒和斗争。"接纳"也很容易让人理解为那种被动的默默抵抗。当然也有患者能正确地理解，接纳含有主动地容纳的意思。

笔者虽然没有得过强迫症，但许多聪明的患者反复向我倾诉，所以在二十多年的摸索中，我顿悟到了森田疗法的瓶颈是第一条，而第一条恰恰是敲门砖、方向标。偏离了方向，便是"差之毫厘，谬以千里"。脱离了方向，更是无的放矢。所以，下面将重点介绍如何认识症状。

在我们的日常生活中，常有一些人重复一些无意义的动作，如反复检查门是否关好、锁是否锁好、反复洗手、一件衣服多次清洗仍嫌不干净，有些人反复考虑一些无实际意义的问题，如人为什么会有两条腿，为什么是按1、2、3、4、5……排列，而不是反过来排或唱一两句歌等。一般人的这种观念和行为，既不影响正常生活，也不痛苦，所以不能看作是强迫症。如果强迫观念和强迫行为进一步发展，干扰了患者本人的正常心理活动，并且影响他的能力和行为，影响到人际关系或家庭的幸福，那么便可确认强迫症的存在。

在现实生活中，我们每个人都会遇到一些挫折、不顺和需要做出选择的事情，我们每个人都会为此烦恼，会在头脑里反复地想该怎么样处理这些事情，特别是当我们面临重大选择的时候。有可能这种反复的考虑会持续得很久，其实从另一个角度来说，这就是一种强迫。所以其实我们每一个人都是有强迫倾向的，只是健康的人在事情解决之后，"强迫"也就跟着结束了。

我认为人和动物的本质区别是自我意识，动物的行为都是无意识的，比如肚子饿了知道吃，这些都属于动物性。而人除了具备动物的特性外，还具有动物不具备的素质——思维和意识。正因为有了思维，有些人才可能开始瞎想，才会出现精神类疾病，如强迫、抑郁等。其实，这也就是自己对自己不认同，强迫自己干其他的事情。在人的发展过程中，1岁之前，我们几乎没有任何自我意识，可以说完全和动物一样，但是这个时候，我们的大脑开始发育，环境开始影响我们。从2岁开始，自我意识开始萌芽，我们知道哪些是自己的，哪些是别人的，在大脑中有"自己"的概念，大脑开始迅速发育。在这段时间里，虽然大脑一直在发育，但是还很不成熟，可以说，基本上还是处于无我状态。所以这个时候，出现心理问题的可能性也比较小。直到青春发育期开始，由于大脑迅速发育，人的想法越来越多，而且也不稳定，所以容易出现心理问题。

人是万物之灵，是地球上最聪明的动物。佛教认为，分别心导致人们在看待外界事物以及自身时，不可避免地进行比较，判别对与错、好与坏、贵与贱、美与丑、善与恶、成功与失败等。一旦带着分别心看待世界时，内心相应地就会产生幸福与痛苦的情绪。而动物趋利避害的本能在人身上表现得极其复杂微妙，在对待自己的心身现象时也同样如此，如果对自己的某些想法或生理反应产生分别心，认为某些想法或反应是不好的、不道德的、肮脏的，就会本能地去排斥它，强迫思维就自然地产生了。实际上，任何想法和反应都是自然现象，本来是没有什么好坏对错，或道德与不道德之分。比如吃饭、拉屎、性交都是正常生理现象，动物可以自然地在大庭广众之下进行这些行为而毫无羞愧之心，而人类就不一样。所以动物没有高级的精神痛苦，也是不会得强迫症的。强迫症只有人类才有，是人类的文化、规则、道德标准和知识，要求人们必须如何想、如何做，一旦违反就受到惩罚，如此一来就产生了自主性的强迫思维，于是冲突不可避免地产生，所以痛苦就伴随着人生。

为什么绝大多数人能痛并快乐地生活着，只有极少数人会演变成强迫症呢？这是因为后者过分追求完美和执著的性格，让他们不知不觉地陷入强迫症之中。强迫症患者对品行、道德和责任等持有僵化的、过高的标准。他们对脑子里有时闪现的某些难言的恶念、邪念，或者是离奇古怪、荒诞无稽的想法不能接受，从而为此感到焦虑和内疚，而焦虑使得他们难以忽视这些念头。他们认为，想到了那些难以接受的想法，就等同于做了那些行为（如"如果出现伤害自己孩子的念头，就好像真的伤害了自己的孩子"），其罪过是一样的；如果一个闯入性想法发生了而没有压制下去，就等同于希望那样的事情发生；他们可能还会认为某些想法的出现意味着会发疯……因此，他们会拼命去压制这些想法，而压制不必要的想法反而导致其随后的思维更加关注这些想法，如此一来会使自己陷入激烈的精神内部冲突之中。从认知角度来分析强迫症患者的认知特征就会发现，强迫症患者的许多认知特征是远超正常人的，至少在以下几个方面表现非常明显：①过高估计风险；②责任心过强；③对不相关的干扰的想法的控制性心理；④过分崇尚思想；⑤无法忍受模棱两可；⑥完美主义。

·过高估计风险　强迫症患者会夸大负面影响的可能性和严重性。强迫症患者很难区分情景的危险程度，他们不能根据情境中缺乏危险的信息得出情境是安全的结论。即便是在低风险的情境中，他们仍然感到焦虑和痛苦，并强烈希望改变环境。如强迫清洗的患者，当他接触到某些他所恐惧的物品之后，他的手上或者身上其实并没有粘上什么可怕的病毒或细菌，他自己患上某种可怕疾病的可能性也非常小，即使是真的粘上了某些病毒或细菌，也只需要正常的清洗就可以了，这是一种低风险的情境。可是强迫症患者过高地估计了这种风险，会感到不安全，从而产生痛苦和焦虑。为了改变环境和降低自己的痛苦和焦虑，他必须进行反复地、长时间地清洗。再如强迫检查的患者，当他离开家时，其实门已经关好了，可是他还是担心万一没关好怎么办。在他第一次关好门之后，这个情境就已经是一个低风险的情境了，只是他过高地估计了这种情境的风险，害怕"万一"的出现，从而引起了他强烈的痛苦和焦虑。为了缓解这种痛苦和焦虑，他强烈地想改变情境，于是就要反复地检查。反复检查可以缓解他的痛苦和焦虑，于是强迫行为得以固着和发展。

• **责任心过强**　　强迫症患者对可能降临到自己或别人身上的伤害负有夸张的责任感，夸张的责任感是强迫症的核心。强迫症患者主观上认为自己会导致或有能力防止严重消极结果的产生，这些消极的结果既涉及生活也涉及道德方面的。当我们感到责任重大的时候，做事情就会非常谨慎和小心，为了把责任降到最低，我们会反复检查和核对。夸大的责任感是强迫症患者思想系统中的核心主题。我们每个人都会感受到自己的责任，但患有强迫症的朋友夸大了自己的责任，这种被夸大的责任感增强了自己检查的渴望和重复某些动作的渴望。如关煤气这件事情，一般来说，其实第一次已经关好了。同样处在这个低风险的情境中，强迫症朋友因为夸大了的责任感，认为自己对自身和家庭的安全负有极大的责任，所以在明知已经关好的情况下还要进行检查，如果不进行检查和核对，自己就会感到焦虑和不安。为了降低自己的这种焦虑和不安，他们就会反复地检查煤气是否关好，为了确保煤气已经关好了，他们会产生反复关煤气的行为。强迫行为就这样被固着和发展了。

• **对不相关的干扰性想法的控制性心理**　　在正常人的认知加工过程中，人们会忽略不相关的和干扰性的想法，而强迫症患者在进行认知加工时，往往会关注这些不相关的和干扰性的想法，并且试图控制它们。努力控制会增加干扰性思想中的荒谬成分，随之也带来了一系列的不适感。当患者无法控制这些想法时，他们便会对这些想法极为敏感和警觉，由此逐渐发展成为一种强迫模式。强迫症患者之所以具有想控制这些想法的欲望，是因为他们过高估计了控制干扰性观念、意象和冲动的重要性，他们确信这样做是可能的和值得的。患者过度警惕心理事件，把控制看作一种美德，并且害怕无法控制思想所导致的心理和行为的后果。如很多男性强迫症患者是在青春期发病的，其中相当一部分人第一次发病是和性联系在一起的。如到亲属或朋友家做客，看到对方家里的女性时，头脑里会突然产生和对方发生性关系或认为对方是自己妻子的想法。这是不相关的干扰性想法，产生这种想法在青春期是很正常的。如果患者当时不去关注和控制这些想法，也不会发展成为强迫症了。可是患者会把这种想法和伦理道德联系在一起，并试图控制这些想法，结果越想控制越难控制，就对这些想法极为敏感和警觉，以至于影响了正在进行的谈话，由此逐渐发展成为强迫症。

•**过分崇尚思想**　在强迫症患者看来，产生不愉快的或令人讨厌的思想与卷入不愉快的或令人讨厌的行动在道德上是同等的，这是一种道德上的"思想—行为融合"。而且，当想象消极的事件时，他们就相信这些事件真的会发生。过分重视思想的现象是指患者只要出现点滴干扰性思想，就会将其无限夸大。如很多强迫症患者的头脑里会出现一些消极的、令人讨厌的甚至是令人恐惧的想法，亲人死亡的场面、由于没有锁门家里失窃的场面、由于没有关好煤气家里着火的场面、自己控制不住想跳楼的场面、自己控制不住想伤害别人的场面等。他们想到了这些想法就会认为这样的事情真的会发生或者万一会发生，于是便产生极度的焦虑和恐惧。这种不能分辨思想和行为的认知特征就是上面说的"思想—行为融合"，这是强迫意向的核心症状。

•**无法忍受模棱两可**　不能容忍模棱两可是强迫性信念的明显症状，这些强迫性信念包括苛求确定性，难以处理不可预见的变化，以及不适应模棱两可的情境。如强迫性穷思竭虑患者苛求答案的确定性，他们会反复地思考"到底有没有外星人""一加一为什么等于二""人为什么会说话"等问题。如果不能得出自己满意的、确定的答案，就会感到非常不舒服，必须继续思考下去。

•**完美主义**　对亲身经历的真实性表示怀疑和苛求，这是强迫症的常见特征。患者之所以产生怀疑，是因为他们相信任何事情都会有一个最完美的解决办法，如果找不到这种完美的解决办法，他们就会感到不舒服。由于强迫症患者抱着苛求的心态，所以他们会重复去做，试图借此达到想要达到的目标。具有强迫性倾向的人所表现出的优柔寡断，主要就是由这种怀疑引起的。如强迫性对称观念的患者，会认为一定存在某种摆放方式是完美的，如果没有找到这种摆放方式，他们就会一直摆放下去，直到自己满意。强迫性仪式行为患者也会认为一定存在一种完美的方式可以阻止消极或者灾难性事件的发生，某一个行为一定存在一种重复的次数是完美的，所以他们会重复3次或者7次或者其他次数。又比如，关窗的时候认为一定有某一个距离是最完美的，距离大了担心着凉，距离小了担心空气不流通，为了寻找这个完美的距离就反复地开关。

综上所述，强迫症患者所痛苦的症状其本质只不过是人类正常的生理心理现象而已。反省自己的痛苦，理解它的本质，并尝试接受它，虽然不好，也是我们的一部分，如果能做到这些，我们的痛苦就会极大地缓解。

如何接受那些不好的、令人不舒服的杂念？为什么理解和接受能减轻痛苦呢？因为强迫症的痛苦包含了两部分，一部分是原本的痛苦；另一部分是强迫消除强迫症而放大的痛苦，也就是我们想克服强迫症症状但却克服不了而带来的痛苦。第二种痛苦很大程度上是我们自己贴上"强迫症"标签后的庸人自扰。回想以前，我们意识到自己有什么需要克服的吗？初期我们只有第一种痛苦，贴标签后我们有了第二种痛苦，初步认识后，第二种痛苦先消失，彻底认知后，最终第一种痛苦消失，这样我们就彻底痊愈了。第一种痛苦有其一定的先天必然性，第二种痛苦则完全是由我们自己的认知能力不够，自我折磨造成的。不同个案、不同阶段两种痛苦的程度和重点是不一样的，相对来讲，第二种痛苦更难受，消灭第二种痛苦需要技巧和策略，不能硬碰硬，不然就像作用力和反作用力一样，会适得其反。

那么如何接受痛苦呢？举例而言，你的女朋友在你的脸上用力拧了一把，并且娇滴滴地对你说"真讨厌"。被拧的时候肉体上有痛的感觉，这是第一种痛苦，是正常的生理现象。因为你非常爱你的女朋友，你不会因为被拧而感到精神痛苦，甚至可能还有一种快感，你感到你的女朋友是喜欢你的。可是当你的仇人在你的脸上用力拧了一把，你一定会感到非常痛苦。那么为什么同样被拧，一个感到快感，另一个感到痛苦？这是因为，当你的女朋友拧你时，虽然痛，但是你全然接受了这个痛，因此痛苦已经完全变了味道。当你的仇人拧了你一把，你会以愤怒的心态去拒绝和排斥这个痛，所以你感到痛苦无比，甚至发誓要报复。因此，所谓的精神痛苦就是人的一种主观体验，而接受是一种态度，是下意识里就表现出来的。如果采取接受的态度了，被接受了的症状就不是症状，而就属于正常生理现象了。

以上就是我要强调的第一步：觉察症状、理解症状、接纳症状。

森田正马教授也分析了症状，但没有清晰地说明第一种痛苦和第二种痛苦。对于典型的强迫症患者而言，以上分析非常到位，很多人据此一条就可以顿悟。遗憾的是，就诊的强迫症患者中，相当一部分人并不能做到以上的第一步。因为他们深陷自己的症状之中，根本不知道自己的症状是什么。这些人的特点是聪明加执著。聪明的特点就是善于发现问题、喜欢钻研问题，执著的特点是打破砂锅问到底。患者顽固地纠缠他们所认为必须解决的问题，其实有些问题是不可能弄得很明白的，钻进牛角尖的人是出不来的。

在我的论坛上，有一位网民（Flycar，穷思竭虑的患者）分享了学习森田疗法后的体会。

接触森田疗法几个月了，虽然自己还没有完全走出来，但已有很大的进步。体验如下：强迫状态是有很多幻想的状态，但是自己却把幻想当真。处于这种状态的时候，自己把自己封闭在一个主观构造的小天堂里，此时隔断了与外界的一切信息交换，自己在小天堂里摆布着一切，对每个主观构造的想法都很认真，并认为是真的发生了。在那个小天堂里，自己非要想通什么问题，一定要做成什么事情。而这些问题或者事情，与客观的现实世界毫无联系，都是主观虚构，都是白日梦。当我处于这种状态的时候，其实内心清楚现在处于强迫的状态，可当很想出来的时候，却发现越想出来越出不来。当把主观构想出的、一定要追求的目标认出来，并放弃不再追求的时候，则很快从强迫中跳了出来。可是，这个"一定要追求"的目标相当难找，人往往被它欺骗。在强迫的状态中，要有辩证的观点，因为在这个死循环里，任何真理都会变成追求对象。强迫对象是相当复杂的，可以有很多层嵌套。比如说，发现自己处于强迫状态之后，就默念"主观不要参与，不要刻意做到什么，主观参与没有用，刻意没用等"，后来我发现这成为了新的追求对象，那么"主观参与了又怎么样，刻意了又怎么样？"这样即便从这个强迫中走了出来，过几天可能对象就又变了，变得很复杂，自己都发现不了。然而，在每个强迫状态中，都追求一个目标，其他的目标就放下了。等一个目标放下了，另一个目标就又来了。不过它们都有一个特点，即都是在自己主观的小天堂里，与外界无关。

期待康复是人之常情，在痛苦中的人，一定是想摆脱痛苦的。谁都希望自己能绝对地走出来，绝对地好起来和康复，而这个病态的追求可能是我们好起来最大的障碍。森田疗法告诉我们，带着症状和痛苦去生活，就能和正常人一样生活，这其实是森田疗法的治愈过程。当然，"带着症状和痛苦去生活"，这是表面的、行为上的，森田疗法没有分析这样做的背后能够向好的状态转变的因素（这些因素是一定存在的）。朋友说森田正马先生在创立森田疗法时，也饱读心理学书籍，也是懂各种心理学的，所以森田疗法必然有其奥妙所在。不过，"带着症状和痛苦去生活"这一治疗过程完毕后，那时会好的。好就是我们不用担心所谓的症状，我们已经不在乎它，接受了它，"把它当成了朋友"，"作为了自己的一部分"。当然，能促使这一转变发生有多方面的因素，森田正马先生也没有做分析。"接受""把症状当成了朋友""作为了自己的一部分"是结果，是好了之后的特征。也许，我们应该把精力放在如何"接受"，如何"把症状当成了朋友"，如何"作为了自己的一部分"。

告诉我们接纳，就好比告诉一个不会游泳的人说"只要会游泳，就能到对岸"而不告诉他怎么游一样；告诉我们接纳，就好比告诉一个学习非常差的学生说"只要考上一百分，就能得到奖励！"而不告诉他如何才能考一百分一样。

森田正马先生不分析接纳不了的原因，不分析能够接纳的原因，不分析促使或创造接纳的条件。大家想过没有，为何在自己身上会出现如此剧烈的对抗和"精神交互"？这种矛盾性必然有原因啊！我们也非常想接纳，想不排斥症状。那么阻力在哪？这种阻力的存在让我们无法接纳，为什么不分析这些？讲"只要会游泳，就能到对岸""只要考上一百分，就能得到奖励"都是很苍白的。因为不会游泳的人对"只要会游泳，就能到对岸"这个道理清楚得很！差等生对"只要考上一百分，就能得到奖励！"也清楚得很！不过，森田疗法体现了东方心理学的思想，这是不可否认的，有种万变不离其宗的意味，这一点也是东方心理学本身的特点吧。

强迫一旦出现，那就不是仅仅说不强迫就能做到不强迫的，强迫是发展出来的。我很清楚健康人对强迫的看法，那就是自己折磨自己。于是，你们会说那就别折磨了啊。这些东西，在我来看，就是旁观者无同理心所说的。我把我曾经的帖子重新发在这里，供大家学习参考：

"什么能够促使我们接纳，是家人的鼓励，是伙伴的支持，是朋友帮忙解的套，是周围人的认可和接受，是周围人不再笑话自己，是自己不再受别人影响，是自己受到某人的或环境的保护，是我们有了安全感，是老师的权威性，是自己不再压抑，是释放压抑后带来的痛快，是压抑的东西符合了社会认可的情理和文化而得到释放，是与患友一起互勉而拥有的安全感，是对抗导致的无奈之举，是对抗到最后的必然，是物极必反，是自己感受到和自己待在一起是多么的亲切，是自己爱自己，是接纳更真实的自己，是无所谓，是自在。

什么导致我们无法接纳，是来自别人的指责，是被别人拒绝，是得不到别人的喜欢和爱戴，是无法让别人接受，是感觉别人在威胁自己，是感觉人在嘲笑自己、捉弄自己、讽刺自己、羞辱自己，是别人逼自己的，是自己真实表现出来并让别人看见后失去自己想要的，是不符合社会所认可的价值或观念或文化，是自卑，是自我否定，是觉得自己肮脏龌龊，是觉得自己见不得人，是自己失去了面子，是自己丢不起人，是自己突破不了自己的善良，是自己对自己的不可饶恕，是自己习惯委曲求全，是自己喜欢折磨自己，是追求完美，是追求不可一世，是追求神仙……

之所以会出现强迫，绝对没有那么简单，这和太多东西有关了。只有找出原因，才能知道结果。我感觉，有人已经讨论过这些了，只是有浅有深吧，让当事人考虑这些太痛苦啦！施老师也帮一下我吧，可别说'为所当为'之类的啊！"

上面这段话估计读者会看晕了吧，不得不佩服这位患者的思维！我做了如下答复：

强迫症就是这样一个封闭的完美的逻辑环，哪怕你穷尽整个人类天才的头脑，去继续分析一万年，也是无法穷尽的。无论你进行怎样的分析，你其实仍在这个封闭的逻辑环中。你分析得越深入，就离目标越远，分析是不能解决问题！透过症状看到本质的症候，也不可能真正解决问题。因为，这一切所为，仍是在强迫症里绕圈圈。

弗洛伊德说过，神经症患者是退化的伟人。

奥托兰克说过，神经症患者是不成功的艺术家。

强迫的本质为"空"，是自寻烦恼，是想出来的"病"。Flycar是迷在其中，你关于什么导致强迫以及如何走出强迫的思考都是在强迫！你的案例让我体验到强迫症的顽固和难治。任何咨询师与你交流，一不小心就会被你拖入强迫思维的陷阱，任何疗法在你面前都会显得苍白无力。"可别说'为所当为'之类的啊！"，就这一句就让"森田先生"头皮也发麻呀！

所以，关于穷思竭虑类型的强迫，需要不断摸索探讨，让他首先认出自己的强迫，然后再谈其他的！在没有觉察到自己的症状前，你和他谈"顺其自然、为所当为、接纳症状"，他都会分析什么是"顺其自然……"，用这些解决自己的问题，你和他探讨症状为什么，结果都让你非常失望沮丧。因为你是"对牛弹琴"，你被他"忽悠"了，因为此时此刻你也在患强迫症。你的问题是希望用森田理论"顺其自然，为所当为"解决患者的穷思竭虑。这如同在沙漠上建造宫殿，因为没有打地基，宫殿如同空中楼阁。

Flycar，希望你继续将你的感受写下去，从你身上，我逐渐学习到很多东西。你有一个很大的优点，即使再痛苦，也可潇洒地、淋漓尽致地表达出来。强迫的确太复杂了，我突然想起来，几年前你找我咨询后，立即就去找工作，顺利毕业了。我就用森田的治愈理论，认为你好了。你一直说你没有好，现在看来，我当时对强迫的理解很肤浅。当然，按森田的理论是没有错，可你们的内心是多么复杂呀，岂能用一句治愈描述呢！不过在迷茫的时候，按照森田理论去做，不要放弃生活，坚持完成学业，才能不至于让自己在现实社会中跌入更深的泥坑！至于何时能接受自己，让时间去考验吧，我相信，时间能治愈一切！

（Flycar）呵呵，施老师您说得太好了。森田疗法其实是有奥妙所在的，否则为什么会这么多人受益于森田疗法呢？不过，我感觉好多人虽然受益，但是不知道是怎么受益的。施老师您谦虚了，朋友说对森田的理解您算大家了。也许是因为大家看到的不是自己的理解有多么深，而是和自己认识到的问题和困难相比，自己的理解差太远了。走上光明大道，那就是"让时间去考验吧，我相信，时间能治愈一切！"，呵呵。

（某康复者L）"时间能治愈一切"，施教授点睛了。时间是什么呢，是生活，生活是治疗心病最好的药。Flycar，当初你毕业找工作都做得不错，那时候你是怎么想的？你心里是不是还抱着很强的希望，希望有一天自己能好起来？当你生活遭受挫折的时候，你是不是想，也许我的症状好了我就能更好地应付这些挫折了，然后就没那么沮丧了呢？当然，我也是在猜测你的心理。你毕业后找工作努力生活，你能做到就说明你当时走出来了，因为你做到了森田疗法所说的"为所当为"。但是为什么你现在还认为在症状中呢？我想因为你还有一丝丝没放弃自己痊愈的梦想吧？你肯定有一个痊愈的状态的梦想，所以你对现在不满意，认为自己没有做到接纳，当时接纳不是你的目的，只是一种态度，不需要很努力，也不需要任何操作技巧。而现在你也许执著在接纳上面了，有个过来人是这么说的，如果你把"接纳"说得越多，说明你越接纳不了。

试想一下，如果有一个我们绝对信得过的，比如上帝，告诉我们这两天你把工作做好，相亲的事做好，给父母买礼物的事也做了，健身房按时去了，工作中的任务完成好，同事聚会按时参加……那么到了第三天上帝答应一定让我们彻底变好，我是说绝对的信任哦，那试问，这两天我们能做到顺其自然吗？我们肯定孤注一掷地完成手头上的生活，而且任何症状都打扰不了我们。当第三天我们见到上帝，上帝肯定这样对我们说——孩子，这两天的你，就是你一直想要的你，你做到了，你想要的痊愈就是这个样子的。那么你还在追求什么痊愈呢？生活在当下，我们就痊愈了，生活，永远是最好的，也是唯一的药，就看我们当下怎么做了。

如何能帮每个患者认出自己的症状呢？我为这个问题困惑了两天，非常痛苦！痛苦中自己突然顿悟了：佛渡有缘人。我无法让每个人都能认出自己的症状，这个想法本身就是个追求完美的强迫观念。这个世界上没有万能的救世主，森田疗法也不是万能的药，它也是有适应症的。森田正马教授就强调没有反省力的患者用森田疗法是无效的呀！森田疗法放弃了这部分人，可这部分人还在把森田疗法当救命稻草！我只能告诉大家一个认出症状的经验或规律，即哪里有痛苦，哪里就有冲突（强迫症状）。当你感觉非常痛苦时不要被痛苦迷惑了自己，要提醒自己，痛苦只是表面现象，问题在于自己追求一个无法达到的目标或希望解决自己解决不了的问题。这是佛说的"求不得"之苦，是苦中之苦呀！意识到这个问题后，一切问题就会迎刃而解，你就会自然而然地放弃执念了。所以，放弃是一种大智慧。为什么普通人不得强迫症呢？不是说他们没有理想（强迫思维），而是他们追求的时候发现有偏执就知难而退，放弃了。强迫症的人因为执著，要解决每一个问题、每一个难题，所以在某种意义上讲，追求完美等于追求"完蛋"。只有你心里真正地放弃，你才能真正明白什么叫真正的"接纳"。一般而言，越是放弃生活，整天冥思苦想的人，他的强迫症就越重。

写到这里是2010年3月3日深夜4点，我内心充满了喜悦。孔子说："朝闻道，夕死可矣！"此时此刻，我大彻大悟。我想，我国传统文化博大精深，这不正是《道德经》中的"道可道，非常道"吗？大道至简，不要分析，简单生活。森田疗法的"顺其自然，为所当为"多么简单呀，按照它做不就得了么！通过以上的举例、分析，如果能让一部分人顿悟，我觉得这也是将森田理论大大推进一步了。

四、论"如何顺其自然，为所当为"

1. 从森田疗法原著看"顺其自然，为所当为"的真正含义

"顺其自然，为所当为"被公认是森田疗法的精髓。在国内，对"顺其自然，为所当为"有很多误解，有些患者甚至陷入新的恶性循环，不管做什么都想着是否符合顺其自然的原则。

"顺其自然，为所当为"的日文原文是：あるがまま、なすべきことをなす。

第一是"あるがまま"，中文将其翻译成"顺其自然"。首先得承认"顺其自然"非常精辟地概括了"あるがまま"。许多患者经常问我（施旺红），自己是不是做到"顺其自然"了，显然他们过于拘泥于森田疗法

的理论了。我经常考虑"顺其自然",感觉其过于哲学化,有些高深,难以理解。实际上,"あるがまま"的意义非常简单,"ある"在这里是指各种症状,"がまま"的意思是"原封不动,保持原样"。例如,当我们吃苹果不削皮时,可以说,"苹果皮がまま"。冈本常男没有食欲,不想吃饭,当他读了森田疗法的书,明白了其中的道理后,尽管自己没有食欲,到了吃饭的时候,还得硬着头皮吃下去,不然会饿死的。所以到了吃饭时,硬着头皮吃,这时候仍然是没有食欲的,这就是"あるがまま"="没有食欲がまま",没有食欲就随它没有食欲,该吃饭时还得吃。

第二是"なすべきことをなす",指做应做的事。什么是应该做的事,这得根据每个人的实际情况而定。按上面的例子,到了吃饭的时候吃饭就是冈本常男当时的"为所当为"。所以"顺其自然,为所当为"是不能分开理解的,许多患者在症状出现时,默念着顺其自然、顺其自然,可症状依然如故,他就一头雾水,认为不起作用。其实,顺其自然是不需要任何努力的,你专心做事时,不知不觉地就顺其自然了。

森田疗法的目标是让患者改变自己对症状的态度。神经症患者拼命地与症状做斗争,想排除它,却助长了症状。森田疗法让患者放弃斗争,不搭理它,养成能与之共存的态度。例如,对于惊恐发作的患者,一旦症状发作,慌慌张张赶去医院急诊,打了针之后,把症状控制住了,回去后又发作,反反复复,痛苦不堪。森田疗法要求患者发作时不要慌慌张张赶去医院急诊,而是躺着不动,静静地体验观察整个发作的过程。不管症状多么严重,随着时间的变化会自然减轻,短则几分钟,长则十几分钟。通过这种体验,患者感知到其症状并不是想象的那么可怕。"顺其自然"不是被动地放弃、忍受,而是主动、沉着地应对,是积极有意义的。

另外,为所当为是发挥"生的欲望",进行有建设性的行动。在"死的恐怖"的背面存在着"生的欲望",森田疗法的理论要求患者在原封不动接受症状的基础上,发挥自己的长处。这不是简单地要求症状不发作就满足了,而是尽量发掘自己的潜在力量,更好地去生活。因此,森田疗法的最终目标是促人成长。

人的欲望受到挫折时就会产生各种烦恼,烦恼其实是我们人生的一部分,甚至是一大部分。我的一位日本患者,她家有亿万财产,却也是经常烦恼无限。人的行动常常由感情和理智双向支配，而且常常感情占主导地位。比如胖子想减肥，最简单的方法是少吃多运动，可是到了吃饭的时候，不知不觉就吃多了，而且早晨睡着就是起不来。运用森田疗法，实践很重要，不能坚持实践就很难有好的效果，很难真正领悟森田疗法的精髓。过深地钻研森田理论，探讨症状的原因，不去实践行动，不但不利于症状的恢复，反而会使症状强化，从而形成新的强迫依赖症状。森田疗法其实很简单——像健康人那样去行动，就会变得健康起来。

2. 论"如何为所当为"

"顺其自然、为所当为"是森田疗法的精髓，这理解起来很容易，但做起来很难。如何为所当为？经常是患者带着症状去学习，可症状顽固反复地出现，于是患者很快就失去了信心，从而对森田疗法产生怀疑。为所当为是有技巧的，我认为，行动必须有计划、有目标、有建设性，坚持做时自己还应不断总结自己在行动中的体会，体验到成长，体验到快乐。人是趋利避害的动物，没有快乐的事情是很难坚持的。下面我将一位烦恼者的困惑和我的答复摘录如下，帮助大家深化对为所当为的理解。

施教授：

您好！

非常感谢您的帮助。您这么快就给了我回信，让我非常感动。

我来这个网站已经有半年多了，刚刚又阅读了一下您的一些帖子。原来也曾因为看贴，尤其是看到别人的症状而有所领悟，感觉自己完全恢复了，还天天帮助其他的人，但多次都是好了几天就又开始反复了。

保持充实的生活很重要，对吗？这是您的主要观点。其实我有数也数不清的欲望想去实现，一天就算是48小时也不够用呢，但我根本没法做。现在我最想做的事就是学习，实现目标啊，可是我一拿起书本就马上开始强迫了。现在我总是担心别人会学我，超过我。因为我发现同学拿到了一本新书都不会去看，总是老师讲到哪看到哪，我感到太不可思议了，要是我，就会在几天内看完，从而对一门课有一个整体的把握。但我害怕我看到了后面在书上画了线，同学看到了会表扬或学习我（这种想法真是太可笑了，可我对它无能为力）。于是，我每次拿起书没过多久就会产生这个想法，然后马上开始焦虑，一焦虑我就看不懂书了，而且感到很难受，感到头晕。森田正马先生不是说无论脑子里有什么想法都由它去吗？我也曾试着不管我对同学的担心继续看书，结果就是我的焦虑让我要晕倒了。

日子非常难熬，因为如果不学习、不工作，那还不如死了算了，可我又学不成啊！只要是涉及成功的，我就紧张。人家表扬不得，自己也不能表扬自己，比如我一想到自己的某个举动很出众或是很精明就会紧张（真是抱歉，本来是封答谢信，不想再占用您的时间了，可没想到一写又一发不可收拾了。我尽量简单点，抱歉！）。这些日子我试着使自己看淡荣誉，可这个方法基本上不起效果，一点儿也没用，我感觉自己简直就是在要求一些我做不到的事。

森田疗法告诉我要为所当为，可是"为"的结果就是几个小时拿着书本在那里忍受头晕和焦虑的折磨，而书本几乎就是看不懂的，这是为所当为吗？还要继续这样吗？这样下去实在是太痛苦了。而且最关键的是，我学习是有目的和阶段的，如果看不进去书，学习就很难再继续下去。第一课没完成接下去就是第二课，循环下去实在是受不了啊。我很困惑，不过我会试着继续保持每天充实的生活的。在此再奢求您给予一点小的赐教，行吗？

非常非常感激您！

这是一位在校学生，作为一名大学教师，我特别理解他的苦衷。我给他作了这样的答复，其中森田式的生活态度我想会对许多人大有裨益。

（施旺红）你好！你的症状经常反复出现，这是许多人常有的体会，如果你看了易家言的强迫症的体验，你会深深地认识到克服自己的症状是一个较长过程，你必须要有耐心。你看书好像不起任何作用，而且看书对你而言是在与症状纠缠，所以我觉得你应该做一些户外运动，如跑步、打球等，不管你从事什么行动，应该是有建设性的，自己能从中体验到快乐。比如，一般的跑步很难坚持下来时，你应制订计划，今天跑500米，数一下自己的心跳是多少，有多累……将它记录下来，每天写日记鼓励自己坚持下去，坚持一段时间后，可能一口气就能跑2000米了，自己的感觉也会好很多。这样不断从运动中体验进步，体验快乐。多运动，多出汗，对你会有许多帮助的,试一试吧!为所当为不是那么轻易能做到的,我看到了你的努力,也看到了你的希望,但是你一直在和自己的症状纠缠。你觉得自己好像明白了森田疗法,但其实是一知半解。你可以每天增加运动的时间,练习某一项目,以参加今年学校的运动会为目标,每天的练习一定要出一身汗。焦虑时体内存在着许多垃圾,出汗能排去这些垃圾,这样你会感到很舒服。你不能期望一两天就好,须坚持很长时间。另外,你可能缺少与人交往的时间。你不能将自己一个人封闭起来,整天与症状纠缠,这样不利于恢复。不要对别人诉说自己的苦恼,即使不高兴,也要装着很高兴的样子,慢慢地你真的会高兴起来。积极参加集体活动,尽量多做一些帮助他人、帮助集体的小事情,大家会表示对你的友好,这样也会使自己快乐起来。总之,如果你尽量把自己每天充实起来,你烦恼的时间就会减少。你周围的人刚开始可能难以理解,可能会认为你不好交往、内向,甚至自私。按我说的那样做,并坚持做一段时间,你会发现自己变得外向一些了,自己的性格完善了。森田疗法的一个关键是通过行动完善性格,森田疗法是要通过行动去体验的。我非常欣赏高良武久的森田式的生活态度,高良武久博士在开展森田疗法的同时,还规定了森田式的生活态度,这会对实施森田疗法,促进疗效的改善,带来莫大好处的。现将其介绍如下。

- **端正外表** 完美的外表与完美的心灵是联系在一起的。衣冠整洁,才能意志坚定。要振作精神、情绪焕发,首先要端正外表。一个衣饰不整、生活懒散、凌乱不堪的人,人们很难相信他是一个意志坚定的人。因此,要摆脱内心的痛苦和不安,首先须端正外表,这样意志自然而然地会坚定起来。

- **保持充实的生活** 人们要保持充实的生活,就必须养成劳动的习惯。要让自我感到,只要不干事情心里就不踏实。人普遍都有向上的进取心,要不断地通过创造性的工作来实现价值,取得成绩。例如,农民洒下了辛勤的汗水,秋天获得丰收的喜悦,从中体会到生活的意义。对于过度内向化的神经质症患者来说,通过积极工作,可逐步走向外向型。高良武久博士指出,外向化的最佳方法是从事某种工作,即使是难做的事情,也要逼迫自己去做。

- **勿长期休养** 神经质症患者不宜长期休养。长期休养,有害无益。神经质症患者具有较强的上进心,他们要摆脱症状,也是为了能得到更强的工作能力。如果长期不工作,会使患者觉得丧失了工作能力,从而可能使症状愈加严重。其实,神经质症患者的身体根本没问题,硬要让其休息,反而会使患者感到病情严重,不利于他们从疾病观念中解脱出来了。

- **要正视现实** 有一些人,当要去做一件不情愿的事情时,会找出一些借口,尽可能去回避,相反,要去做极感兴趣的事情时,虽然有困难,也要想办法去实现。人如果躲避现实生活中的烦恼,往往会受到理性的自责,当然他们也会以各种理由来自慰。比如一些人以生病为借口,逃避现实,为此感到现实严酷,更感到生病的痛苦。他们做每件事都会说"我有病",这给治疗带来莫大困难,也是很多心理疾病难以治愈的重要因素。正确的态度应是:不要以疾病为借口去逃避现实。

- **不做完美主义者** 神经质症患者往往是完美主义者。他们有极强的欲望,他们想工作,但又不接受工作所付出的代价。他们以最好的状态为标准来要求自己,事实上这是根本无法实现的。当现实与希望背道而驰时,患者就会处在完善的理想与不完善的现实的矛盾之中。事实上,绝对的完善是不存在的。正确的态度是:不做完美主义者。

- **勇于自信** 森田正马博士认为,神经质的人一般带有劣等感。所谓劣等感,即自卑感。他们自觉处处不如别人,做事没有自信。高良武久教授这样认为:"许多事情并不一定有了自信之后才去做,自信产生于努力之中。有人认为只有有了自信之后才能去工作,这好比人学会了游泳之后再下水一样,是非常荒谬的。"人对根本不可能实现的事情不会贸然行动,只有通过自己的努力还有成功的希望时,方能付诸行动。对于有劣等感的人而言,往往缺乏自信,做事犹豫不决,三思而不行,常常陷于完善欲的桎梏之中,这样往往最终会一事无成。正确的态度应是:增强自信,勇于进取,通过实际行动去完成想要达到的目的。

- **不要急于求成** 人们遇到悲痛忧伤的事情,譬如亲人的死亡,其情感的波动难以在短时间内消除,这使人经常沉溺于痛苦的回忆中,人们在心理上又想消除这种痛苦,然而常常会事与愿违。有的人越想消除越消除不了,这实际上就是想把不可能的事情变为可能,势必会陷入欲罢不能的心理冲突之中。高良武久博士主张："既然对往事不能忘怀，就不要强行忘怀，而应带着这种思维积极地去做日常生活中需要做的工作，这样就会在不知不觉中使这种思绪逐渐淡漠，以至彻底消失，即使不完全消失，也不会再严重牵动我们的感情了。"显然，对于现实的痛苦，硬要逃脱是办不到的。我们只能顺其自然，听之任之，努力将自己致力于工作和学习之中，随着时间的流逝，痛苦和悲伤自然会逐渐消失的。

五、森田疗法的运用要点

1. 森田疗法的运用要点

每个人的症状都不一样，但森田疗法的运用要点是相同的。

· **理解人人都有烦恼，烦恼是不可能消除的** 分析症状、烦恼产生的机制，如自己的内向、爱反省、追求完美，对自己症状过分关注的性格，外界的压力，诱因导致症状的恶性循环等。

· **通过行动打破症状的恶性循环** 分析自己性格中的优点和不足，发挥性格中的优势，把注意力投向外界，尽量把自己每天的活动安排满，硬着头皮参加各种该参加的活动，体验有烦恼时照样能工作。在家里尽力帮家人做家务，体验忙忙碌碌时烦恼会自然减轻。

症状出现时，不要紧张，不要一心想着克服它，而应立即转移注意力。不要过深地研究理论，森田疗法没有高深的理论。许多人以为学会森田疗法的理论就能使症状消失，其实那是不可能的。森田疗法是让你和症状做朋友，症状出现时不在乎，慢慢地适应它。

最后分析人生不同阶段的各种烦恼，使自己有心理准备迎接各种烦恼，从而逐渐完善自己的性格，提高对挫折的耐力。

运用森田疗法就像学游泳，在岸上学理论不下水实践是学不会的！

2. 关于"不问症状"

森田理论有一条基本原则：不问症状。它的意思是，整天诉说症状是在强化症状，会让自己的注意力专注于症状而导致恶性循环。医生在运用这条原则时经常会造成患者的误解，患者是为症状痛苦而来的，想治愈症状，如果一开始就不问症状，必然会造成患者的反感和不信任，从而形成阻抗。所以刚开始的倾听，理解患者的痛苦，分析症状形成的机制是非常必要的。当互相沟通之后，告诉患者不要整天诉说症状（我理解不问症状的真正含义在此，而不是心理医生不问症状。当然，在森田卧床疗法时，开始一周，无论患者如何诉说自己的痛苦，都是要求医生不问症状的）。关于这方面的解释，我觉得岩松总结得很好，现将其要点引用如下。

神经症患者实践森田疗法应注意如下问题。

·不要向亲人、朋友频频诉说自己的症状。因为神经症患者的痛苦不同于其他一般疾病所带来的痛苦，正常人是根本无法理解的，频频诉说反而会加重亲人、朋友的负担。

·不要频频上网。可能有的朋友认为上网找病友谈一谈比较好，甚至谈完以后有种轻松的感觉，但应明白，这种解脱是暂时的。我对此深有体会，因为以前我每次上网看到相同病例，就感到症状轻多了，其实这是一种假象。

·我不主张吃药，实在睡不着时可以吃点安定类药物，但是服药时间不宜过长。

·森田理论是一门哲学，这门哲学和其他哲学不同，需要实践才能理解它的真正机理。森田正马先生之所以要指定有神经症气质的人做他的接班人也就是因为这个原因。

·神经症治愈的标准问题。我的观点是，当真正认识到神经症根本就不是什么病和症，普通人也经常遇到同样的问题时，就算真正治愈了。

以上为笔者一家之言，供大家参考。

3. 认识自己，完善自己

一些不理解森田疗法的人认为，森田疗法就是让人睡觉、折磨人，此外就是宣传有病不用治，这种观点很可笑。实际上，森田疗法是结合精神分析、认知、行为疗法于一体，用行动来验证理论的。首先，森田质性格特点就是让人分析自己潜在的东西。如冈本读了森田疗法的书，把自己以前没有意识到的性格意识化，从而触动了自己的心灵。其次，森田疗法可以帮助我们认识到自己的一些错误认知。最后，通过行动来证实症状可以随着时间、随着实际的行动而减轻直至慢慢消失。网友 Feixue 对森田疗法的体会是非常到位的，他对自己的分析比我只谈理论要感人得多。总结为八个字：认识自己，完善自己。下面将 Feixue 的体会分享给大家。

以下几句是我用自身体会证明了的话！

"发现会"的目的是帮助人们校正错误的努力方向，如果在这里沉迷于森田理论的探讨，这和以前研究理论，希望用理论来解决一切问题的神经质倾向的做法没有什么区别。不要在这里沉迷于玩味理论，而是去建设你的生活，然后将你的真实体会，在这里奉献给大家。只有在实践中，在为所当为中，才可能更深刻地领悟森田疗法。"实践——理论——指导实践——深化理论"的过程是无穷的，我也是在实践中体验到这些，最终走出了强迫症的怪圈。今天回看强迫症，只觉得那是过去做的一个噩梦，荒唐、可笑而又很不值得。下面是自己的体会。

（1）对周围的人和事不作极端和百分百的评价，对任何事都抱着"三七开"的心态。

（2）不对任何人作指望，从心理上斩断自己所有的退路，勇敢地承担起自己生存和发展的责任。

（3）做一个实干家而不是空想家（以前常常有着远大理想，却连身边小事都不愿意做），要在肯定现实和现实允许下努力。

（4）自己的强迫行为（抠手、咬嘴）是在产生心理冲突的情况下，作为一种释放情绪的幼稚行为而出现的。自己首先要改变认知，减轻焦虑，同时在发生强迫行为时，尝试用毅力来克制和转移。

（5）对于看书时容易分心和回忆，我总结这是因为动力还不够。当把它上升到与生死存亡挂钩，把学习和事业作为人生第一位的、刻骨铭心的事情时，有了足够的动机和责任，就会有无穷动力，效率自然就提高了。与生存相比，克服一点习惯性强迫行为不算什么！

（6）当你真正面对现实脚踏实地去努力时，会发现连实现一个以前不屑的小目标都那么难，中途会遇到各种各样意想不到的困难、挫折。这时候请你一定要面对、接受，更要坚强！我以前就是空想成功，又逃避吃苦，结果常常脱离现实。

（7）走出自己的狭小空间，多与外界接触，才会体会到自己的弱小和以前的妄自尊大。人外有人，天外有天。对自己的能力和水平有一个恰当的认识，目标也就会定得比较合理和可行。不要把一切想得太简单，要真正明白什么叫踏踏实实，一步一个脚印。放弃完美主义和过分执著的念想，同时学会肯定自己的价值和成果，不把目标定得不切实际，在现实的条件下，一步步量力而行。

（8）今天上了"校友录"，看到同学聚会的消息。我曾经是那么地抗拒回忆大学生活，因为大学有几年我都是在神经官能症中度过，充满了痛苦。但是现在回过头来看，其实也真的没有什么，当年的那些矛盾、痛苦也都随风而去了，曾经那么痛恨那几个人，现在也没有那种痛恨的感觉了。当时我自己的个性也确实不太适合大学生活吧，对什么都看不惯，而且又较真，导致自己很孤独，加上离家那么远，确实比较难过。当我学会完全接受和面对现实时，我发现心态也变得平和了。朋友们，让我们学会宽恕和接受吧，当我们什么时候能真正地宽恕和接受自己与外界的一切时，平和地面对我们曾经的苦难时，那时就快走出来了。

（9）学会宽恕和接受，学会肯定自己和别人，不再苦苦地苛求自己。要有远大的理想，但是能否实现理想不是我们自己个人就能决定的，"谋事在人，成事在天"。奋斗的同时也要明白，奋斗不是人生的全部，也要学会享受每一个当下的生活。

（10）一定要接受，接受，无条件地接受自己现在的一切，而不是勉强自己，要放弃不切实际的过高要求，用心去接纳。

（11）放弃一切指望和依赖思想，勇敢面对现实，承担起自己的责任，把自己的命运牢牢掌握在自己手里。把以前那些成天幻想的精力、时间、智慧用在怎么样做好现在的事情上，踏踏实实一步一个脚印地向自己的目标前进。

（12）回看自己以前的感受记录，可以看出来自己还是在推卸责任，把责任向父母身上推。现在想来，就算他们有失误，26岁的人还不能为自己做主吗？

（13）以前最大的毛病就是空怀远大理想，实际上是连身边的一点点小事都不肯负责任。

（14）只能说父母对我太宽容了，现在觉得我自己是"自作孽"，怪不得别人！好好把父母的话听进去，他们是唯一始终真心对我的人，而且他们的人生经验丰富，也很清楚地了解我身上的弱点，我尝试着把他们作为自己的一面镜子！

（15）自己以前是习惯了逃避责任，成了自己生活的旁观者。可笑、可悲！现在的形势这么严峻，自己却仿佛是局外人一般，内心深处还有指望和依赖的想法。自己既然也已经不可避免地被卷入这股不可逆转的社会洪流中了，就只有勇敢地中流击水，在生活的洪流中搏击，才能牢牢把握住自己的命运！

六、强迫症患者咨询案例分享

案例一

关于学习强迫

（患者）我是一名强迫症患者，从小就学习好，一直以尖子生被老师优待。也许因为自己的好胜心很强，不允许自己落后，高中患病以后，总是被杂念困扰，学习很吃力。但由于不允许自己落后，我就强迫自己学习，强行记忆，即使在课余时间也要强行回忆自己已经会的东西。渐渐地，看书时总是担心自己记不住，一句话要反复看。后来，我对书特别恐惧，一打开书就觉得杂念要来了，可心里又特别想读书，矛盾极了。忍着杂念看书，对内容没一点儿的印象，之后心里特别难受。由于无法读书，我又不允许自己落后，便开始休学，高三休了一年。复学后，由于自己底子好，半学半玩，勉强考上了一所医学院。原本认为大学学习会比较轻松，可到校才发现学医课程重，再加上无法轻松地学习，别人很容易学会的知识，自己却要花上几倍的时间。课程又多，哪会给我这么多时间，我觉得我根本无法完成学业，于是又选择休学。马上就要复学了，我决定看看书吧，算是森田疗法中像健康人一样学习。第一天还行，杂念虽有，但内容还是比较轻松地就学会了。晚上睡觉时又特别担心，害怕自己坚持不了，还怕杂念严重，但还是睡着了。第二天，出现杂念，觉得头很重，钝痛，勉强看了些书。其余时间心里特难受，头痛，晚上失眠了。第三天，杂念更多，头更痛。今天是第四天，情况更糟糕，看书上的字都是隐隐约约的，脑子没一点反应。即使不看书，脑子也是晕晕的钝痛，觉得再看一眼书自己就会死掉。我按书上说的，像健康人一样去生活，干自己该干的事，出现症状时忍耐着，可效果还是很糟。在休学期间，我这已经是第5次尝试着读书，前几次都是1至2天就宣告失败，这次4天，虽难受极了，但我还是感到有所进步。我该怎么办？

（施旺红）你的症状是强迫性观念，用森田疗法有很好的疗效，但需要较长时间在实践中体验和探索。网上有好多患者用森田疗法治愈了自己的强迫，并发了许多好文章，你可以参考。你虽然读了森田疗法的书，以为只要"为所当为"，症状就会马上消失，但你这种期望加重了自己和症状的冲突，让你更加痛苦。森田疗法是让你和症状和平共处，努力适应它。在你经过长期的实践后慢慢练就出症状出现时仍能学习，症状对生活的干扰不是很大，慢慢对症状不在乎时，症状就在不知不觉中慢慢减轻。在开始阶段，实践是很痛苦的。你要学会奖励自己：我这么痛苦，我今天还看了书，了不起！大脑中各种杂念并没有什么，更痛苦的是自己想克服它而又克服不了，杂念反而越来越多。其实，人人都会产生各种杂念，只不过普通人没把它当回事。今天下午我在咨询时突然想到其他事，把自己的思路打断了，我立即把此事如实与患者说了，不但没有给患者带来坏的影响，反而给他很大启发，这成了一种很好的材料。

案例二

与患者谈森田疗法与脱敏疗法

（患者）施教授，我认为实施森田疗法的初期主要就是直面恐惧与不安，其中的做法与脱敏疗法极为相似，有时根本分不清是脱敏疗法还是森田疗法。无疑，森田疗法本身就有脱敏作用，第一阶段的卧床，我认为就是与恐惧短兵相接，这样可急速地降低恐惧并获得顺其自然的初步体验。这样也是符合先解决情绪，后破除思想矛盾（心理冲突）的方法的。

（施旺红）从某种角度讲，森田疗法与脱敏疗法实际上是一回事。森田疗法采用了各种疗法的技巧。森田理论认为症状不是病，患者应改变对症状的态度，这是认知疗法；让患者理解自己的神经质性格特点和发病机制——精神交互作用，分析患者潜意识的东西，这是心理分析；让患者劳动是作业疗法；让患者面对症状，是暴露疗法；卧床是安静疗法；写日记是日记疗法；集体作业是集团疗法。所以岩松指责我用的是暴露疗法而不是森田疗法是值得探讨的。关键是，我让患者理解症状不是病，让他在行动中去体验，这就是森田疗法。冈本自己看书学习，没有去精神科，也没有看心理医生，他认为是森田疗法救了他，所以看森田疗法的相关图书也是森田疗法，不要把森田疗法和其他疗法对立。森田疗法强调面对现实，而不是高深的理论。森田理论是无奈疗法（这是我第一次提出的），因为人生有很多痛苦，包括对死亡的恐惧，你不得不去面对，很多东西虽然让人不舒服，你却没有办法消除它，只能顺其自然了。饭还得吃，日子还得一天一天地过！森田疗法是一种哲学——现实哲学。许多人经历许多挫折、艰难困苦后就悟到了这一点，也许他一辈子也没有听说过森田正马先生的名字。条条大路通罗马，只要想继续活下去，不管症状多么严重，总有一天你会悟出来的。当你为了治病弄得倾家荡产，当你想尽办法，即使对症状绝望了但还要继续活下去时，森田疗法就不知不觉起作用了。许多人虽然没有接触过森田理论，却已无师自通了，只是这样走的弯路要多一些。

为什么森田疗法对我没有用

（山东患者） 施教授！施教授！施教授！难题，请教教我！我几年前出现强迫症，脸红、怕与人交谈，特别是在人多的地方。之后一直用森田疗法进行实践，进行了将近一年的时间，这期间自己变化很大，总之好像是一种全新的生活慢慢地展现在自己的面前。可是好景不长，偶然一次在网上发现了一个关于森田方面的网站，之后就和版主进行了多次交流，有一次忽然感觉自己好像是领悟了，之后一直是跟着一种"感觉"走的。这期间虽然症状没有了，但是新的问题总是反复出现。几次掉进强迫症的泥潭（自己都不知道），虽然当时也感到痛苦，但是一想到自己已经悟道了，达到了自然，是没有办法的事情，所以也就默认了。直到最后才发现是强迫症，才终止了这种强迫行为。有时会出现洗衣服洗到半夜这种荒唐的行为，现在想来真是无地自容。可是这并没有结束，跟着那种感觉走，这种情况一直持续了一年的时间，这一年什么事情也没做，跟着那种感觉也没想到做，直到最后我发现自己身体越来越弱，感觉到危险，才发现自己走了所谓的弯路。我觉得这个是关键，但是我不知道是怎么回事，想请您指点。

当时我第一个想到的就是用森田疗法，之后也一直坚持"为所当为"，但就是没有效果，而此时的情况又和当时自己有强迫症时的情况不一样。有强迫症的时候虽然有症状的痛苦，但是自己不做什么，要做什么都很明确。可是这次并没有什么具体的症状，做起事来没有效果、也没有目的。

（施旺红）我的一个学生（我很欣赏他的水平）的回答是：感觉乱七八糟的，确实读不太懂。那三个"施教授"叫得让人揪心。下面就说说我自己的感受。最初感觉你是社交恐怖，你自己运用森田疗法去实践，好像效果还不错，方法好像也是对的，如果继续走下去，结果应该还可以。但是后来上网后，你开始反复与人谈论森田，这时实际上你就开始执著于森田理论了，之所以执著于森田理论是想治好自己的神经症，这反而强化了你的疾病意识，使你更关注自己的疾病了，从而就加重了神经症。你所谓"悟道"实际上没有真正悟道，你还是认为"悟道"了，一切就都好了，实际上并不是这样。"悟道"应该是知道自己仍有病，仍有症状，仍会痛苦，但是能够搁置症状，搁置痛苦，带着症状去继续做该做的事情，做正常人做的事情。你在发现自己有强迫症后，就停止行动了，因为你本来就悟错"道"了。你说自己一直"为所当为"，实际上你的"为所当为"可能和森田疗法真正意义上的"为所当为"的目的与方法都不是一回事，所以不但没有效果，内心反而更焦虑。你一直期盼着通过"为所当为"治好自己的病，这是个根本的错误。如果你为所当为，不是为了治好神经症，那么为所当为的结果就是，你的神经症就好了；如果你的为所当为的目的是治好神经症，那么你的神经症永远也好不了。另外，你可能还是不明白一个重要道理——"没有神经症了以后，生活中痛苦和烦恼的事情会更多"。

我的一点看法：你是社交恐怖和强迫共病。刚开始，用森田疗法治疗社交恐怖症效果明显。接着，出现强迫，因为没有分清症状与现实，随着症状出现强迫行为，也就是你的跟着"感觉"走，此时没有为所当为，而是不知不觉被症状控制了，现在有些抑郁倾向了。你说你走弯路了，是的，但这也是恢复的规律，许多人学森田疗法都有这样的经历，你能自己醒悟是很了不起的！

前途是光明的，道路是曲折的！

森田理论是让你学会带着症状做现实生活中该做的事，而不是症状要你做的事。森田理论是让你学会与症状共存，而不是要治疗症状。当症状虽然存在，而你对它没有不安恐惧的情绪，不影响你的行动，就像你戴的一副眼镜一样时，就是森田疗法所谓的"治愈"了。估计你现在很累吧，好好睡上几天几夜，然后积极去生活，在现实生活中去体验吧。

谢谢你的信任！

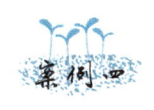

案例四

一名患者对如何接纳强迫症状的体会

森田疗法强调求助者顺其自然地接纳症状，实际上是有点理想化状况了。有些人能做到，自然效果显著，但也有很多人是做不到的。对一些执著度更高，领悟力和意志力稍弱的人，这种要求无疑让他们感到失望和痛苦，有的人甚至会坠入恶性循环，从而远离森田疗法。

根据我的体会和观察，以接纳强迫症状为例，其实并非一味地照单接纳，因为那种短时的高焦虑和不适感，有些人会受不了。针对症状的不同特点，也可以利用人类思维的能动性做些缓冲处理。比如，我以前对蛇有强迫情绪，有次看到报纸上说中越战争时，有一辆坦克冲到蛇窝里去了，这个情景立马在我脑子里形成了强迫意念，我摆脱不掉，内心很焦虑，想象中的画面让我觉得恶心，也没心思再看别的东西了。于是我索性面对起这个意念来，我想坦克上不是有汽油枪吗？用火一喷还不全烧成灰？后来我又想，蛇只是一种动物罢了，是上帝创造的一个物种而已，《白蛇传》中，蛇还是美女呢！这样一加工，我内心的焦虑感下降了许多。但强迫感觉还是存在的，于是我为所当为，将精力放到手上的事情上去。后来偶尔还会想起这件事，但不会形成明显的强迫体验了，慢慢地对这个概念麻木了，不焦虑了，同千万个意念一样，也就归于正常了。所以，我认为对待顺其自然，也要灵活地理解，并不是无条件地接纳症状。当然不与症状纠缠，将注意力尽快转移，这还是最根本的原则。能做得到顺其自然的朋友，治愈强迫症，可以说是指日可待了，而上面说到的缓冲处理，也算是权宜之计。

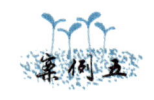

某位大学生强迫症咨询案例分享

（患者）这是我的症状：厌学、没信心、思想不稳定、胡思乱想、思想不受自己控制。由于考研压力大、学习量大，看着其他同学可以好好地学习自己却力不从心，总觉得自己大脑有问题！多么可怕的想法，怀疑自己的一切！对自己的一切想法都产生怀疑！觉得活着很累，有轻生的念头。感觉自己是个没用的人，真是一点用都没。自己的理想越来越远，自己的理想一点一点地破灭，真的不想活了。要不是考虑到爱我和一直支持我的女友，还有老爸老妈，我真的就选择放弃人生了。

经过是这样的：前两天状态还不错（是跟原来相比），有所好转，心情是一天比一天好，感觉到自己真的可以恢复。但是不时担心自己会不会回到原来的状态，原来的那些想法再出现怎么办？随后，想法就越来越多，精力就很不集中，然后心情一下子就进入低谷了。前天就突然想到了原来的女友，状态一下子就很不好，开始胡思乱想。状态不好后再往回调整就有些难了。我老说自己的想法多，但没有举过具体的例子，现列举如下。①（不经常）情景是我在听课，可能会突然感觉到大家都是"人"，跟这些人的距离很远，周围的人和老师跟自己无关，自己突然感到很孤独。②（很容易想到）想到第一个女友的时候，心里就挺紧张。当时因为这事闹了好久心病，估计是进潜意识了，控制不住自己的想法。总是觉得自己欠人家似的，就想其实挺正常的，一开始确实喜欢，后来相处之后发现又不合适，分就分了没什么。再一想多少还占人家的便宜了，接吻抚摸之类的。又一想也没啥，当时很喜欢才那样子的，再说是你情我愿，我又没强迫她。又想了她现在是不是很难受？怎么可能，都快一年了，真正在一起的时间也不很长，正常人早就忘了。又想会不会她心理也有问题啊？……算了算了，不想了，可最要命的思想就来了：我想的对吗？我脑子有问题吗？会不会自己判断错了？自己会不会精神失常？我的好多思想都有问题，会不会客观上我做得很不好，而我觉得没啥呢？对自己都产生了很大的怀疑，我能不绝望吗？痛苦就这样缠着我，太痛苦了。③当我在自习的时候，在做一道题目时，突然觉得坐标为什么是用直线画，这些自变量函数到底是什么，再往深处想就什么也想不到了。就不自主想到自己大脑出问题了，现在的社会全靠大脑工作、挣钱，大脑出了问题好好生活的希望更小了，情绪一下子就低落了。

想法很多很多，真正有用的没有，所以我很无奈，觉得自己成了废人！像我这样从小好强、性格又愣、特有毅力的人，都真的无可奈何了。我觉得一切全完了，脑子出了问题还想有什么作为，肯定是实现不了理想的。我觉得生活失去了意义，觉得无法追求自己的理想，万分痛苦！轻生的念头就又有了。其实我觉得老师的工作太伟大了，如果说身体有病的人很痛苦，其实那些身体强壮思想有问题的人更痛苦，感觉有劲使不出，还得不到身边人的理解。如果有可能恢复，我一定要学习心理学方面的知识，帮助更多的像我这样的人解脱出来。

（得到施旺红教授的指导后）

我在前两天有幸得到了施教授的指导，真的感到很幸运，这里我写下咨询的总结以及我自己的感想。

给我印象最深的是教授举的一个例子。他说他一次在路上正骑车子，突然有个疯婆子在路边骂他，他感到很生气，然后就开始跟她吵，结果怎么也吵不清。后来有人告诉他说，那是个疯婆子，你跟她吵干吗？第二天他又见到那个疯婆子了，那疯婆子又骂他，他没有再理那个疯婆子，就过去了。当我刚听完时，不明白老师说这个例子干什么？突然转念一想，又觉得这件事跟我的思想情况一模一样！我的思想不就是盯住一件无聊的事死想，反复考虑，自己的思想斗争相当激烈，不正是在跟一个疯婆子吵架吗！现在想想，自己跟一个"疯婆子"有什么好吵的，真是荒唐至极！老师说这是一种症状的泛化，症状还是症状，那就像对待疯婆子一样就行了。

老师说我是强迫思维，根据老师的指导和阅读关于森田疗法的书，我知道了强迫思维的根源在于精神交互作用，恢复的关键就是打破这一作用。如何打破呢？当然是要"顺其自然，为所当为"。我觉得顺其自然就是要求我这种人不要总是有意地控制情绪，当症状出现时不要去压抑或是什么，而是要做该做的事情，这样就能很好地避免精神交互作用，而那种不良情绪也就渐渐消失了。听起来挺简单的，做起来需要技巧。我觉得，森田疗法最关键的是为所当为，做自己该做的事情。理论了解以后就要把所有精力放到该做的事情上去，不要想什么森田疗法，也不要想症状什么时候到来，自己该怎么克服等。其实生活中有意思的事情太多了，为什么老跟那个"疯婆子"纠缠呢！

以上就是我的体会，写得不太好，因为其实我的状态也是不稳定的。没关系，我对自己有信心！

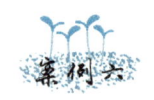

（施教授）你真的很聪明！强迫症是一种非常难治的病，有许多人花了几十年时间，治得倾家荡产也没有治疗好。可我认为，其实强迫思维根本不是什么病，如果你细心品味森田疗法，你就会大彻大悟。改变一下自己的思维方式和行动习惯吧，慢慢就会体验到什么是海阔天空了！

西安某大学生强迫症咨询心得分享

他是一名极其优秀的重点中学的学生，因患强迫症曾两次来和我交流。今年高考分数一出来，立即给我发来短信："施旺红叔叔，我是Terence，分数线已下，我643分考入南京大学。"他母亲也高兴地打电话给我，说儿子考上了理想院校。我为有这样的弟子而自豪！他满怀感恩之心，将自己的感受发到我的论坛，期望帮助那些饱受强迫折磨的朋友。我相信，有这样的朋友加入，森田疗法将会让更多的人受益。下面是Terence的感悟。

（Terence）我是一个高中毕业生，因为从高一以来尤其是到了高三，持续受"强迫"的困扰，曾两次找过施旺红教授，对"强迫"有了些体会，而今年，我以643的分数进入南京大学。通过和施教授面谈以及自己的痛苦经历和体会，我总结出了一些心得，希望能帮助苦于找不到出路的朋友。

第一次去面谈，施教授就不断地强调"强迫不是病"，我能够接受这种说法，但是它是什么？在每个人的心中都应有个定位。那么，不妨说成不好的习惯吧。"病"的概念本身就意味着需要去治，意味着这问题本不属于你自身，是应该去除的；而"不好的习惯"就没那么严肃了，它可以被看作是人的组成部分，不需要有那么多的克服制止的意味。事实上，你把它当成病，就是和自己冲突，造成自己的矛盾，这样会越搞越坏，很难在一定程度上进行纠正。如果把它当成不好的习惯，严重性在心里面就轻了些，纠正起来也容易。

"病"的概念完全不在于是生理上还是心理上的，深入来讲，生理、心理是相通的。强迫是不是有生理层面呢？我认为可以这么说，这样比较务实。你的思维习惯决定于你的大脑中突触的联系，当思维习惯形成，突触的联系也就形成了，强迫思维也是一样的。但这样能说明什么？说明你没办法改正不好的习惯吗？当然不是的。心理可以轻松而确实地改变生理：你高兴的时候一种激素分泌增多，你生气的时候让你哭的激素增多。所谓突触，它的可变性非常大，不要因为它是生理的就去害怕，其实你随便换一个思路就是增加一条突触的联系。那么对于强迫，有意识地去练习良好的突触形成，以前的就会慢慢弱化。我们不把它当病，所以就没有必要斩尽杀绝，也没必要让强迫的联系完全消失，而且这从理论上来讲也是不可能的。就如同你见到好东西时有想要去占有的想法，可以控制，但不可能根除，你会想让它们彻底消失吗？没必要的。

大家要记住，对心理症状，研究它的医生是习惯在研究的时候把它称为一种"病"或"症"的，而治疗的时候又说它不是病，我们会晕。我们自己需要知道，那只是外界包括治疗师的一个方便的称呼罢了，没必要对此在意，就当这个称呼是一个比较不实在的定义吧。还有个重要的例子是"森田疗法"，它不是疗法，它应该是一种生活哲学，只不过内容里用上了医学术语，既然大家都喜欢叫疗法，那就算是疗法吧。

疑病，是神经质思维的特点，总感觉自己有病，事实上我认为这和自我希望个性（与别人不一样）是有一定联系的，我自己就是。和别人不一样，所以会把自己和别人的不同进行上升，如果是难以克服的问题，那么自然而然就被认作是病了，这多么自然啊！疑病后心理会有依赖，总是感觉自己在做事情的时候有一个隐患，同时也是个垫背，纠正不了——我有XX症！所以会悲观，然而又每时每刻不断地坚持想要克服，追求的欲望非常强烈。从这点上讲我们是强悍的，明知道难还往前冲！但是，话说回来，如果不这么想会让你更方便地取得成果，你会去改变你的想法吗？我们这类人必须意识到，我们对自己的认识在大体上是正确的，而在某些重要环节又是矛盾的，需要接受别人的点拨，不要认死理。有些人——比如我，一开始不会接受这个事实，觉得困扰自己如此久如此痛苦的问题竟然被别人一下说透，那自己不是一文不值吗？结果更加深了自己的暗示（"我有病"），然后更悲观，这就叫恶性循环。我们是敏感的，所以对这些事情想得很多，有一点触动就会感觉到很绝望，我想说，这需要磨砺。

我还想说，看心理医生，看心理治疗书籍并不能说明什么，尤其有"治疗""病""症"字眼时，没必要紧张，每个人都是不完美的，当然也可以说每个人都是"有病的"。我们的问题是，它影响生活了吗？去看心理医生就是对自己的完善。"对自己的完善"应该能给我们很大的动力吧！就我自己的情况来说，从高一以来情况变得明显后，我折腾了三年，其间找过施教授两次，一次是高二初，一次是高二末，收获很大。他所推行的森田疗法对我影响很大。在繁忙的学习中，我几乎是两天一个起落，周期性地反复，每次都以为能够好起来，"正常"地学习，虽然一次次地没有实现，但最后还是坚持下来了。每次在低谷的时候都无限痛苦，什么消极的想法都想得出来。然后一次次地重复，我逐渐习惯了这个过程，原先认为它是病的想法也在感情上得到了放弃，然后起落就被自己当成了日常的活动，这样起落反而少了，我也就不再去多加留意了。我们习惯关注所有事情，重要的和不重要的，然后将它们放大，这是产生问题的关键。我们需要做的就是不再对这些事情敏感，顺其自然，为所当为。

你看，如果不是病，就不需要根除。可是又有人说，它是不良习惯，也需要我们认真地改正啊。很好，我们都是对自己负责的人，恭喜你。但是你在改正不良习惯的时候原则是什么？能改的就去改，有困难的就去慢慢纠正，实在不行的，如果对生活没太大影响，甚至可以不改，顺应它，不行就避开它，方法很多的！强迫思维可以不太影响生活的，只是可能影响你所期待的生活。这时候可否改变一下对生活的看法呢？你看，这是个纯哲学命题了吧！

前面的文字可能条理性很差。我系统地总结一下。

（1）思维转变的过程。发现不同与痛苦——希望和别人相同，抵制不同，疑病——接受不同，找到自己的路，走出疑病，以新的方式生活。

（2）目标的定位。①认识到不是变得所谓"正常"，也不是任其自由发展，应去控制而不是根除。不管它怎样变化，把它当作自己的一部分，不去排斥。强迫是有生理层面的，但真没必要当成病。它是我们的一部分，所以也应当有适当的注意，不好的习惯都需要克服，但仅仅应以对待不好的习惯的态度来对待。注意！不要迫切地去改变不好的习惯，我们这类人喜欢完美和纠正，所以必须多看看别人，把不好的习惯当成一个"不那么坏的"习惯来看，标准是影响生活的严重与否，如果不那么影响，也就不那么坏。②认识到性格的特异性与弹性。先说特异性。我们的情况可以算是挺特别的，然而这样的人大多是敢于去挑战自己的人，这样的人把这股子执著和关注放到应有的职业上就是人才，我们应当有正确的"强迫方向"，这样就可以做出很大的事情。当然，如果你愿意平平常常地生活，不去追名逐利，那更没问题，不过我想你会选择自己真正喜欢的东西，还是会钻下去。这样不正好吗？我们就是爱钻，我们的路不是周围人所谓"正常"的路，是有深远追求和进取的路，是也许会成为某一方面专家的路。感到和别人不同是正常的，但也不应过分关注。弹性，就是性格可以在一定程度上让步。③长期的不习惯场合（如高中，特别是高三），我们想深入研究每一个题甚至很偏地研究下去，但事实不允许。这样，对不得不的情况要去忍受，这是磨炼的好机会，一定能够从这里得到什么的。最重要是要有耐性，然后多尝试，我自己是一个例子，其实分数可能再使劲一下也够报考北大国防生了。④大方向上要有意识地不要强求，不要主动长期做讨厌的事。选好专业和工作，要积极寻找喜欢、合适的环境，顺应自己的性格，使自己爱钻的"毛病"变成爱因斯坦那样的优秀素质。微软某 CEO 曾说"成功者都是偏执狂"，我们不完全接受它，但是可以从中获得动力的。⑤生活中遇到"反复推拉门"之类强迫，就让它在不影响大局的情况下强迫吧。如果可能有大的影响，那就暂时忍住不做，过后再检查，这样也是个锻炼。⑥一定要淡化对起落与好坏的关注程度。总感觉好的时候天朗气清，充满喜悦，两天后立即跌入谷底，全面否定自己，然后又上升。我用了三年时间特别关注起落状况，我经历了 300 多次的起落周期，由不适与预期状态的未实现而痛苦变成默许并淡化，这确实需要反反复复去练习！起初感觉是强化了，再过一段时间就觉得没什么了，接受了。敏感，敏感，敏感！！！我们就栽在这里了！我们不仅对感情敏感，对什么事都敏感，都夸大，所以调整是必需的。说真的，我现在内心都不愿意去想它是不是什么病了，它就是我的一部分，是我的性格。⑦需要超强耐力！相信我，我自己也是这么从300多次反复中走过来的，大家经历的可能比我还少，但是总需要耐力！强迫不是病，但是我们有把它当作病而感到痛苦的倾向，所以痛苦是真的。

以上内容都只是一个提醒，很多观点都是非常个人的，大家每个人都应该独立探索。对这个不是病的麻烦事的解决就如同人生的规划，别人只能建议，真正控制自己的权力掌握在自己手里，要独立！

推荐记日记，好的坏的都勇敢地写上去，正视自己的历史！

经常锻炼，合理安排锻炼，保持充足睡眠和休息，争取时刻保持大脑清醒。这些都是有益的身体投资。你会发现身体的平衡和大脑的清醒会让你能够有很大的控制力。身体和精神是以你想不到的方式紧密连接的。

如果以后再有强迫的表现，我相信你会变得淡定的，接受它并从容地生活下去。你想你都经过无数次痛苦了，再来几次又怎样？虽然世界有很多我们能看见的阴暗，但我们应更加感恩世间的各种爱。相信我吧，爱是世间的最重要的主题，这就是我们的希望。

对我来说，施教授是心理与自我发展的启蒙者，我的想法的基础和一些困惑的解答都源于他。后面的工作我们要靠自己来对自己量身打造、日积月累，每一个人都可以是自己的心理医生。如果有事情，就去咨询施教授吧，他的森田疗法很到位，帮助过很多人，大家应该能得到很好的帮助。

（Terence 大二时期）

今年已经上大二了，有了新的环境和新的体会。因为每个人的生活范围都比较狭窄，我理解到的可能只对和我有相似处境的朋友有用。

强迫，我们怎么讨论它？来心理咨询的朋友都会把现象当作本质，绕着"强迫"进行各种哲学和逻辑上的探讨，晦涩而抽象，同时某种程度上感觉良好，觉得这是思维能力强的表现，应该继续。过多关注了思维，却忽视了基本的生活本不需要太多复杂的思想。若想要进一步去了解那些，应在自己生活不受太大影响的范围内进行。玄而又玄地探讨强迫，还用很多古人的名言作似懂非懂的理解，更造成了不清晰的概念。我们要提醒自己：我们要解决的是一些具体的问题，而不是一个模糊的思维。

以上内容是写给那些自觉有病且被自己从小养成的一些思维习惯困扰的、有进取心的朋友的。这些强迫习惯的养成不是谁的错，而是自然、真实地发生了的事。立足于此要想去改变，我会分享一些具体的方法与技巧。

自己强迫是源于对工作、学习的在意。完美主义会让人追根究底，但是往往追究的问题都不是很明确。当对一个具体问题陷入强迫思维时，尝试问问自己："我到底遇到的是怎样一个问题？"我们喜欢把一堆问题丢给自己，然后使自己痛苦。这就造成了信息过载，会让自己感觉到大脑一下子被填满了，进而引起身体的反应——颤抖、暴躁、焦虑和注意力分散，这个习惯是需要调整的。应当把复杂的问题分解，明确每一个问题是什么，然后试图想清楚。这不仅是一个策略，而且也是一种生活态度，尝试告诉自己不要试图一下子想清楚这么多复杂的专业问题或人生命题，要慢慢来。

对失败的恐惧、对强迫的恐惧会让我们迟迟不愿意开始做该做的工作，因为总觉得自己应该做得更好，而我们总会把所做事情的成功与否当作评价自己、衡量自己价值的标准。我们会向自己施加压力，"一定要把它做到心中的完美，上台一定不要紧张，一定要这样，否则我就完蛋了"。如果把我们的反应比作过桥，我们把桥上升到离地面几百米高，然后恐吓自己说掉下来就完蛋了，命令自己必须顺利地过去，这样显然是造成了自我冲突。应当正确地预想一下如果没做成的最坏结果，如果出现了又应该怎么样处理，就好像给自己下面加了一张安全网一样，压力自然会小很多。实际上，在任何时候都可以开始一件事情，有一句话叫"开始了，事情会帮你做完它本身"。不需要过分强调"好的开始是成功的一半"，只管做就是了，时间长了完成的事情多了，自然会积累起自信和经验，自我价值就不容易动摇。觉得自己什么都不如人，那就给自己制定计划，一步一步努力去做，但不要幻想一口气吃成一个大胖子，虽然这总是我们渴求的。

焦虑和愧疚，这是完美主义造成的结果。我们觉得自己努力总是不够，但总是下不了狠心，于是觉得自己犯了什么错误，自己活该受到不好的情绪的侵袭，但同时又觉得委屈，像个受害者。当我们焦虑的时候，觉得自己一文不值，世界都是令人厌恶的。不过别担心，焦虑本身就是这样，否则就不叫焦虑了。其实没什么大不了，大多数情况下不需要格外废寝忘食的努力，事情都是能做得比较圆满的。我们觉得自己努力不够，这激励我们使用更多的时间和精力，然而已经尽力了还觉得不够好，那这就是一种任性的理想和完美主义了，这时就需要变得务实且应学会满足。

怎样判断一种不好的思维习惯的轻重程度？我们通常喜欢用焦虑时的痛苦程度来判断，我觉得这样是有失偏颇的。痛苦是焦虑和愧疚的产物，一个人想象力越丰富，就会给自己制造越多的痛苦，换个思维方式：这个人只是想象力丰富而已，敏感而已。冷静下来想想，以前觉得自己在遭遇一个天大的麻烦，极端痛苦，自然是重度强迫，于是给自己贴了个标签，其实客观衡量起来只是轻度的。我觉得比较好的判断标准是自我的积极性，如果朋友们对我的方法不是那么抵制，甚至有些想试试，那我说，我们都是希望做出改变、有进取心的人，热爱生活的人，一步一步走，我们会追求到想要的东西的。

七、强迫症咨询注意要点

1. 患者的主动性是关键

强迫症的成功治疗，主要依靠的是患者而非医生。的确，森田疗法治疗强迫症是再恰当不过了，并非医生有什么仙术可以消除患者的症状，而是患者通过反思领悟，改变了对症状的态度，从而改变了应对方式，带着症状去生活。所以，强迫症的治疗最终还是靠患者自己，千万别把医生当上帝。

2. 亲人的理解和支持非常重要

患者亲人或朋友要给予患者关心爱护，既不苛求患者，也不听之任之。不能长篇大论地讲道理和教训，不能追根究底，不能强求患者改变，而应有分寸地以适当的态度和合理的行动对待患者，为患者创造一个良好的生活环境。

3. 药物辅助有时可帮助提高疗效

药物治疗是治标不治本的，药物治疗对小部分患者可取得良好的控制症状作用。有时候患者焦虑恐怖情绪严重，满脑子强迫思维，一心要消灭症状，根本无法集中注意力来理解心理医生的语言，或根本读不懂森田疗法书籍。这时，适当用药物控制症状是十分必要的。等情绪和症状都适当减轻时，再来学习森田疗法也为时不晚，这样更有利于患者对森田疗法的理解和把握。

4. 森田疗法与其他疗法并不矛盾

仔细分析任何对强迫有效的疗法，其原理是一致的，方法也是类似的，可以说是殊途同归。只不过，森田疗法是综合运用各种方法而已，所以大家不要将森田疗法与其他各种理论相对立。

第四章
强迫症康复者论森田疗法

一、网络森田疗法学院朋友论森田疗法

（一）关于网友

我（施旺红）非常感动，网络学院经常有朋友夸我，他们也一直在群里不厌其烦地帮助大家，虽然年龄不大，但水平很高。我后来慢慢地才知道，许多人是通过自学《强迫症的森田疗法》专著走出来的。这些人非常聪明，曾患严重强迫症，康复后，带着感恩之心，长期在网络森田疗法学院QQ群里帮助还被症状困扰的朋友。他们对森田疗法有很深的感悟，我不断把他们的感悟总结出来，放在我的新浪微博上，希望能帮助到更多的人，现在再把这些资料系统整理出来放在本书里分享。为了让大家有系统的了解，我举例把某网友的发病经过和治愈过程做了个总结，以下是他的自我介绍。

我是一名网友，22岁，7岁在爷爷奶奶家被狗咬了，暑假在舅爷爷家看了一本关于狂犬病的科普书，因此诱发强迫症。开始是怕狗，然后怕狗吠，觉得狗的口水沾到自己身上就会传染，随后怕人的口水，怕人说话，此后泛化到怕其他各种传染病。甚至怕"狗"字，比如怕热狗，怕snoopy，怕狗的图案，最后发展到意向强迫，怕自己说了什么话不知道，所以录音；怕自己做了什么不知道，于是录像……最严重时是在高二，最后不得不休学在家，一度瘦到37公斤，半年间我没有出门一步。同时我

严重失眠，曾经有两个星期感觉自己没有入睡过。有饮食障碍，只要吃饭的时候想到了狗、猫这些词语，就不能继续吃饭。我对吃药强迫，不敢吃任何精神类药物。我奶奶曾经跪着求我吃药，我都拒绝了。我用过很多方法，看过很多书，都没有效果，因为感觉自己道理都懂，就是不能走出强迫症。

我的转折点发生在我进入大学后的第一个周末。在书城，我发现了一本改变我一生的书——施旺红教授的《强迫症的森田疗法》。书里面的内容完全吸引了我，通过阅读此书，我比较透彻地理解了我为什么会得强迫症，我应该怎么做才能走出强迫症，所以我一直在按书里正确的方法做。大一暑假时，按照森田疗法的精髓接受了暴露治疗，正是因为这一年多的努力，我走出了强迫症。后来，我大学毕业后又顺利考上了某重点大学研究生。

我对强迫症有以下认识。

每个人都有"强迫"，只是程度不同而已。想消除强迫症，才是最大的痛苦根源，别把生活的一切不顺利、不幸，都怪罪到强迫症上。所以，森田疗法的第一步，用正确、客观的心态对待强迫症本身，不怪罪强迫症，不怪罪家人，不怪罪自己。就像前几天一位患强迫症的朋友告诉我，他的室友天天鼾声如雷，他天天无法入睡，和室友沟通也没有用，现在快神经衰弱了。我告诉他，让他无法入睡的不是鼾声，而是他对鼾声的讨厌、排斥和企图消除。如果他认定鼾声是客观存在的，四年内是不可能消除的，虽然不能当成音乐享受，但是和其他同学一样坦然处之，基本上不会影响睡眠。昨天他告诉我，自己好多了，能睡着了。没错，鼾声确实有影响，但是即使你换了宿舍，另外的宿舍可能有喜欢听手机不戴耳机的，有半夜敲键盘的，世界从来就没有完美过，不需要抱怨，抱怨会使影响扩大十倍。

有人对我说，假设你没有强迫症，一定可以得高考状元。我笑着说，假设我爷爷是巴菲特，我爸爸就不用那么辛苦了，但这些假设是毫无意义的。

（二）网友们谈杂念和强迫性思维

<u>网友 1</u>　强迫症康复是没有闯入性思维出现，还是对待闯入性思维时的态度是不理思维，不受思维指示，继续做自己要做的现实中的事情？

网友2 您是家属，还是强迫症患者？

网友1 我是家属，我儿子经常和我沟通这些事。

网友2 这是我今天看到一个朋友写的，"在窗户边有一种想跳下去的感觉"。她心理健康得很，没有任何强迫症或者其他问题。所以你看，这就是杂念，正常人的杂念。但是强迫症朋友不允许这个杂念出现，生怕自己会因此真的跳下去，于是就拼命阻止这个杂念。你也知道，越不想想什么，就越会想什么，结果就形成了强迫症。

网友1 我儿子目前知道这个想法是假的，他也不会去做，但是他不喜欢有这些杂念出现。

网友2 是的。不喜欢正常，但是只要试图阻止，就会形成精神交互，就会循环。比如我不想脑子里出现"明明"二字，结果一定是脑袋里全是这两个字。施教授教导我们要接纳，接纳这些杂念，以及因此产生的不舒服、甚至痛苦的感觉，让杂念自然消失，这样就是正常人了，就像我这位朋友一样，把杂念写个朋友圈，仅此而已。

网友1 他目前不会去阻止，但是他说每次出现闯入性思维，会让他不舒服，做事稍稍停顿一下，他还可以再继续做要做的事情。他问我，这些闯入性思维能不能像以前一样，不再出现？

网友2 闯入性思维以前也一样有，只是我们没有在意，以为没有而已。你看我朋友，不是强迫症，不是一样有那种杂念吗？想让它不再出现，就是强迫行为了。

网友1 这样啊，大概那时他还小，没注意过这些杂念。

网友2 我现在痊愈得比大部分正常人心理更健康，我一样有杂念，只是不过多注意而已了。

网友1 只要不注意就是康复了吗？

网友2 对，不在意就是痊愈了。不过不是不在意症状，而是不在意杂念。同一本书，我买过六次。开始强迫很严重，看到那些症状，产生强迫，就撕了一部分。后来又买，现在有一本还伴我来到了英国。

（三）网友论"正常的迷茫"和"强迫症状"

网友1 我看到你所述的内容大多都是关于心态的，正常的迷茫，这其实是我们广大同学的共同问题，你怎么把它当成病在吃药治疗呢？因为我本科的时候是班长，经常接待班上同学的询问，我感觉你的问题和他们的差不多啊！比如他们经常问我，在高中时候总是班上第一名，到大学后学习远远落后，因此感到非常痛苦。痛苦，就更学不进去，对前途也很迷茫，就只能玩游戏，从游戏中找到自我，但同时又非常内疚。这些都是他们的原话，你说我当时是不是应该建议他们去看医生？

网友2 好，我给你讲一下精神交互，不要想得太复杂，它其实是非常简单的，我举两个例子，你就明白了。

第一个例子：湖里有微微的波浪，你觉得不完美，非常苦恼，就用棍子想把波浪按下去，结果波浪被棍子搞得更大了，你更痛苦了，用了更大的力气去按，波浪更更大了。

第二个例子：你非常怕自己想到"跳下去"这个词语，因为一想到你就会很痛苦，你就控制自己不去想。结果越控制，这个词语越跳出来，你更痛苦，用更大的力气去控制，结果更是频频跳出来，你就更痛苦了，然后强迫症状越来越严重。一点小事，比如头痛、难受，就变成了翻倍的难受了。什么事都做不了了，这样你更难受，就更焦虑。

@舞动人生 分析思维不是闯入性杂念，分析清晰了就不用焦虑了，但最关键的还是我们的行为。

@我一心飞翔88 带着一切玩意，去做应该做的事情，思想怎么样，让它自己慢慢消化吧！强迫症状的特点就是强迫与反强迫，即精神交互。

@陶冶 症状多少没多大关系，因为实质都一样，我们要坚信肯定是会走出强迫症的。强迫面前，勇者胜。强迫症只敢欺负懦弱的人，在勇敢的人面前，什么都不算。森田疗法本来就不是治疗，因为施教授都说了，症状不是病，只是活法。我不认为痊愈是大话，只是不用追求，不知不觉中就痊愈了。

（四）网友谈"如何面对强迫症状的传染和泛化"

我已经在一所重点大学读研了。我最自豪的不是学习好，而是走出了强迫症。

请强迫症朋友们不要怕什么影响症状、传染症状……所谓"看了别人的事例，自己就有这个症状了"，只能说这个症状是必然会出现的，何况多一个和少一个症状没什么大的区别。有时候症状多到极限，反而会更好突破。非常赞同有些老师的观点，越怕越要看。强迫症最大的痛苦不是焦虑，不是害怕结果，而是懊悔，懊悔自己怎么要走那条路，懊悔自己今天为什么要出来，懊悔自己为什么要经过医院……强迫症的痛苦还在于抱怨，抱怨妈妈为什么要把那件衣服给我穿，抱怨亲人为什么要把有身体问题的朋友带回来……如果你把症状的出现当成实践的好机会，把焦虑当成治疗强迫症的良药，那么懊悔就变成了庆幸，抱怨就变成了感恩，这样强迫症的痛苦就少了一大半。

泛化并不可怕，你只需要按施教授的方法一步一步走。有一个症状和有很多症状没什么区别，泛化是必然的，即使是在认真实践森田疗法的过程中，也是一样会产生泛化的。前途光明，道路曲折。你的问题不是控制不住，而是你要去控制。你可以把它当成恐怖电影看啊，让想法来，让它发生，反复说症状其实就是在强化自己。施教授一直教导我们不理睬症状，你偏偏不停地说症状。倾诉毫无意义，不在症状中的时候，我甚至会告诉我周围的家人和亲密朋友，如果我反复问强迫问题，你们就回答一个让我焦虑的问题。比如我问，去公厕会被传染艾滋病吗？他们要回答"会的"。所以施教授讲的"闭嘴，去做事"是真理！

@故事的开始　你是不是心里有时非常抱怨你的心理医生呢？强迫症的痛苦大部分来自抱怨和懊悔，懊悔自己不应该找他咨询，抱怨他给你定义。所以，走出痛苦的第一步是宽恕。宽恕别人，宽恕自己。没有一个选择会是完全正确的，我们要做到的是落棋不悔。我们每走一步，都是一个体验。

@森田同学　慢慢修行，并不是每位心理医生都像施教授、王老师那么厉害。但我们也不能绝对夸大他们的影响力，从心理上夸大心理医生的作用也许不是你故意的。既然你发现他说得不对，那你就调整自己，而不是懊悔过去，要理解心理医生也是普通人嘛！强迫症完全有自知性，是可以靠自己的，尝试激发自己的潜能。所以说懊悔和抱怨都是没有必要的，人的每一步，都有各种可能。走了就走了，往前走。比如，喜不喜欢别人，还需要证据吗？自己的心难道不知道吗？怕自己疯，去精神病院确实没必要，你只是小小的心理问题，根本不值得去精神病院；上哪个学校真的无关紧要，只要有那潜能，在哪里都发光……问题不用克服，只需接纳，你说的问题都不是问题。毁灭你生活的不是症状，而是你对症状的在意。

@筱丫　比如喜欢逃避，喜欢钻牛角尖，这些是通过训练就可以改变的，写强迫日记是个特别好的习惯。不过要理解，为什么要写、怎么写、写什么，还要注意几个点。第一，简短。日记是给自己看的，只要非常简短的语言记录。第二，搞清楚目的。第一个目的是了解焦虑自然消失的过程，未来有焦虑的时候就知道该怎么应对。一个症状来的时候，简单记录那个生不如死的焦虑，第二天症状会减弱很多，当五天后另一个症状来的时候，前一个就算不了什么了，因此会加强信心，知道哪怕再大的焦虑，也会在几天后会自己消退。第二个目的就是记录自己的进步。比如强迫行为的减少，实践的增加，这样可以把我们的进步量化。第三，及时写。比如有症状的时候，战胜症状的时候，焦虑的时候……都要及时写。

@二十四桥明月夜　记录进步非常重要，一个月前的生不如死，到现在都不算什么了，总觉得现在的症状才是最严重的，所以我们要记下来，戳破自己的谎言。很多朋友不能坚持，是因为写太长了，对日记要求太高了，其实只要一句话就行了。可以结合图表，有时候只要画一个点，越简短越便于前后对比。而且一定要忍住不要检查，强迫检查就像吸毒，吸一口，舒服了，但是瘾更大了。没有什么事情比一辈子的强迫行为更可怕了，不管怎么想，就是要控制自己不去检查，哪怕错了就错了。关于检查次数，比如你原来推门30次，你尝试减少到20次，再减少到10次。其实，我发现推10次，还不如只推1次，因为推10次后想推第11次的心情会更加迫切，还不如推一下直接走，这样焦虑会更少。这个我实践过多次，我只默念一句："推两下，门会坏，拧两下，液化气罐会失灵。"经历过了强迫，没什么大不了的，不要去研究这么深的概念，这些理论请施教授帮我们研究就可以了。

@自然　是的，对于强迫症，关键不在认识，主要是行动。强迫症还有一个最大的问题就是自我安全问题，怕各种原因得罪了别人，想象别人会用超自然的能力报复自己，伤害自己最在乎的人等。这些问题看起来都很荒谬，千奇百怪，但万变不离其宗，通过咨询施教授都可以破解。

97

（五）网友论"精神拮抗作用"

森田疗法中有个概念叫"精神拮抗作用"。比如过度喜悦，就会有相反的情绪出现。比如突然出现一个"明明死了"的杂念，开始是偶然，一般人闪过就过了，可你是强迫症，觉得这个杂念对不起明明，而且怕被明明知道，于是拼命阻止这个杂念，并且口中默念：明明不死，明明不死，可是杂念越阻止就越多。于是，下次见到明明时，就会跳出"明明死了"的杂念，这样你更加害怕。所以大家感觉强迫症朋友的杂念特别多，其实不是的，最初大家都一样，只是因为阻止这一步产生了精神交互作用，杂念成万倍增加，直到疲惫。精神交互就是我刚才说的，想阻止杂念，却使杂念更多。穷思杂念不能阻止，但是可以做其他事，因为空想没什么多大意义，所以八个字非常妙：顺其自然，为所当为。你去总结杂念，制止杂念时，就是输的开始了。

（六）网友论"如何面对强迫行为"

森田疗法有个非常重要的观点，就是不问，只做。你要特别注意，一定不要问重复的问题，或者意思相同的问题。我知道你控制不住，你在症状暴发的时候，认为强迫行为是非常有必要的，甚至觉得不去做就过不去了，但是有三点其实你是知晓的：第一，症状过后非常清楚；第二，非常清楚普通人会怎么处理这件事；第三，自己会对自己和别人说我有症状了。暴露疗法就是让你体验最怕的，让你怕到极致，这就是森田疗法中所说的绝望，到最后，越焦虑，治疗效果越好。

（七）网友论"顺其自然，为所当为"

"顺其自然，为所当为"对神经症来说真的是最好的办法，至少是至今为止最好的办法。强迫症通常就是分析研究太多了，而缺乏行动，所以研究越浅越好。方向是很简单的，我听Jeffrey讲座的时候，他说"作为强迫症患者，我们讲的话，研究的内容，有一个标准，就是要在路边随便找个买菜的人都能听得很懂"，所以我讲话从来都是按这个标准的。我看过世界各地很多精神分析和强迫症的相关理论书籍，森田理论不需要研究了，施教授已经用最简单的方式表达了，透彻地展示给我们了。因为他站在至高点，才能用这么简单的方式讲出来。他的著作里，其实对认知行为、脱敏暴露等方法都有非常好的阐述，看完后就全理解了。走一步算一步，关键是要走一步，鞋子湿了怕什么呢？继续走，就会干！别人不是有把握不掉进水里去，而是知道再小心也可能掉进去，还不如听天由命，他们的注意力99.99%都在其他事情上，而你的注意力99.99%都在水里，他们也有一瞬间想到会掉进去，但是只有那一瞬间而已。

@团 就像我这样，我现在对强迫症麻木了，也就不强迫了。举个例子，我到皮肤病医院去上公厕，以前怕得艾滋病，现在去上公厕的时候并不是说服自己我一定不会得艾滋病，而是去多了，管不了那么多了。强迫症的误区是想说服自己一定不会得艾滋病，如果这样那就是方向错了。

人有很多时候就是不舒服的，只是你去特别关注了。仔细观察有几个人天天很爽啊？正常人也许比你更不爽，只是他没有说出来而已。

@马先森 这个波动不重要，重要的是一如既往的坚持，不管自己在什么情绪下。关注没关系，关键是多做，多正常行动，让关注麻木，不要再去研究自己了。时间久了就会对危险麻木，比如天天住在船上，也就不怕了，这就是强迫症的暴露疗法。不是不怕，而是麻木了，这就是有意不去躲避自己怕的。"重塑人生"群里有一个强迫症朋友，叫"明天会更好"，他的情况非常严重。他是汽修师傅，总是怕修好的车螺丝不紧，还有其他问题，最后导致无法上班，只能在家里呆着，久治不愈。我让他强制自己模仿正常人生活，3个月就真的痊愈了。所以说心理咨询，如果方法正确，那么效果肯定很好。

@爱你哟——心随境 分析半天，还不如一个个去尝试，有个词语叫"试错"，有行动总是好的。

@森田讲师—朝阳刀 我只是近年才活跃在群里，我太公经常和我爷爷这么说，羡慕我爷爷的年轻，他总说，我要是七十多岁就好了，主要是我爷爷老玩手机，不陪他聊天。我爷爷私下和我说，他讲的那些，我都听了七十年了，都是重复的，我心里想，你说的那些又何尝不是，我还不是假装听新的一样，不过我和爷爷说，你去我们群里就知道，他们天天重复讲一些事的。

很多人问，我过分在意他人怎么办啊？我虚荣心很强怎么办啊？我没有自信心怎么办啊？记住一句话，我们不是要去说服自己，让自己瞬间改变这些，这些是性格里根深蒂固的存在，只有行动，才能改变，也只有行动，是我们能真正控制的，所以你如果真的要改，就要从行为上改。当然，这样做，你心理上会很难受，但这是没办法的，比如你在意他人对你的看法，你就做一些会让别人对你产生不好看法的事，但又是正常的事情。人生最勇敢的，莫过于直面事实，那才是豪迈的人生。我这次送我爷爷奶奶回国，在他们家住了几天，感触良多。我觉得在老家和我平时的生活不同，在老家生活更加快乐、简单，我平时居住处的人看上去很富足，但是大部分人并不自信，没有老家人爽朗的笑声、大声说话的气概。

我们愉快地聊完以后，你一定要马上行动起来，而不是听起来很好，但又仅仅只是在"想"。

有效果，就请告诉我们，我们鼓励听完马上行动的人，而不欣赏天天倾诉就是不行动的人。有时候"破罐子破摔"也是一种生存哲学，它其实就是把自己要求、标准降低，这样的生活其实很自在，很舒服，所以原理就是用行为把自己要求降低，而不是强制说服自己。举个例子，我姨外婆（我外婆的妹妹），以前有严重的洁癖，太讲卫生了。二十世纪六十年代知识青年去农村，她离开了上海。当地群众对她的洁癖非常不满意，一天下午合力把她扔到了粪缸里，她不会游泳，扑腾了几下，吃了几口粪，几个妇女才把她拉上来，她不吃不喝不睡觉了几天，洁癖竟也好了。所以如果你去说服没有用的，道理谁都懂，关键看谁敢"跳进粪缸"了，在某种意义上来说是当地群众救了她。思想是0，行动是1，没有那个1，后面再多0还是0。很多朋友不能理解内心有两个声音，不能接受内心的矛盾，与之对抗，其实这些都是正常的，不需要过分关注，只需要行动就好，做手头该做之事即可。

@小英 "春有百花秋有月，夏有凉风冬有雪，若无闲事挂心头，便是人间好时节"。不管外界环境怎么样，把心态调整好，就是好日子。比如看书时周围很吵，你告诉自己，有些名人还在菜市场看书呢，我们就是要练习闹中求静。决定自己心境的不是环境，而是心态，世界上心态好、善于调整心情的人就是幸福感较多的人。在康复期间，为了减少纠结，我们应模仿大部分人的做法，我是建议有意识地往大大咧咧方向发展。我理解的接纳症状，是接纳自己已经是强迫症的事实，不怨天尤人，而不是一味地想脱离强迫症，减少症状。

又想到一个故事，跟大家分享一下。有人买了一箱梨，天气热怕梨坏了可惜，每天挑几个最差的吃掉，最后却吃了一箱烂梨。总结一下，作副对联。上联：放着好的吃烂的。下联：吃了烂的烂好的。横批：永远吃烂的。感悟：人生亦如吃梨，因为在意每天不开心的事，一辈子都得糟心下去；把糟心的事放下扔掉，每天阳光一点，你就灿烂一辈子！珍惜当下，积极快乐！没人天生就懂得控制情绪，真正有智慧的人是不让自己栽在坏情绪中！无论路途中遇到什么，相信都是对自己最好的安排！

（八）网友指导强迫症同学应对高考复习技巧

首先，强迫症本身不怎么影响学习。其实每个人注意力都不集中，只是强迫症朋友对集中注意力追求完美，总以为注意力不集中、效率不高是因为强迫症，所以就排斥、后悔、内疚、焦虑、痛苦，这才是对学习最大的影响。所以对这一点，最好的办法是把强迫症当成自己本身的一部分，不需要排斥，也不要假设没有强迫症自己将会怎么样，因为强迫症已经有了，那个假设毫无意义，反而会影响自己的学习。

第二，强迫症学习最大的问题是完美主义。总想得满分，把重要、不重要的都想学完美，但是考试主要是考重点。比如我以前学习，都是从重点开始抓，高中学习的重点很少，每本参考书都涉及了，所以高考前40天，随便买一套参考书，一个个题目往下练习，不懂的就对照书本去看，或者问同学把这个题目弄懂，并标记好这是通过问同学弄懂的，过五天再回来做一次，看是否可以做出来。这样一套参考书的刷题时间大概是20天左右，20天之后，基本上所有的重点都掌握了，高考应该不是问题了。

第三，高中的功课一定不要死记硬背，一定要理解，理解才能举一反三，触类旁通，对40天来说，不要专门去看书本了，因为看不进去，做题目是最好的方法，高考还真是一个克服强迫症的好机会，我觉得应对高考的方法和治疗强迫症方法都是一样的。

（九）网友谈戒烟

我有个朋友想戒烟，天天在研究抽烟对身体的危害，在纠结到底是用药物戒烟还是通过转移注意力戒烟，在研究到底哪种戒烟方法好，也在考虑是要每天减少一点抽烟量，还是一次就坚决不抽了，而且更多时间他是在研究当时是为什么开始抽烟的。他归根到了因为小时候家庭不和睦，造成他用抽烟来解忧，于是他就恨他家庭。当然，他也想改变家庭，以防止他戒烟以后再抽烟。他想了很多很多，唯独还没有开始戒烟，所以多想是无益的，应行动起来！

（十）网友论"求职技巧"

我给班上的同学做过求职技巧培训，效果特别好。我教给他们怎么回答面试问题，都是原创的，都是特别好的答案，思维方式和施教授曾讲授的一样。比如，面试官问你，你原来在可口可乐实习，毕业后为什么不在那里工作要来我们飞利浦啊？我教给他们的回答分三个层次的。

第一层，可口可乐是非常优秀的公司（必须赞扬前雇主，同时也是赞扬自己），自己很感激它（感恩之心最重要），再讲述它给自己带来了什么能力（其实是在吹自己有什么能力），公司的同事都对自己特别好（其实是吹自己的团队精神），都特别帮助自己（讲公司同事对自己好，非常重要，这是新工作最看重的）。

第二层，讲自己的职业规划。照明是我长远的职业规划，我热爱照明，虽然实习公司非常好，但是热爱才是终生长远的选择，从热爱适合及所学专业等角度考虑，我选择了照明行业。

第三层非常关键，提前了解飞利浦公司。你说自己非常热爱飞利浦，阐述喜欢的原因，并谈一谈职位要求和自己是多么的符合等。

按照这种思路，一般求职都会成功。

（十一）网友森田语录

1. 不逃避强迫点。
2. 不强迫行为。
3. 像正常人那样决策做事。
4. 培养与症状共存的能力，不要关注或者试图消除焦虑。
5. 接纳、行动、记录。
6. 顺其自然，为所当为。"顺其自然"第一是指思想、杂念、焦虑顺其自然，不去理睬，不去分析，就是思想不去控制；第二是指顺应自然规律，就是模仿正常人的行为（这里我们要注意一定要把顺其自然和任其自然分开）。为所当为，就是假设自己没有症状，应该去做什么，就命令自己正常去做。

7. 模仿正常人。因为我暂时还有强迫症，所以症状会让我反复检查门是否锁好，于是我就模仿正常人，推一下就走。当然，你如果真的可以做到当自己是正常人，那就更好了。

8. 不找办法。森田疗法里的不找办法，绝对不是说对强迫症不要找办法，森田疗法里的卧床、咨询不都是找办法吗？不都是和强迫症对抗吗？森田疗法说的不找办法是指对杂念，对焦虑这些正常的东西来的时候不对抗。因为精神交互就是来自对正常事物的对抗，所以你应该明白什么时候不应该默念，什么时候默念是好方法。当你想排斥杂念，比如想跳下去时，你就不停默念万事大吉；企图不去想跳下去这个杂念时，这时不应该对抗，因为你对抗的是正常的杂念。

9. 关于杂念和症状。见到一条铁轨，有跳下去的冲动，这叫杂念。这是有些正常人就有的杂念，是正常的。但是如果害怕杂念，如反复去拍照，不敢靠近铁轨等，这就是症状，属于不正常。精神交互就是这样形成的，这个是要想办法改变的。

10. 行为上越接近正常人，效果越好。

11. 强迫症和想得多关系不大，关键是行为。

12. 森田疗法就是该干嘛干嘛，不该干嘛就不要干嘛。不该强迫行为，不该去排斥杂念，分析症状也是强迫行为，回忆过程、确定安全也是强迫行为。久强不愈是有道理的，一定是你用某种方式在挽留它。记住一点：控制行为，不控制杂念。

13. 强迫最怕的敌人：即刻行动。

14. 做强迫思维的旁观者。你可以转移注意力，但不要阻止杂念，穷思竭虑是唯一需要阻止的思维。

15. 记住，我们的青春不长，经不起耗，拖延是强迫症最好的朋友。

16. 如果"道理懂了以后，就是不敢行动"，说明你还是没懂。

17. 很多朋友虽然在实践，但是躲避症状，躲避强迫点，这就是效果不好的原因。比如怕医院的人上班绕道，躲避医院，虽然这样比不上班好，但是达不到实践的效果，这就不是真正的实践了。

18.所谓实践，是指以正常人的方式去生活，虽然过程中会非常焦虑，但是有利于健康的。

19.森田疗法的目标不是不痛苦，不焦虑，而是让患者像正常人一样生活。至于什么时候可以像正常人一样不那么焦虑，那就得顺其自然了。

20.践行森田疗法的"顺其自然，为所当为"，就是要行动，比如我就是去公厕，就是去医院……这样时间长了人就麻木了，一旦这个症状好了，其他相似症状都会好，这就是强迫指数在一步步降低。

21.用森田疗法，就是不解释、不理睬、忍受痛苦，去做自己该做的事情。森田疗法的核心不是控制不管，而是控制自己去做别的应该做的事情。

22.要理解正常人也有一定的精神交互作用。

23.强迫如逆水行舟，不进则退。很多朋友以为我现在这样就好了，其实我还是在努力做的更好。

24.一定要记得我说过的一个原则：想要排除一个瓶子里的空气，不是拼命往外面赶空气，而是在里面装水。所以你不要把力量放到不想、不去想上，而是去想应该想的事。准确地说，是做更多假设没有强迫症时本来就应该做的事情。

25."为所当为"无关上进，也无关道德，它有其妙处，是很多人不理解的。比如，假设没有强迫症，我下午是要做作业的，但是症状来了做不了作业，于是就去玩了一下午游戏，玩游戏就是在逃避，没有完全起到为所当为的作用；又或者你本来是要玩游戏的，但是症状来了没心思了，于是改做作业，这就不是为所当为了。"为所当为"是指你应该忍受痛苦和焦虑，继续写作业。我们要想真的做到为所当为，两个字很重要——刻意，刻意是为所当为之根本。我们现在忍受痛苦，忍受更多、更大的症状，就是为了将来的消除或者减少症状。

26.杂念，如果你不介意的话它自然就会少。

27."为所当为"本质就是转移注意力，不完全是多做事，最好的状态是假设没有这个症状，该干嘛干嘛，这才是真正的忽略。

28.用万分之一的时间去想万一，用万分之九千九百九十九的时间去生活。

29. 富人更容易得强迫症，所以不要期望有钱了强迫症就会好之类的想法，只有在当下开始实践才能变好。

30. 不问缘由，不问来历，只关注现在。

31. 不问症状。比如面前一块石头，不要研究它的历史、大小、成色……只需要绕过它。

32. 脱敏的最好方式就是模仿普通人的行为模式。

33. 接纳自己的优点和缺点。

34. 人不可能活在真空里，所以防止病菌不如锻炼身体！

35. 行动之后，就会有自己真正的感悟。如果跟很多朋友说自己什么都懂，然而就是不敢行动，那么那些所谓什么都懂，仅仅是看到过而已！

36. 如果有一件事情是无法忘记的，那我们就尽量做到不在意它，而不是绞尽脑汁想去遗忘它。

37. 只要大方向对了就好，不要纠结细节。

38. 不止听课能治病，看书也能治病！不止能治病，你看问题的思想、角度、做事的风格都在变好，性格也在变，意识更是在不知不觉中发生变化。

39. 不说症状。不管多少症状，不管多严重，本质和原理都一样，不要逢人就说。

40. 卡耐基《人性的优点》中的观点说得非常有道理，只是这个对普通人有效，分析、接受最坏可能，但是对强迫症朋友来说，这个是没有意义的。

41. 强迫症最不能做的就是去说服，去理性分析。如果想去说服自己，不好意思，这就又是在强迫了。

42. 如果一个人做事，后面总有一个强大的声音，这就会造成非常焦虑的感觉，即使这个声音是无私、伟大，甚至善意的。

43. 不要要求杂念消退，你只要去行动它慢慢就会消退。如果实施强迫行为，就是在给强迫注入能量。所以，坚持住，不要要求消退，承认自己有症状的时候效率低，先忍受这种状况，该干嘛干嘛，这是一个过程，不要着急！

44. 顺其自然，顺的是你的念头情绪。不要去解决它，让它保持原封不动。去行动，也许还是会怕症状，没关系，继续行动。慢慢地接纳了，意识到症状是正常的，慢慢放弃抵抗，这是一个漫长的修行过程。

45．不要去纠结这些理论，即使害怕也要带着恐惧去行动，为所当为才是关键。

46．不要要求现在就明白，在行动的过程中自然会明白很多事情。

47．森田疗法说焦虑是欲望带来的，欲望其实是比较出来的，因为人心不平。所以一般人都是越是自己没有什么，越是会去看别人有什么。

48．我们经常看不见自己拥有的东西，也看不见别人苦恼的那一面，于是就活在了内心设定的一个套子里：自己很欠缺，很失败，很孤独……然后就一直朝着自己想象的幸福去努力，其实或许自己当下拥有的，也是别人苦苦追寻的。

49．我们的焦虑大多来自价值观的单一和世界观的狭窄，常常会把自己束缚在自己狭隘的认知里，不能看到自由的真正出口。

50．森田疗法很简单，就是让你不问不理，轻轻地绕过这块"石头"，继续走路。

51．一个人的真正价值取决于能否从自我设置的陷阱里超越出来，而真正解救我们的只有我们自己。

52．你从关注到不关注，不是简单地说不关注就好了，这确实需要大量的训练，这也是治疗强迫症最难的地方。

53．我们要掌握的不是消除症状或者消除焦虑的技巧，而是培养与症状相处的意识，提高接纳烦恼的能力！

54．神经症的根源是把"无"变成"有"，神经症的出路是把"有"变成"无"。

55．不管是症状还是念头，都是正常的自然规律，正常人都会有。

56．有人对我说，假设你没有强迫症，一定可以得高考状元。我笑着说，假设我爷爷是巴菲特，我爸爸就不用那么辛苦了，但这些假设是毫无意义的。

57．比如高考发挥失常等，有人是因为生病影响，有人是因为例假影响等，不需要抱怨，抱怨会使不良影响扩大十倍。

58．杂念是永远存在的，某一天当你连自己好没好都不在意了时，那时就好了。

59.预防大于治疗，在自己正常的时候时刻按照森田疗法的指导去实践工作和生活，多多陶冶自己，就能预防强迫症和焦虑症。

60.让自己知道所有症状都是纸老虎，都是假大空，凡是想反复询问的，都是症状，都是假的。

61.对强迫症行为一定要对抗，但切记不是与强迫症状对抗。

62.强迫让你对某事强迫，让你不敢去做，这就是强迫症状来临，那么，你必须忍受着焦虑去做当下该做的事。

63.别想太多了，直接去尝试，很多都是自己想象出来的，没那么可怕！

64.别把生活的一切不顺利、不幸，都怪罪到强迫症上。

65.唯有行动让焦虑麻木，不敏感，这样自然而然就接纳症状了。

66.做，才能真正察觉感悟不只是靠心，更重要的是靠行动。

67.君子闻过则喜，听到缺点，可以有提高的机会，有则改之，无则加勉。

68.在施教授的群里，你应该可以感受到无穷的正能量，具体方法非常简单，豁出去干就行。

69.当你非常难受的时候就默念：只要能为所当为，这个焦虑就是良药。

70.当我们把心境放宽、放高、放远，就像是用天文望远镜看天体宇宙一样，我们就会看轻得失，甚至正确理解并且接受生死。

71.每个人关注的事情不一样，怕的东西都不一样，但本质是一样的，怕自己最在意的东西而已。

72.凡是真实的危险、威胁，都不会纠结。

73.所谓强迫症，就是比正常人多了那么点强迫。

74.想消除强迫症，才是最大的痛苦根源。

75.所谓症状，就是对异于常人的思维和行为过度纠结。

76.强迫症孩子，大多都是本身只有一些性格或思维方式异于他人而已，不是大问题，更不是病。

77.痛苦不是说出来就少了，而是越说越多。

78. 强迫症和胆小是两回事，很多朋友胆小如鼠，但他并没有强迫症。强迫症怕的是自己明知没有必要的东西，而且有强迫与反强迫的精神交互存在。

79. 我最自豪的不是学习好，而是走出了强迫症，相比而言，我感觉学习和考试都很简单。

80. 如果你把症状的出现当成可以实践的好机会，把焦虑当成治疗强迫症的良药，懊悔就变成了庆幸，抱怨就变成了感恩，这样强迫症的痛苦就少了一大半。

81. 即使在认真实践森田疗法的过程中，也一样会有强迫症状的泛化，要相信前途光明，道路曲折，你的问题不是控制不住，而是你去控制了。

82. 强迫症的痛苦大部分来自抱怨和懊悔。

83. 完美是敌人，你如果天天想找到完美的方法才开始行动，这样是对方法的严重强迫。

84. 享受一点一滴的生活！比如喜欢逃避，喜欢钻牛角尖，这个算不上本质问题，训练就可以改变。

85. 我们不要去说服自己，让自己瞬间改变这些，这些是性格，是根深蒂固的。只有行为，才能改变，只有行为，是我们真正能控制的。

86. 记住一点，控制行为，不控制杂念。

87. 治疗强迫症最好的方法就是装正常人。

88. 对待强迫症状，不理睬，不辩论。在正常范围内，怕什么就接触什么。

89. 强迫症靠分析没有用，比如心理咨询师天天给我分析，我担心的问题不会发生，概率很低，可是不但没用，反而越来越严重。

90. 宽容、感恩的人最容易从强迫症中走出来。

二、Withboy 践行的中国式新森田疗法

Withboy 曾是一位强迫症患者，在痛苦多年之后通过自学森田疗法，成功地走出了强迫症。俗话说"久病成医"，Withboy 将自己多年的经验体会撰写成文，并创办公益性强迫症治疗网站——中国强迫症援助站（http://www.ocdcn.com），无私地帮助广大强迫症患者。他的精神感人至深，文章更是震撼人心，他用自己切身的体会，对强迫症发病的机

制做了入木三分的深入探讨，可以说这对森田疗法是一个极大的推进。看了他的文章，那些将森田疗法当救命稻草，在强迫陷阱挣扎的朋友犹如被当头棒喝。征得他的同意，现将他的全文转载如下。

（一）我有一个梦想

关于这个世界上的不幸，你相信吗？不多也不少。我们心理走到一个极端，感受着内心地狱，并不全是自己的错，也许这叫命运。不管症状叫什么名字，事实是：我们的思想生病了。

很想倾诉心中的痛苦吗？我明白。三年前的初夏，连续一个星期的暴雨天气，长期的问题终于暴发，我陷入了挣扎。喘息中，我想了很多：人生、快乐、痛苦、存在的意义、死亡的不可思议……这个星期最后一天，我走在路上，雨后的太阳露了出来。一切仿佛都很美好、清新，我开始知道了些什么。

一开始我并没有方向，不知道我得到解脱后应该做些什么。只是很兴奋地把体会发成帖子，让大家看到。依稀记得我最痛苦的时候和自己打赌，等我好了一定要好好做人。关于这个"好好做人"并没有固定的解释。什么叫"好好做人"，什么叫"好人"，我不知道。世界上有人每天连基本的温饱都解决不了，也有人潇洒舒畅，有人随时面临着死亡的威胁，有人放心地投入生活。解决不了温饱的人会因为偷窃被叫做"坏人"；潇洒舒畅的人会因为小小举手之劳被叫做"好人"。

我能做到什么？很多事情无法抗拒。每个人的命运不同，走的路也会不同。我只能管力所能及的事，我无法帮助所有人，但是我可以帮助所有曾经和我一样的人。那么我轻松地告诉自己："就简单地做这一件事好了。"这是我对自己的一个诺言。我必须面对真实，我不是什么无私无我的圣人，我自由的灵魂只忠于自己，所以忠于自己的诺言。

我有一个梦想，愿世上所有被心理疾病折磨的人，得到平静和自然的心灵。

我有一个梦想，愿世上所有被心理疾病折磨的人，可以带着笑容面对未来的漫漫长路。

我有一个梦想，愿世上所有被心理疾病折磨的人，每天安心地睡觉，不用害怕任何梦魇。

我有一个梦想，愿世上所有被心理疾病折磨的人，不需富贵，但能平安地度过一生。

我有一个梦想，愿世上所有被心理疾病折磨的人，学会爱别人和得到别人的爱。

我有一个梦想，愿世上所有被心理疾病折磨的人，能互助自助。

"就简单地做这一件事好了"，这是个轻松的决定。我只有这一个梦想，当很多年轻人在编织着只有自己看得见的未来之梦时，我会为我的梦想而满足、安心。

（二）重新学会笑

强迫症是一种特殊的病，我时常想，强迫症者到底有多痛苦？如果你得了癌症，别人可以鼓励你努力战胜病魔，理解你的痛苦，帮助你，安慰你。但是得了强迫症，你身边的人几乎不会理解你，你什么都没有，只有那深深的、唯一的痛。

正因为强迫症是一种特殊的病，所以治疗它的森田疗法也是一种特殊的疗法。好好运用它，再加上更多人的创新和发展，相信强迫症患者的悲哀会少很多。

好了，回归正题，先来明白几个和强迫症密切相关的概念。这些概念仅是神经症中的概念。

1. 强迫症密切相关的一些概念

· 执著　执著就是对某一事物、某一方面、某一目的、某一理想的强烈追求之心。简单地说，执著就是强烈的追求之心。

执著是内在的，是一种似乎不顾一切的追求欲。正常人也有执著，但强迫症所说的执著，是指异常强烈的执著，这也是强迫症的根源。执著于事物必然要求此事物完美，比如你很执著人际关系的完美，那么任何一件违反了人际关系完美的事，像是你的同学说了一句对你不好的话，你都会思考、说服自己老半天，这种现象被称为疑病素质。求而不得是执著最大的痛苦。

· 执著最外层　刚才说了执著是内在的一种"追求欲"。执著最外层就是指以执著为内在原因产生的心理最外层（前意识）的行为、活动，简单说就是执著欲造成的执著行为。比如，一个很执著干净的人，一旦手上沾了很脏的东西，他就会反复地洗手。没人命令或建议，他要自己去洗手，这就是因为执著而产生的行为。这个自己完全控制、做主的行为，就是执著最外层。换言之，执著最外层很大程度上是指因为执著而自主产生的行为，这种行为是自己可以完全做主的。森田疗法所说的放弃就是指放弃这一层，放弃之后就是自然。

· **自然**　自然包括很多方面，人心理本能的调节就是自然的。比如遇到坏事情不高兴，这是自然的。人的自然心理本能是很和谐的，一个人遇到一件伤心事，慢慢地他会忘记；一个人感到心烦、暴躁，慢慢地他会冷静，这是和谐的自然本能在调节他的心。

一潭静水，丢一个石子下去，激起一道水波，水波自然会慢慢扩散、消失。如果你异常强烈地追求水波消失，不顾自然规律，想继续用石子去砸水波，强行让水波消失，那么水波会越来越多。这就叫违反自然，也就是强行去做本来不必做的事，如此会失去更多。人的心，岂不是如这潭静水？

· **自然永恒在**　自然从来没有消失过，它永远存在，你在强迫的时候它也在，只是被你的执著所掩饰了。

自然规律是无法消灭的，自然、和谐的心理调节一直存在，只是你的执著蒙蔽了它。你自然的心是存在的，它也从没有消失过，只是你执著的出现，使它没了应有的作用。

· **自然之道**　自然之道就是达到自然的方法，它有多种表达方法，在以前传统森田疗法中叫"顺应自然，为所当为"。我叫它"放弃，接受，顺应，为所当为"。其实这是一个东西。自然之道就是点醒你永恒存在的自然，并且加强它，使自然反过来淡化本来蒙蔽自然的执著，而不是去追求什么自然，自然本身就存在。自然之道是森田疗法的核心，自然之道是达到自然的方法，是自然而然地回去而不是追求自然。

· **要求即逆反**　这是一个心理现象，强行地对心理去要求，心理就会强烈地逆反。比如你产生了一个坏念头，你说："不，我绝对不能这么想！我要努力压制它！"但是这个坏念头反而因你的努力压制而激化、增强。很多时候，症状只不过是被执著激化的自然心理现象。

· **死循环**　正因为要求导致逆反，一个患者遇到问题，他强行要求→

适得其反→他就更加强行要求→更适得其反……如此循环，这就进入了强迫思维死循环。

·**事实**　自从人类有了语言，就有了理论评价——把事实表达成语言，成为理论评价。但是，任何语言评价和事实一定有出入，只是出入多少的区别。所以一个人看待一件事时，不应该看语言评价，而应该用心去意会。很多事情，意会最准确，不需要言传。强迫症者一般都很执著于方法、语言，什么都想用语言表述清楚，其实意会事实更能破除一切迷雾，从而看到真实事物本质。另一方面，强迫症者经常问"这样做对吗？那样做错了吗？"，即使在森田疗法实践中也一样，比如"我这么用森田疗法对吗？"。其实，没有对错，只有事实。看着事实，怎样自然就怎样办即可。

2. 强迫症的原理

对患者来说，了解自己问题的本质，对自己的体悟很有帮助。

先来说个故事，一对师徒走在路上，徒弟发现前方有一块大石头，他就皱着眉头停在石头前面。师父问他："为什么不走了？"徒弟苦着脸说："这块石头挡着我的路，我走不下去了，怎么办？"师父说："路这么宽，你怎么不会绕过去呢？"徒弟回答道："不，我不想绕，我就想要从这个石头前穿过去！"师父："可能做到吗？"徒弟说："我知道很难，但是我就要穿过去，我就要打倒这个大石头，我要战胜它！"徒弟很痛苦："连这个石头我都不能战胜，我怎么能完成我伟大的理想！"师父说："这两者压根就不是一回事，你太执著了。"

这个徒弟和患者朋友你是不是有相似处呢？

强迫症原理公式：执著与自然事物间发生矛盾→产生恐惧、焦虑→提出问题→解决问题→（要求即逆反）→（进入死循环）。

再举个例子，一个强迫症者和别人的眼光接触，他忽然感到不知该怎么去看别人的眼睛，觉得很不自在。这现象是自然的，但是他心里马上又觉得："不！我怎么能这样呢？我的眼光应该完美的呀！"同时，他感到恐惧不安。这就是执著与自然事物的矛盾，同时因为违反心里的执著而产生恐惧、不安。他马上又觉得："不行，以后万一老是这样怎么办？"这是提出问题。"我得解决这个问题，怎么办呢？"他思考，解释……这就是解决问题，也是强迫行为。他发现想不出方法，便越注意自己的眼光，就越不知道怎么接触别人的目光。或者，他想出了方法，又想到万一怎么，又怎么办。又去思考解决，从而陷入死循环。

如果是在已有的强迫问题上叠加解决问题，也就是反强迫。其实反强迫本身也是强迫，一样是以执著为根源。

事实上，一切都是连续而迅速的过程，不是像我这样分解开，一步步说明，事实其实没有理论那么清楚，但事实却最准确。我们要通过理论意会到事实。

3. 森田疗法的原理——症状反复原理

森田疗法的核心就是达到自然的方法。通过自然之道，停止解决问题，停止循环，同时忍受恐惧、不安，从而一步步淡化执著。

自然永恒在，执著最外层。自然之道点亮、点醒被执著蒙蔽的自然，淡化执著，融入自然。

·*森田原理公式*　接触、理解森田疗法→实践→淡化执著，体悟→实践→淡化执著，体悟……每一次放弃执著、忍受不安的实践，都会淡化执著。

需注意，不要把体悟作为理论来指导自己，体悟使你明白看清楚自己的问题，但是体悟只是"明白了"自己，不要用来指导自己的作为，森田疗法是用来回到自然，而不是去追求自然的。

·*症状反复原理*　执著需要在实践中淡化，一次一次地放弃执著最外层，忍受不安，执著一点点淡化。未淡化执著之根源的患者又经常不时地去解决问题，又去完成执著最外层，从而会陷入死循环，深入泥潭，陷入迷中，看不清。但是，随着执著淡化，体悟的增多，反复的强度会越来越小（反复的强度是指陷入症状的时间长度、深度以及反复的频率）。意即，陷入症状的时间越来越短，痛苦、死循环深度越来越浅，反复的频率越来越低。

4. 当你面对症状时——实践自然之道

实践自然之道就是说：明白自然之道，在面对症状时自然地产生作用。其实这很简单，放弃、接受、顺应、为所当为是自然之道的文字表达，而自然之道不是文字，不是口诀，它是你心中意会的自然，通过文字，希望你能意会到。

· 放弃　放弃是针对执著最外层而言的,是你能容易做到的放弃,是能自主地放弃的。比如心中一个想法忽然产生,你执著于它而去解决、解释它,这个"解决、解释"的行为你是完全自主的,你可以放弃它。放弃执著最外层是容易做到的,如果很痛苦地做,就不对了。能放就放,不能放还要放,这本身又是应该放弃的。

当强行做而又做不到的时候,你可以放弃执著最外层,尽管执著还是在,但是它只是冲动了。放弃,主要是说放弃治疗,放弃痛苦的追求。放弃,太痛了就放,实践中相对于症状以不痛为标准是可以的。

· 接受　比如,一个患者看见桌子上有一点烟灰,他对这点烟灰起了强迫,他想擦干净,但是擦了很久,发现烟灰在桌子上留下了一道不可磨灭的痕迹。他就觉得不可以,不接受这个痕迹。然后又试着说服自己,从而陷入死循环。

强迫症者就是不肯、不敢接受事实,不接受类似"我只是一个普通人""好吧,症状就症状吧""做不到就做不到吧"等这样的概念。苦苦地去排斥这些念头,证明自己的理想,其实与其悬着,不如接受它。

接受其实也是一种放弃。接受可以理解成"这样也行,那样也行",而不是一定要这样或那样,或自己一定要怎样。

· 顺应　自然本身就存在,不是要你去追求自然,只是要你去顺应。比如,思考得很痛苦了,自然就会放弃;反复的强迫行为做烦了,自然就会停下来。顺应自然,不是说追求,而是顺应本来就有的本能。

自然永恒在,放弃执著后就是自然。不要摆着对付症状的架势,要放松自己,顺应自然。

什么是真的顺应?就是融入自然中。需注意,顺应不是追求一种理想化的状态,自然可遇不可求,重点是"遇"。

· 为所当为　为所当为就是把自己当正常人,去做正常该做的事。不要理会症状、问题,不要因为症状而放下手中的事,不要专门去对付症状。任何解决问题的相关行为都不要去做,而是去做当做之事。比如,一个患者要看英语书,但是心中有一个心结没想清楚,他是去学英语,还是去想个清楚再学呢?这时,为所当为就是只管去看英语书,不要管问题、症状。那症状怎么办?不要管!不要管的意思不是说该决定"是"还是"否",

而是随便。

面对症状，为所当为其实就是不要管问题，做当做之事，做！

"放弃""接受""顺应""为所当为"表达出了自然之道，其实，这四个口诀本质是一样的，只是侧重不同。接受是一种放弃排斥的行为，顺应是一种放弃不顺应的行为，为所当为是一种放弃去管、理会症状的行为。

自然之道是作用于执著最外层的，所以自然之道是做得到就做，做不到就放。要知道"自主"这两个字，执著最外层是完全"自主"的一层，自然之道也是作用于这一层的。

5. 森田疗法层层解析法

经常有很多人这样问我，什么才是真的自然？怎么去顺应自然？

问这句话的人就和当年初学森田疗法的我一样，认为顺应自然是一种"努力一下的行为"，好像"就这么努力一下"，就达到自然了。就像手握着箱子一使劲，箱子就提起来了一样。其实顺应自然不是要你去努力、去做。相反，你本来就在自然中，只有当执著来临的时候，你去顺着自然，执著痛了、累了就放手。如果违反自然，坚持解决问题就不自然了。去追求自然，本身就不自然了。

无为为什么能无所不为？因为无为并不是没有了，无为的底蕴是复杂多变而又和谐的自然。

无为——放弃、接受、顺应、为所当为后就是自然了。

· 治疗过程中的问题　当一句理论去指导你放弃、无为的时候，这句理论本身就会成为你的执著对象。

很多人初学森田疗法时取得了很好的效果，觉得快要好了，用森田疗法得到了很多"成果"。但是，内在执著还是没有淡化很多，可能反复。患者在反复的时候总是想："以前我用森田疗法都做得很好啊！现在一样能做好。"把森田疗法本身当作一种理想化的执著追求，这就是执著作用于森田理论本身了。

对森田疗法的执著只不过是你原本的执著转移了对象，但是这会使你深深地陷入森田理论的沼泽。其实，自然之道是很和谐的，比如说放弃，如果你执著于"放弃"这个理想化状态本身，你是不是也可以、也该放弃这个理想化的本身呢？自然之道反过来可以作用于对其本身的执著。

森田理论应该是接受时刻不确定的现在，而不是追求理想化过去的自然状态。

真自然是什么？如果自然本身的理论成了执著，那么这也不自然了啊！这其实也是一种症状反复而已。

"放弃、接受、顺应、为所当为"这10个字，不是要你努力做到什么，而是要点亮你的自然，让你达到相对于违反自然的执著最外层来说的"无为"。

· 关于体悟　体悟不是努力痛苦地思考出来的，而是在实践自然之中一下子感到的，是意会到的。

体悟让你知道"哦！原来是这样"，以前的"迷"，忽然看得很清楚。这里说一下"迷"，"迷"是没有实质存在的，要用心去意会事实，而"迷"只是表层的、你感觉到的东西。

不要用体悟作为支柱，作为理论指导。自然本身存在，去追求自然是不对的，去追求自然和以前没接触森田疗法时的强迫行为是一样的。体悟只是明白了一些概念而已。

· 关于刚接触森田疗法　刚接触森田疗法，你放弃时，会觉得很不安，冒出很多像"万一……怎么办？""如果……""但是……"之类的念头，这些都是可以放下的，是执著造成你这么想的。

在面对这些荒诞不经的想法的时候应该"不安常在，无所住心"，即不安经常存在，心里必然有难以释怀的问题，但不要为着难以释怀的问题而尝试去解决。

· 关于忍受痛苦　很多患者其实是在症状中陷入了很深的死循环，他却在想："森田疗法要我们忍受痛苦，再痛苦我也要忍！去做！去做！"

你在做什么呢？你其实还是在要求，在执著，你在做强迫行为，你不放弃执著最外层，你在加剧它！但是，你不只执著在作用于森田疗法本身，还以为这样会好。很痛吧？但是，错了。森田疗法最大意义的忍受是"忍受不安"，而不是痛苦。到底怎么做呢？这样也行，那样也行，只是不能一定要怎样！一些人看了森田理论，他就要求自己一定要放弃，这样会适得其反。

- **症状到底是什么东西** 症状只是被执著激化的复杂的心理现象，你不要管它。不管的意思，不是说你应该怎么办而控制自己，使自己面对或反抗它。不管就是根本就没有行为，把自己当正常人，为所当为。

- **注意力** 很多人发现自己的症状其实也是注意力问题，注意力也是最容易"要求即逆反"的心理，你越不想注意症状，就会越注意。

对于自己的注意力，放弃要求、治疗、解决问题；接受无可奈何的东西，这样也行，那样也行，一定注意什么或不注意什么就不对了；为所当为，不要因为症状而妨碍应该做的事。

放弃执著最外层后自然的注意力是若有若无、若隐若现的，一切都没什么大不了。

- **为所当为与懒惰** 强迫症者大都存在这样一种"勤"：对待违反自己执著的事物和由此造成的症状很勤快，但是对待生活却有一种"懒惰"，经常犹豫不决，拖拖拉拉，不愿意努力，却想有好的收获。不愿意吃苦，到头来苦却吃得最多。

"为"是很重要的。患者经常不为所当为，喜欢安逸，宁肯寂寞思考，也不肯做事，这样会使得症状反复的空间很大。一个人这样，本来就不是自然的了。要为所当为，不要懒惰，要做事，应该做就去做，积极些，不要执著于安逸。

症状是会随着"心瘾"的消失而消失的。因为心瘾存在，患者的任何"有所为"心瘾都会切入，也必然切入。所以即使学习森田疗法，若心瘾存在，症状就在，森田疗法本身也会被心瘾利用来继续强迫、强求。这是学习森田疗法几乎必走的弯路。

长时间的强迫行为已经造成了强大的强迫惯性，即使患者理智上想放弃心瘾也会被惯性牵着走，走入强迫症状之中。患者本来只是被"惯性"扯入强迫，但是因为对症状的恐惧、排斥，对"曾经好的状态"的留恋，所以又忘记了顺应自然，继续抵抗症状，继续强迫。所以说，惯性本身不可怕，可怕的是惯性会激发心瘾。

我把所有的强迫惯性和伴随症状的产生存在的种种异常称为"自然异样"。顾名思义，自然异样说的是表面上很异常，让你感觉恐惧、排斥的事物，实际上它却是必然、自然的。

刚开始时的顿悟、好状态很容易得到，但是症状的反复更加容易出现。症状的反复是因为"好的状态"和"自然异样"形成反差，继而激发心瘾造成的。一个人一无所有，再失去也无所谓。如果他拥有了很多，再让他接受一无所有就很难了。强迫惯性引发心瘾也是一种症状反复。

· 顺应自然、为所当为，不安常在、无所住心　这16个字已经包含了森田疗法的全部，理论知识是让人看、让人研究的，但实际意义不大，关键是你该怎么做。

任何"有所为"都会被心瘾切入，这16个字也不例外。但是你真的做到，心瘾就能被顺应自然切入、放弃。"知其然而不知其所以然"就是对的，按照它去做，而不是执著于为什么做，有什么用。

顺应自然不应拘泥于文字，这16个字只是文字而已。你要是对这些文字执著，这就是被心瘾切入了。真正的顺应自然是"事实"，而不是文字、理论。顺应自然是变化无穷的，任何为了追求完美而刻意、固定地想掌握什么方法，想公式化操作的都是"有所为"，都必然不能长久，必然被心瘾切入。

所以说，最好的理论就是没有理论，最好的"道"是无形的。只有无形才不固定于一形，只有不固定于一形才能变化万千，才能和谐。

在治疗中，不要为了完美而强行固守在一个状态，好像这样才能保险地治疗症状，其实这就是心瘾的发作。接受事实，不去干涉，无论症状怎么变化，不要追求理想化状态。

接受自然异样就是不强行坚持的好状态，带着能接受"让症状伴随一生"这样的想法生活。接受自然异样就不排斥症状、不恐惧，就能学会平静，真正地接受让症状伴随一生，只希望治疗好，而不求治疗好，只求能尽量缓解，不影响生活。不执迷于理论，会少走弯路。不强求任何事情，不固守一个治疗状态，忘记掉任何可操作的治疗形式（本篇文章只是让你明白意义，如果执著操作也会使其变成一个治疗形式），就会在事实中放弃心瘾，放弃完美欲望。和症状尽量和平相处，学会坦诚地面对一切。事实为最高，不要因为自己的欲求而在心里产生假想。学会善待一切，包括自己的症状。

（三）路；弯路；真自然

1. 路

· **敏脆心理素质** 你先把目光放到模糊的童年，想想家人所说的那时的自己，是不是从某一个时候开始，就发现自己隐约地与其他人不太相同了。比如，自己很恐惧未知的东西；晚上不敢一个人睡；做事情犹豫不决；想得多，想得复杂；往往从负面怀疑，如常担心"做不到怎么办"；容易感动，看到动情的电视、文学等，就会被感动地流泪；心情好的时候很自负，受了伤害就会变得可怜和自卑；容易走极端；容易受伤害……把上面的特点总结起来就是：敏感、脆弱、犹豫、易受刺激、活跃、激烈、不稳定，这就是敏感脆弱的心理素质（简称"敏脆心理素质"）。

自己的这种素质和别人的正常心理比较起来有什么不同呢？正常的心理不那么活跃，稳定不脆弱；而自己的心理敏感活跃，不稳定而脆弱。这种敏脆心理素质的形成给强迫症埋下易于发生的可能性。

这个敏脆心理素质未必是天生的，但是可能有的人生下来就容易形成这样的心理素质。这种素质直接的形成原因是在心理不成熟的时候，受到对应的刺激而改变了心理的稳定性，使之变得脆弱、敏感、活跃。

一个人的敏脆心理素质如果在一定情况下保留、定型的话，那么这个人就比一般人容易产生心理问题。

· **执著心瘾与强迫** 有敏脆心理素质的人未必一定患上强迫症，但是事实上，我们都中了彩。

一个敏脆心理素质的人容易受伤，受了伤又会因为敏脆本身的影响而激烈地压抑自己。在人生途中，遇到伤害自己的事越来越多，心理越来越压抑，最后在心里积累相当规模的压抑下自然地去寻找释放压抑的方法，而这些方法都不是像"大声叫喊"之类正常的释放压抑方法。受伤的敏脆心理素质的人往往会找这样一种"压抑"的方法来释放压抑：在一些正常人看起来没有意义的细节上去追求，来获得满足，同时减低自己的压抑焦虑感觉。比如，一个有敏脆心理素质的人认为6是个吉利的数字，他就什么都喜欢6，都向6靠拢，以此求得满足。一杯水，他要分6口喝完，用纸巾擦嘴擦6下。一开始，他觉得这么做是吉利的，每做完一下都减低了焦虑，得到一种满足的感觉。之后，一次次的行为使得他对这种降低焦虑

119

的满足感觉成瘾，对这种向6靠拢的行为成瘾。并且，心瘾越来越重，如果不去满足的话，焦虑和不安会变得很大。最后，发展到拿起杯子都会觉得很不安和焦虑，必须重复拿起放下6次才能觉得舒服。之后，心瘾越来越重，满足的间隔时间也越来越短。刚开始，满足一次心瘾的追求行为后可以平静一个小时。后来，一次满足只能维持5分钟，5分钟后又马上觉得焦虑和不安，又要通过实施强迫行为来满足心瘾。

　　上面例子说的是强迫动作，再说说强迫思维。其实强迫动作和强迫思维都是强迫行为，只是行为的载体不同而已。

　　同样条件的一个人一开始觉得在头脑中把遇到的事情想个明明白白、完美、清楚，会觉得很舒适和满足，同时心中的焦虑不安也减少了。然而，一次次反复的满足使他成瘾，心瘾越来越大，他对脑中什么念头都要想个清楚、固定、完美，就像一个爱整洁的人反复整理自己的房间却总觉得不如意一样。没有想的了，自己找也要找个无中生有的念头来思考，来满足心瘾，消除焦虑和不安。如果问题念头想不通，达不到满足心瘾的要求，就拼命地、反复地思考。随着心瘾越来越强，反复的强迫思考行为也越来越频繁，做不到，满足不了，心瘾就越焦虑不安，越焦虑不安就越强行去满足。

　　看完以上两个例子，你会明白我要说的心瘾是怎么回事了。心瘾对一个敏脆心理素质的人来说，就像吸毒的毒瘾一样，毒越中越深，越深越难自拔，一直激化到发现自己完全不是正常人，不能过正常人的生活了，才去求医问诊。

　　之前我反复提到"执著"这个词，执著就是一种使当事人沉迷其中的强烈追求。强迫症患者强烈的执著就是心瘾，执著心瘾、心瘾执著，害苦了多少人啊！

　　强迫症就是通过行为得到满足，摆脱焦虑和不安，从而形成心瘾，进而陷入更加强烈的心瘾，反复地强行执行强迫行为，进入一个由行为引起心瘾、再由心瘾促进行为来满足心瘾本身的死循环。

　　上面的话太复杂，简单地说，强迫症就是：心瘾牵制着患者，让患者为了满足心瘾反复地去做一些没有实际意义的事。

　　这就是我要说的"路"。尽管回忆起过去的种种时会感到揪心的伤感，但是，至少现在是拥有着清晰和光明的，你已不再是过去那个陷入泥潭而不知所措的你了。

2. 强迫思维及其引发的问题

强迫动作和简单的强迫思维看上去就是反复地做毫无意义的强迫行为这么简单，实际上远不止这么简单，强迫思维可以引发很多问题。

强迫心瘾一旦对于一个特定的强迫对象产生强迫作用，这个强迫对象就会被牵扯入强迫思维中。根据强迫对象的不同，强迫思维的引发问题也不同。比如，这个强迫对象是生理方面的，那这个强迫思维就会引起生理方面的问题，已不是单纯的反复思考那么简单了。有时问题与问题之间互相交错，弄得症状很复杂且不典型，乍一看好像不是强迫症，其实是内在的强迫思维引发了表面的问题。

强迫思维的引发问题说到底还是强迫思维，是强迫症，只是变形了很多，问题也严重和复杂了。解决这个问题，得从根本上解决强迫思维。

强迫思维的特点是"强迫地"追求思维的完美、确定、清晰、有规则，这些追求可统称为执著心瘾要求。因为有那么执著的追求，所以必然的结果就是追求"完美"这样的执著心瘾要求。强迫思维者强迫的对象各式各样，而本质就是要把自己遇到的强迫对象思考成符合执著心瘾要求的成果，一个完美、确定、清晰、有规则的"成果"，一次又一次地反复满足心瘾。

强迫对象内涵念头：在强迫思维中，强迫对象可以是一些外界具体的事物。而外界的事物是不能直接和强迫思维发生作用的，患者面对强迫对象时，强迫对象会产生一个让你强迫的念头，这个念头才是强迫对象在患者心中的内涵，患者最终所直接强迫的对象就是心中的"强迫对象内涵念头"。这个念头的存在会违反完美、确定、清晰、符合心瘾理想化状态的执著心瘾要求，所以患者会因此不安和焦虑，极度地想让这个念头消失，以便符合、满足心瘾。

那么患者会怎么让这个念头消失呢？一个人越强行压制自己的念头，这个念头越强烈，要求即逆反，这本来只是个心理现象而已，而患者让强迫对象内涵念头消失最本能的手段就是强行压制它，压制它就会造成逆反，逆反就更想压制它，从而陷入了痛苦的死循环，不能自拔。患者往往会担心"要求即逆反"的现象存在会影响念头的消失，由这个现象为基础，结合具体的对象,提出"万一……怎么办"这样的念头。然后会压制"要求即逆反"这个现象,从而这个现象成了强迫对象。

也有患者抛开最本能方法,用思考去改变这个念头,想尽力地说服它、解决它,让它消失,以此来满足心瘾。总之,以思考为强迫行为的载体,去让强迫对象内涵念头消失,而这样便会沉迷在思考中,同时也强行压制着强迫念头。其实,强行压制的思考就是一个目的——让强迫对象内涵念头消失。

强迫思维的对象千差万别,有时同一个对象还可以具体往下分很多"大同小异"的对象,但本质都是一样。举一个例子,"要求即逆反"是个心理现象,患者要是以这个心理现象为内涵对象,再结合"小异"的具体事物为强迫对象,由此就形成了一个典型强迫思维问题。逻辑理论很复杂,而你去感受事实,它就是很简单的一个强迫对象,事实都是很清晰很明朗的。一个患者冒出这样一个强迫对象内涵念头:万一我去做一件事而心理偏偏要陷入"要求即逆反"的现象怎么办?这就是以"要求即逆反"现象为内涵念头,再加以具体的"想做一件事"的"小异"而成为一体的强迫对象。

3. 弯　路

当一个患者陷入了症状的深处,发现自己不能够正常地生活了,就会心急如焚地去寻找解决之道,寻访心理咨询,查找各种心理疗法,想解决自己的问题。当一个神经症的患者找到了森田疗法,往往第一眼就有种顿悟的感觉——"哦,原来是这样"。一开始,由于自己在极度痛苦中饱受折磨,什么都抱着试试看、不执著的态度,于是"试试森田的顺应自然,为所当为吧"。患者一开始往往会收到良好的效果,患者的心也舒然放开:"终于找到解决的方法了。"但是,问题就这么简单地结束了吗?遇到森田疗法,把森田理论作为自己心中的理论指导,症状就会永远消失了吗?如果就这么简单,那么强迫症就不是强迫症了!

· **强迫惯性**　强迫惯性可以分为"强迫习惯"和"强迫状态记忆效应"两方面。

一个患者因为以前几乎无数次的反复强迫行为,必然会形成强迫行为的习惯,我们称之为"强迫习惯"。当患者遇上自己的强迫对象的时候,会习惯性地针对它实行强迫行为。比如一个有很深"数圆圈"强迫症的患者，本来看见圆圈就会习惯性地去数数，这是习惯性的而不是因为心瘾。强迫习惯只是一种习惯，它只是症状的并发问题，通过行为就可以改变习惯。患者常在强迫习惯当中做着强迫行为，却还以为自己是正常的追求行为。

一个在强迫痛苦中沉迷的患者在面对强迫对象时，和正常人面对这个对象时是不同的。患者面对强迫对象，过去对强迫对象进行强迫行为的感觉，强行做强迫行为而做不到的焦虑感，对症状的恐惧感，都会马上显现出来，这让患者"身临其境"，这就是"强迫状态记忆效应"。正常人是在强迫泥潭外面的，也没有进去过，所以面对强迫对象时什么都没有，不存在问题。而患者不同，他面对时，在强迫泥潭中的状态感觉全部反映出来，给患者一种紧张的状态感，为事实上的强迫行为埋下条件。

强迫惯性是必然的，它不是什么严重的症状问题，而是执著必然引发的"正常"的问题，但强迫惯性却可以诱发症状。通过放弃强迫行为和随着时间的推移，强迫惯性会越来越少，直至消失。

・**余留心瘾**　不可能刚经历过森田疗法的顺应自然就可以完全去除心瘾，正如不可能抵抗一次发作就可以完全消灭毒瘾一样。余留的心瘾是经过长期、几乎无数遍的强迫行为加深加固了的，余留的心瘾执著只能通过长期的自然的行为来淡化，直至消失。症状反复的根源也就在于余留心瘾。

・**弯路**　患者其实在不停地去探索强迫理论和实践强迫行为来满足心瘾执著。当患者接触森田疗法后，又会因为强迫惯性和余留心瘾而把森田理论本身当作强迫理论去探索，把森田疗法的实践效果当作强迫行为来反复追求满足。也就是说，利用森田疗法作为理论指导来满足心瘾。这就是所说的弯路，也是症状的一种最严重的反复。

4. 新森田，真自然

・**中国式新森田疗法**　学习森田疗法的患者朋友心中都有自己所领悟的森田口诀，像"顺应自然，为所当为""无为""放弃执著""接受事实""不治而治"等。这些口诀要表明的都是一个概念，就是面对心中执著心瘾的自然行为之道。当这些口诀被你反复地探索完美理论、反复实践完美效果的时候，你已然走上了弯路。

强迫症是一种特殊的症状，而传统森田理论又有些模糊的地方，也可以说传统的森田疗法的理论指导不完善，一些强迫症患者便会在这些模糊、不完善的地方陷入弯路。中国式新森田疗法的特点就是：用清晰、完善、避免走弯路的理论指导患者的内心，让患者用自然的行为来代替满足心瘾的行为，再通过此行为来淡化心瘾，直至痊愈。任何一种理论指导一旦因为满足心瘾而去反复探索理论，反复地实践、证明治疗效果，就走上了弯路。"新森田，真自然"是避免患者走弯路，可以帮助患者顺应自然一条直路走到尽头。新森田先点明了弯路，再用清晰的真自然之道来作为理论指导。新森田的理论指导是指宏观的理论指导，不是说要患者具体地对某一个症状去用什么特殊的方法。新森田的理论指导如同种子，种入患者心中，扎下根，让患者做到真的顺应自然。

·真自然　关于森田疗法的书有多少本，理论就有多么复杂，但可以这么说：森田的核心就是真正地顺应自然，除此之外，没有什么重要的了。

·顺应自然　顺应自然就是让你放松、舒适，不强求痛苦，并同时做自己真正想做的事。人本来就是这样的，痛了就放弃，追求舒适。舒适的感觉是自然和谐的象征。自己找苦吃，劳累得很难受，没有人喜欢这样。人在成长过程中有理想，有抱负，有自己的理论原则，为了这些理论原则的追求，我们有时会甘心受苦。

我们可以把强迫思维的根源——执著心瘾也当作一种理论原则，患者往往习惯于为了执著心瘾，而去自找苦吃。表面看是种理性的行为，实则是被执著心瘾牵着鼻子走。

当患者发现自己的思维或是碰到什么强迫对象，觉得心中的思维不明不白、含含糊糊、乱了，不符合强迫思维的执著心瘾的完美要求的时候，就想去弄个清楚（强迫行为），宁愿吃苦，去实施强迫行为。这时顺应自然就是要放弃把它弄清楚的心瘾，去选择自然，去追求放松、舒适，不强求痛苦。

选择了自然，刚开始时感觉思维就是乱，就是不清不楚、乱七八糟的，一开始会很不习惯。不过，你想要不乱，想要摆脱这种不安，你就是开始强迫行为了。所以，顺应自然就是患者的一个选择——是选择自然，还是满足心瘾？选择了自然，虽然不安，脑中思想就是不清不楚，就是乱，很不习惯，有去用强迫行为摆脱的冲动，但慢慢就平和了；选择了满足心瘾，反复去践行强迫行为，痛苦是没有尽头的。

仔细地看前面"顺应自然"的解释，如果你有所体悟，就会知道，"为所当为"也是顺应自然中的具体做法。像"为所当为""放弃""接受""无为"之类等都是顺应自然的具体表现，宏观地说，森田疗法就是顺应自然。

· **为所当为** "顺应自然"，那么必然"为所当为"。为所当为是相对于强迫行为而言的，你顺应自然就自然没有强迫行为了，就是在为所当为了。

沉迷于弯路中探索理论的患者总是问："怎么区分为所当为和强迫行为？"其实，自然本身就是个区分的"度"，去顺应自然，自然本身就存在，那么就自然而然在自然中了。患者遇到的具体的事物虽然复杂，但是顺应自然，以顺应而随自然万变，就是"无为而无所不为"的妙处了。"为所当为"就是说，在做什么——是当为还是强迫？是以生活为中心，还是以强迫对象为中心？

大家可能有这样的体验，有很多强迫症状的人，一旦一个主要困惑你的症状成为你现在的主要症状，那么其他的症状好像都被忽略了，不存在了一样。其实，对于人来说，千万个矛盾中也可以分出一个最主要的矛盾。患者一次只能以一个症状问题为主要矛盾，那么全心全意投入、陷入这个矛盾中，就必然忽略其他的症状，也就是说其他的症状在一个顺应自然的状态中了。以一个问题为主要矛盾，其他的问题、矛盾就会以你的主要矛盾为中心而顺应自然了，一切都是为主要矛盾的解决而改变、适应、顺应的。

那么，为所当为以"当为之生活"为主要矛盾，不以症状为主要矛盾，那么一切执著矛盾也会为了"当为生活"这个主要矛盾而顺应、改变，所谓的"症状"为了附和主要矛盾——"当为之生活"，也就不存在了。这就和患者以一个症状为主要矛盾时就会觉得其他的症状被忽略了是一个道理。

· **放弃与接受** 顺应自然之中，放弃就是说放弃满足心瘾、造成痛苦的强迫行为。患者对于强迫对象可能会用尽百般方法，想让它改变成符合执著要求的样子，强行压制，结果却越压越强，强求而不得是很痛苦的。放弃强迫行为不去强行压制、要求，就必须接受强迫对象，所以从某种意义上而言放弃和接受是同一个动作。放弃强迫行为，接受强迫对象，就达到一种"和平相处"的状态，放弃、接受、顺应，会找到和谐的一种自然，而不是先前为了追求理想化状态的痛苦。

一般而言，走上弯路的患者大多刻意追求"和平相处"，刻意地去接受、放弃。这种刻意，本身就是强迫行为，刻意地接受其实就是执著于接受强迫对象后让自然把强迫对象去除，这还是不接受，还是压制。如果没有达到自然消失的目的，又会转为强行压制。

不走弯路，放弃、接受、和平相处是很自然的，可以说顺应自然就会这么做。刻意地说放弃、接受这些词，就是注重于具体的理论指导了。自然不需要具体的理论指导，自然本身就是和谐的，用具体的理论指导去代替自然，必然没有自然那么和谐，必然会出问题。顺应自然是去宏观地顺应，而不是用理论指导去代替自然。

不去压制，不刻意地强调，就是"无为"了。真正的放弃、接受是很平和自然的状态，平和的状态其实就是顺应自然的状态。不要去强求森田的理想化状态，强求森田疗法的理想化状态就是弯路。患者总是问该怎么做，有没有想过，根本就不需要做，"无为"而真自然。

我来细说一下"顺应自然"中的放弃、接受、无为的精华吧！

放弃压制强迫对象的行为，接受"被压制"的强迫对象，再去追求、做自己想做的。

和自己追求、要做的和平相处。有些事情本来就做不到，也不需要做到。

顺应自然是取自然永恒存在的，因"自然需求"而去做，你会发现"去做就可以达到"！你的本能未曾消失，去做就可以做到，你还是正常的你，什么都没改变。不过是达到目的就可以了，不要追求理想化状态的达到目的，追求理想化状态就是心瘾，不去追求才是自然的。

不要贪多，不要执著，不要进入一发不可收拾的欲求漩涡当中。

说一个故事，有两个人，一个是强迫症患者，一个是修道的自然之人。他们同时得了重病，这时上帝出现了，要他们两个各自说一句话，上帝将帮助他们实现这句话。修道之人想都没想就自然地说："让我的病好。"

于是他的病好了。强迫症患者思前想后，试图想出一句囊括所有愿望的最完美的一句话，上帝等的不耐烦了就走了。这只是我编的一个故事，目的是让你知道患者就是这样。其实自然的要求达到就可以了，而患者却总想以理想化的状态去达到要求，在现有的基础上想更好，非常过分地、病态地不甘于现状，执著且贪婪。这种执著、贪婪就是患者的心瘾特性，与其痛苦地追求理想化状态的达到，不如自然地达到目的就好。放弃满足心瘾，放弃追求理想化状态，自己自然地追求，简单的目的只要达到了就可以了，让自己的追求和强迫对象和平相处，就不再有痛苦。

　　放弃、接受、无为、为所当为等只是顺应自然的一部分，患者运用这些口诀后，一样还要顺应自然，否则就不是完全的顺应自然。口诀只是一部分，任何口诀都不能代替整个"顺应自然"，否则就是弯路。比如遇到强迫问题，放弃解决问题是顺应自然，但放弃后呢？面对放弃后的问题一样要顺应自然，不能只是放弃。放弃解决问题，也可以放弃问题本身。如果一味地只是放弃、接受、无为等，那就是死守着理论的弯路了。顺应自然是"活"的，大家要理解这个"活"字。去顺应自然，不走弯路，虽然强迫弯路会对自然之道本身去执著、去强迫，但是自然之道本身也可以顺应自然"针对其本身的强迫行为"。

　　新森田疗法把弯路点明，把真自然说清，就是用完善的没有漏洞的宏观理论去治疗强迫症。真正的顺应自然，自然且不受任何束缚，哪怕是你心中有最不可侵犯的理论原则，也不能去束缚顺应自然。没有任何阻碍地顺应自然，才是真的顺应自然。

　　体悟了真自然后，即使面临余留心瘾导致的症状反复，也会无所畏惧。反复一出来，马上又会顺应自然，症状已经不能像以前那样伤害你了，心瘾也会慢慢淡化。患者往往是怀着用森田疗法治疗症状的心，这是必然的。但是不可强求于治疗，森田疗法不是说治疗，而是说顺应自然。顺应自然和治疗不是一回事，要你顺应自然，没有要你去"治疗"。所以说，森田疗法不是治疗，而是顺应自然，只是告诉你，顺应自然比满足心瘾好。强行治疗、解决问题本身就是强迫症，和弯路一样就是症状的延续。

　　一个患者面对执著对象时总是想先用具体的理论去指导自己的行为，

这便代替了自然，造成了问题。比如一个强迫余光患者看东西前总要去理论指导一下，用个方法对待一下余光再看，这本身就是在强迫了，然后一步步纠缠。一般人看东西就是看，自然永恒在，自然不会消失，不会改变，自然而然，没有用方法。患者面对强迫对象，为所当为，取自然永恒在。不要用什么具体的理论指导顺应自然，无为于对执著对象的纠缠。做就做，不要寻求理论指导，不要预先想应怎么做。

"取自然永恒在，放弃执著最外层"（这两句口诀概念请参看前文）！但是，当为去做，也会临时感到不对，那么自然之道会用顺应自然的行为来改变那些不对，调整这一切，总之顺应自然就够了。顺应自然是和谐的，以前我刚学习森田疗法的时候，也很怀疑这一点，如今敢确定，顺应自然真的是和谐的。对森田疗法中提出"万一什么"的理论问题，那些"万一什么"的担心几乎都是不会存在的。

再来说一说死循环。强迫行为总是一开始时相对轻微，先有了强迫心瘾的发作，再有强迫行为。强迫行为第一次做不到，就越想去做，越想去做，就越做不到，就更想做。即使做到了，下次心瘾会更深。这就是个死循环。患者不想进入死循环，就得从一开始就做好。如同戒烟一样，一个人有很大的烟瘾，第一次能忍住不吸，想戒就好办了。如果第一次忍不住吸了，第二次忍不住吸了，总说先满足一点没事，下一根再戒，一直到八、九次的时候，再想戒就远比戒第一根难了。

强迫死循环是这个道理，很多事情也是这个道理，在最开始的时候就要停下，如果为了一时之快，任其发展，就会造成灾害。在死循环深处，患者无为的行为往往也会临时觉得有错误和不对。自然之道选择了无为，那么自然之道自然本身会和谐地调节无为后的问题，自然之道会用行为来改变错的行为，调整一切。无为而不纠缠，自然之道会调节一切，顺应自然是和谐的。患者的问题关键在于这个"纠缠"。不纠缠症状的治疗，只要顺应自然无为去做就够了，森田疗法不是说治疗，是说顺应自然、不治而治。患者要明白这一点，面对强迫对象不"纠缠"，无为而取自然永恒。顺应自然一气贯通，顺应自然是和谐的。

· **坦然面对症状的反复**　患者常常不自觉地被强迫惯性牵扯进入死循环症状中，当觉醒的时候，其实也只刚刚尝到了一点苦头而已，这时候应该立即顺应自然，放下习惯性的强迫动作，这是能轻易做到的。这时候，不要去内省自己，不要去内省森田理论哪里没做好，不要去探索理论。如果去做了，就是被强迫惯性牵扯进入死循环后，又马上被余留心瘾拉进弯路了。时刻顺应自然就够了！这是容易犯的错，应留心。

强迫惯性和余留心瘾是必然存在的，面对症状的反复，不要慌乱地陷入弯路。当面对强迫对象时由强迫惯性牵扯进入弯路、死循环，这是症状的反复，是必然的，但只要记住任何时候都要顺应自然就可以了。所谓的"时刻顺应自然"本身也是自然的，不要在字面上误解，把它看成具体的理论指导，否则死守着也会将其变成弯路。

· **强迫患者的强迫行为流程**　患者遇到了强迫对象→提出强迫问题→产生强迫对象问题内涵念头→解决问题→证明问题不存在→说服自己让强迫对象内涵念头消失（来达到证明问题不存在的目的）→实验一个完美的生活过程，追求一个稳定完美的"理想化状态"→用具体的理论指导执行强迫行为→陷入死循环。这每一步都是瞬间发生的，语言上分为一步步，实际上为贯通的一体。

· **自然的性质**　顺应自然就是要顺应本来存在的自然，不是主动、刻意去做什么，同样自然也不是静止、软弱的，自然的性质就是"自然需求被动行为"。面对自然的需求，一种平和的需求，"被动"地去有所"作为"，顺应这种需求而被动地去作为，这就是顺应自然的具体践行。主动、刻意地做就不是自然的需求被动行为了。用行为压抑自然的需求，高于自然需求，都是主动而非被动，也就不是顺应自然了。看到这里，你应该明白，为什么主动的理论指导代替自然需求是不行的——因为理论指导的行为没有"自然需求"的行为和谐。

· **结语**　中国式新森田教程疗法有4个重点：第一，症状的本质；第二，自然之道的本质；第三，弯路；第四，自然的本质。自然之道是顺应自然，而自然又有其本质，弯路是症状的延续。这四点是症状、治疗的总和。新森田理论相对于传统森田理论，完善了理论指导，填补了弯路漏洞，是走过无数痛苦的弯路才总结得到的。前人走过的弯路，后人不要再走，这就是我的希望。

（四）自然疗法

对于一个人来说，其一生的生命旅程中必然会有各种各样心理上的烦恼、痛苦、折磨。对于一个神经症者来说，这种痛苦和折磨会更加多。和平年代，人在单纯肉体上的痛苦少之又少，而心理上的痛苦会变得复杂、深入且普遍。

心理痛苦源于何处？神经症者忍受那残忍的折磨又是为了什么？

分享一则故事给大家：

周名和灵雪子站在房顶，看着秋迁的大雁飞过。灵雪子问周名："大雁自由自在地飞过天空，它们有烦恼吗？"周名答道："当然有了，大雁会为了下一餐的食物辛苦寻觅，为了安定的迁移之地而仔细选择，也会为了养育后代而劳累。当这些事情出现了差错，大雁便会烦恼。"灵雪子接着问："那大雁有人的烦恼吗？"周名看着她道："人有着和一般动物不同的地方，也正是因为这个原因，人的烦恼也就更加多而复杂。从表面上看，人的烦恼多得就像绵羊身上的羊毛，怎么数得清楚？大雁是绝对没有人那么复杂的烦恼的。"灵雪子好奇地问："你可以说说人的烦恼吗？"周名看着大雁飞过后晴朗无云的天空，说道："你看这纯洁的天空，人的心如果和它一样宽大、自然、无所牵挂，就不会有烦恼了。人有烦恼是因为人有欲求，任何需求、喜好都是欲求。"灵雪子带着反对的口气说："照你这么说，人饿了要吃饭，困了要睡觉也都是欲求？欲求会带来烦恼，难道我们就要抛弃欲求吗？"周名笑着回答道："听我把话说完，你所说的是自然的欲求，有了自然需求才能生存，这是无需理会的。一个人除了自然必需的欲求，还有其他很多的欲求，这些欲求并不是必然的，它们本来是不存在的。但是一旦后天得到了满足，这些欲求就会出现。而且欲求是可大可小的，得到了满足，人会有更大的欲求，如此下去，欲求会变得无穷无尽。"灵雪子说："能举个例子吗？"周名说："你看看你手上的饰物吧，难道你生下来就知道要在手上戴饰物吗？当你第一次戴上饰物时感到很欢喜，但是时间久了你就会觉得索然无味，想换更加美丽的饰物，等你有个更好的新饰物，你就会期待更好的。你会反复品味、挑选饰物，如此下去，你对饰物的欲求就会很大。当欲求大到一定程度时，就会发生质变，变成执著。这时就会给你带来无尽的烦恼。"灵雪子说："为什么执著会带来烦恼？"周名回答道："你执著于什么事物，你就会被什么事物所伤害、困惑。这么说吧，执著的内涵就是强烈的欲求。当你在追求的时候，如果事实与你的追求相反，你就必然会被事实所伤害。任何与你追求相反的东西都会伤害你，你都会感到无尽的烦恼。你没看过那些在牌桌前输红了眼的赌徒吗？他所追求的是'赢'，但是与他追求相反的'输'来到的时候，他就被深深地伤害了。"灵雪子问："是不是执著有多大，伤害就有多大？"周名回答道："是的。如果一个女子执著地追求自己容貌姣好、身材美好，当她在镜子里看到一个不满意、有缺陷的自己时就会感到苦恼。她会因为自己脸上不白净的地方而感到不安，一遍又一遍地照镜子。她就是被跟自己欲求相反的东西所伤害、迷惑了啊！强烈的欲求必然会带来强烈的伤害。"灵雪子："我现在明白你说的'你执著于什么，你就会被什么所伤害、困惑'了。"

第二天早上，灵雪子见到周名。

周名饶有兴趣地看着她，说："你好像有什么困惑，是因为昨天的话吗？"灵雪子回答道："是，我因为你昨天的话有了新问题。你昨天的话是对一般人说的。而神经症者比如强迫症者，也只是欲求过大、很执著而已，为什么他们会受到那么大的折磨？为什么一般人也有执著，而一般人却不会有症状呢？"周名说："你知道吗？欲求有两个要素，一个是方向，一个是深度。一般人的方向并没有偏离正常很远，即使深度很大，也不会导致神经症。一个烟鬼，别人会说他有心理疾病吗？不会。但是，神经症者欲求的方向偏了，再加上深度，就会变成症状。一个对水有恐惧的恐惧症者，别人会说他有心理障碍，但是如果一个人以同样的恐惧去怕一只老虎，却没有人会说他有心理障碍。"灵雪子又问道："神经症者的欲求是什么样子的？"周名说道："欲求和执著是大多数世人都有的东西，只要不是非常深、非常严重就不会出什么大问题。但是你看看，强迫症者对一件事物所追求的完美主义，是多么的执著，那就像剧毒一样！人际障碍者又对人际关系多执著啊！欲求可大可小，你说欲求是自然的吧，但是欲求被发展成了极大的执著，扭曲了人的心灵的时候，还是自然的吗？不能笼统地说欲求的对错，应该视欲求的方向和程度而定。"

冬天来了，灵雪子看见地上的水因为一夜的寒风变成了冰。她问周名：

"欲求和执著极大的神经症者怎么才能返回以前的状态呢？水因为慢慢地变冷成了冰，冰在温暖的时候又会化成水，你看一个神经症者可不可以像冰一样化成水呢？"周名说："水因为冷变成冰，而冰因为热变成水。正常人因为欲求变成患者，患者也会因为放弃欲求变成正常人。"灵雪子问道："能具体说说吗？"周名说："欲求和执著是像毒瘾一样的心瘾啊！人是因为不停地追求欲求、满足心瘾才变成患者的，那么他就要从顺应自然，放弃满足心瘾开始转换回去。"灵雪子又问："放弃执著难吗？"周名说："强迫症者要放弃所追求的目的，还要承认一个有症状的自己。恐惧症者要放弃对安全感的欲求，正面自己所恐惧的事物，你说难吗？要说容易，做起来也容易，难的是对欲求的舍弃。你想想，要一个烟鬼不吸烟难吗？要一个色鬼坐怀不乱难吗？"灵雪子说："你是说做起来不难，最难的在对欲求和执著的舍弃是吗？那要怎么舍弃？"周名回答道："顺应自然，放弃执著，无为，这些话其实说的都是一个意思——舍弃。但是执著的形成也是需要一个过程的，小的欲求先是得到满足，然后更大的欲求会吸引着人，人会在得到和得不到的边缘，被更大的欲求吊着胃口，一旦欲求满足，又会被比之前更大的欲求吊着胃口，这就是'欲求建设效应'，欲求通过这种效应变得极大，然后表现成执著。顺应自然也只能通过放弃满足心瘾，选择自然的行为并且加以时间来一步步淡化欲求、淡化执著。这是针对'欲求建设效应'而来的，双方是平等的。"灵雪子说："执著并不是说放就能放的。"周名说："是的，在顺应自然、放弃执著的过程中有着各种阻碍、诱惑。"灵雪子说："但是如果不能归于自然，面临的将是可怕、不可想象的结局吧？"周名说："自然是和谐、有规矩的，就像患恐惧症的人无论如何也不会怕得死过去，再坏也不会坏过一定的程度，而且不管坏到什么程度都不是没有希望的。"灵雪子问道："每个人都有希望吗？"周名笑道："那就要看患者自己了。"

庄周在梦中，觉得自己是蝴蝶，开心地飞舞着；然后梦见自己成了一棵花草，静静享受着晴朗天空中洒下的阳光，从未感受到如此惬意；接着成为了大地，承载着世上万物，无比厚实；又成为天上的云，不知多少千里，逍遥飘悠……直到醒来，他才发现自己是庄周，而在梦中早已忘记庄周是什么了……

存在就伴随了规律，我们把规律叫作"自然"。正是自然才能让"一"分为"二"，"二"分为万千事物，然后产生了元素。我们能够凭借物理学、化学等来分辨，是哪些元素构成了我们看到的树木、云彩、大海和无限的星空。地球只是宇宙中的一粒尘埃，我们的一切喜怒哀乐又都是这尘埃中的尘埃。万事万物因为自然而运转、存在，其中有我们知道的规律，也有我们没发现的。

不论千万事物，看透是"一"。事物分"二"而存在，能看清"二"，自然能看到"一"，不要片面地看到"二"的一个方面，而不知此消彼长的道理。如果能理解到这个层面，那就并不是单纯的哲学道理了，会发现这是蕴藏于你经历的任何事情中的规律。你也会明白，自己以前所认为的好，其实无所谓好，以前所认为的得到，其实也无所谓得到。

自然对于任何存在的事物都是一样不偏不倚的，万物本来一体。尘埃和恒星并没有区别，你和我也没有区别，大自然和你我亦没有区别。你、我、大自然的万物都是从"一"变化出来，终又合而为一的。对别人的灾难幸灾乐祸的人，看不到其实是在讽刺自己。万事万物都是你，你也是大自然，没有彼此，作为大自然的一份子本就与万物合而为一了。宇宙无穷，与你同一；蝼蚁轻微，与你也同一。你所认为的无穷并不是真正的无穷，你所认为的轻微并不是真正的轻微。以上只是我的个人感悟，如果有人能深深地明白其中的道理，必然会恍然大悟。

既然万物为"一"，那么无论用怎样的"完美欲望"来追求自己的执著是"一"，达不到强迫心瘾的目标也是"一"。"实"并不会改变，只是机遇和方向在变，那些苦苦追求着"心中理想状态"的强迫症患者又是何苦呢？

喧闹的城市、无人的荒野，这是两个很不同的地方，世间万事万物构成了它们，任何一事一物都以"二"为体现方式。阳光挥洒在大地上，同时也造成了阴影；一个人打击掉对手拥有了欢心，失败仇恨的危险也同时产生了。一切皆平衡，得失等量，没有纯粹的获取，这本是万物的道理。很多事情片面地看非常不公平，但跳出来就能看到大自然中根本没有不公平。贫穷的人为了一顿富足的午餐而开心，富贵的人为争取天文数字的财富而开心，从心来说，两者满足的欲望都是相同的。代表欲望的事物一旦得到，满足后就会有更强的欲望出现，一样地苦恼，一样地期待……从这些，我们就能看出一些宏观平衡的端倪。

强迫症患者如果能深刻明白平衡的必然性，就会看透自己心里的患得患失。满足心瘾的"心"必然会反感违背欲望的"事物"，然后强逼着自己去作为、改变。现在能够看到吗？患者想要的"解决症状（问题）"如果只是达到满足心瘾的要求，而不是放弃心瘾，那便只会陷入一个更深的旋涡。

当"一定要好好解释、解决症状和怪问题"的行为发生时，随着完美欲心理发作，相应的理论问题也产生了。一切事物皆平衡为"二"，你去强行满足完美欲的时候，达不到你要求的问题也自然存在了。问题是自己找出来的，这就是"症状因解决而存在"的意义。正常人不会有如此强烈的心瘾，也不会认为这是问题。患者的症状是因为追求过多的欲望，所以认为这是问题，症状才存在！心瘾与症状同时产生，两者任何一个消失，都会将一切化为零。

世界上没有不平衡的事，事实的得失、好坏、荣辱都不是你认为的得失、好坏、荣辱。如果我说在生死边缘的难民和坐在高档办公楼里的知名企业家其实没什么区别，肯定有人会大笑这个观点的荒谬和愚蠢，但是真正有人能看透自然中万物蕴涵在"平衡"这个规则中，任何事物也逃不掉的话，就会理解其中的意义了。

强迫症者都是有些方面的"心理欲望"被激化为极端的人，因为"小小的得到"满足了完美欲，所以兴奋不已，同时又看不到同等价值的失去。又因为"小小的失去"违背了完美欲，所以日夜不安，而看不到同等价值的得到。患者总是追求着完美，因为达不到心里理想的境界而痛苦。患者所认为的完美根本不是完美，因为得到必然会失去，没有什么赚到。真正的完美就是自然的"二"，一切皆平衡，万事变化只是机遇不同，完美是必然、不需追求的。从某种意义上来说，完美等价于不完美，执著地追求完美只不过是选择一个"痛苦的机遇"，选择一个另外的"方向"。表面上得到了完美，实际上在你得到的同时发生了不为你当时所知的等价失去，最终和不完美没有什么不同。能理解"二"，就能理解这一切了。

这样看来，人们所以为的完美真的是好的吗？自然规律中，要说好的方面，什么都好，要说坏的方面，什么都坏。其实好与坏根本是平衡的，不管事物怎么变化，都可以无所住心地看待。

"有得必有失，得失必平衡"，普通人只当是一句听习惯的理论。但如果有人用足够精确、大规模的数学方法运算出来，就会发现这是注定的事实，你也就恍然大悟了。

症状不过是违背自然造成的必然结果，既然是"必然结果"就不可能解决，任何人都一样。患者所认为的解决是所谓的成功地违背自然的结果，无法达到就痛苦不止。自然的解决方式是不去强行违背自然，不避开"必然结果"。

明白"二"的道理，就能正视自己的欲望，心不再为心瘾紧紧抓牢。但是心瘾长时间累积一定会让你感到困惑和想不开，患者一定又会有想解决这些"困惑和想不开"的完美欲望吧？算了吧，顺其自然不是"念"出来的，是什么都敢放下，敢不想，敢投入正常生活，做当下的自己。

· **强迫惯性**　长期的心瘾和症状造成的习惯性行为，不自觉地触犯强迫行为。惯性以心瘾才能产生症状，否则只能慢慢消失，不会造成伤害。

· **在安逸中忘却**　当你在痛苦绝望中顺其自然、为所当为缓解了强迫症时，常常又会忘记之前经历的种种。安逸的生活中，又开始追求着自己喜爱的完美世界，产生"为所当为不必遵守，满足一下也未尝不可"的想法。记住，并不是明白了症状的原理和自然的道理就可以永远避免强迫症——心瘾在，症状在；心瘾灭，症状灭。

· **自我欺骗地满足心瘾**　培养出了多大的心瘾，你就得付出相应的时间和毅力。回去的路上往往会不自觉地满足心瘾，自我欺骗地满足心瘾。即当口中念着顺其自然、为所当为时，事实行为却不顾痛苦而强行追求自己"理想的状态"。让患者误认为永无可愈，这是一个阻力。一切蕴含在平衡之中，顺其自然而生，顺其自然而灭。

· **自然异样**　万物在遵循自己的规律不断变化着，复杂中蕴藏着简单和谐。患者的心境也随时间变化着，现在和过去已经不一样了，想完全回到过去的状态是不可能的。无论任何状态，顺其自然就行，即使感觉异样。强迫自己追求与过去完全一样的感觉也是一种完美欲。现在的自然和以前的状态会有区别，不要自寻烦恼地觉得是什么症状。顺其自然，事实为真，放弃强求。

- **对自然理论的探索**　完美欲的心瘾转移了目标，开始从探索治疗理论得到满足，结果越陷越深。想以理论来解决问题是不可能的，只有从心瘾为切入点，以行动来解决问题才是对的，少想，多做。明白的你已经明白，不需刻意记住什么，该做的就去做，为所当为吧！

- **迷惑**　面对各种困惑，很难不多想，也很难知道怎么去做才是正确的，种种阻力都会影响你。在症状好坏交替的时段，下次症状变坏的时候就会怀念"好的状态"，强行地去追求记忆中"固定的状态"，这又会变成强迫。这时按这16个字"状态常变，自然不变；事实为真，放弃强求"去做即可。不管面对什么，事实就要接受，不管是完美或者是不完美，抑或是伤害你的，不能强行用想法去改变不可能改变的事实。在事实的基础上，正常地生活，而非追求心瘾。求好的欲望是自然的，执著的心瘾是后天心灵扭曲而成的。治疗不是去完满地满足心瘾，而是消磨心瘾，所以你不会觉得爽而是觉得像在戒毒瘾。如果能放弃强求，以事实为真，那么就不可能存在痛苦，所有的痛苦全部是强求而不得造成的。每当因症状而痛苦时，要明白这一点。

- **不安常在**　放弃心瘾的同时会感到焦虑、不安。患者有时为了摆脱这些不良情绪，就走上了继续进行强迫行为、放弃为所当为的道路。感到不安就让不安自然生、自然灭，不要用心力去强行作用，结果只会适得其反。在不安时，可以做些正常的、感兴趣的事，淡化不安。

患者要坚持放弃强求，坚持事实为真，坚持为所当为。一切与症状相关的矛盾、疑惑、解不开的心结都是事实，要能够接受它们。迎着自己心中强烈的完美欲带来的不安，坚持走顺其自然的路——不管时间多长，不管问题多大，不管是否一直没解开心结，不管症状是否存在，别管它！只要你能坚定地完全不给症状思考、行为的时间，注重生活而虚化症状，迎着内心的矛盾、不安走下去，也不要去预料结果具体的状态，这就是最好的状态！

第五章
强迫症康复规律及患者的体会

一、强迫症治愈和康复规律

所有强迫症患者都会自然地把消除症状作为治愈的标准。诚然，症状一直困扰着我们，在神经症者看来，不消除症状，何谈治愈！殊不知正是这种疑病素质，产生了对症状、情绪的抵触，才使这些东西固化下来，才使我们不能专心做事。如果以消除症状为治愈标准，神经症者就会在潜意识中始终对症状、情绪抵触，症状、情绪也就永远不能消失。即使暂时消失了，如果在某种情境下又产生了以前的想法、症状，就又会产生抵触而"复发"。不以消除症状作为治愈标准，可以使神经症者最终放弃对症状的斗争，达到真正的治愈。即使以后再出现之前的症状、情绪，由于没有了怀疑、抵触，也不会出现反复，所谓症状也会很快自然地消失。当我们不再和症状斗争的时候，症状会逐渐地自然消失，当我们什么时候又捡起枪对准症状时，它又会变得异常强大。这就是自然的法则，能够体验、领悟到这种自然的法则，才是真正的治愈。治愈的标准，心中有个印象就可以了，不要追求"我什么时候才能领悟，我怎样才能体验到"。只要你不再抵触症状、情绪，安心做事就行了。我这里没有用"放弃抵触"这个词，因为如果讲放弃，神经症者又会盘问："我怎样才能放弃呢？"这就是神经症者病态的思维特点。

（一）关于治愈

日本"生活发现会"患者学习教材中，对治愈的定义和康复的规律进行了详细的论述，内容如下。

1. 治愈是指什么？

即使一直坚持在"生活发现会"里学习森田理论，也常会产生疑问，真的会治好吗？在这里我们应意识到，我们所理解的"治愈"与森田理论的"治愈"这个概念是存在某种差别的。在森田疗法中，治愈是指什么？治愈并非指症状（焦虑、恐怖、异样感）的消失，而是纠正把这些看作是异物的认识，体现顺应自然的一种状态。

2. 神经质症的治愈过程

因为神经质症，当一个人烦恼时，感觉只有自己一个人才为这种事在烦恼，在孤独中自我烦恼，所以一直持续在一种闷闷不乐，连该不该去医院自己都不知道的状态中。

（1）共感期

读一点森田理论的书，参加一下座谈会，从那里可以知道神经质症的苦恼并非只有自己才有，很多人都有同样的烦恼。从这里能得到安心感、共感（最初会产生别人的烦恼比自己的轻，自己是最痛苦的感觉）。这是学习森田疗法的第一步，被称为共感期。在此，听一些别人的话，读一点森田疗法的书，慢慢地便能理解别人的烦恼了。例如：对人恐怖症者对在人前发窘、面红感到非常耻辱，为此烦恼不已；焦虑神经症者突然心跳不已，有一种马上就要死的焦虑袭来，痛苦不堪……弄清症状，虽然症状表现不同，但根本上是一样的（最初别人的症状会传染过来似的，但因为根本的一致性，慢慢地也就习惯了）。在听别人讲的过程中，便能知道有很多先辈与自己有着同样神经质症的烦恼并克服了它，就会想：自己难道不能通过学习森田理论重新站起来吗？这样可以看到治愈的希望（从神经质症中重新站起来的契机）。由此也会慢慢削弱劣等感的差别观，以及改变对部分弱点的绝对化的看法。

"劣等感的差别观"是指因为有令人烦恼的症状，所以认为比别人差一等，这是一种从优劣上去判断与别人的差别的态度。"部分弱点的绝对化"是把对谁都会有的（比如在陌生人面前脸红、心跳不已等）正常生理、心理现象，看作不应该有的致命的弱点的一种态度。

（2）被动顺应自然期

在学习森田疗法时，最初要接触的要领是顺应自然，它教我们自然地接受焦虑、恐怖、症状，做应该做的事。然而一旦开始实践，就会感觉理解容易做起来难，这一时期被称作"被动顺应自然期"。

虽说接受焦虑，积极地做了该做的事，但有时仍想逃避。即使有时成功了，但也累得不行。这时便会对这些成果表示怀疑，会出现停顿。这是非常痛苦的阶段！即使是半信半疑也好，在这时除了按森田正马先生说的，按先辈们的忠告去做以外，没有更好的办法了（起初想这么做，但却很难办到，但除了行动以外没有更好的办法，结果自然而然便接受了）。这是实践的第一步。

实践要点：突破恐怖。准备用顺应自然的态度去行动时，谁都有必经的关口，即使能理解这点，但在实际中也不一定能做到，大多数人往往会采取逃避的态度。不论怎么样，都要从身边的事情开始实践。例如叠被子、做清洁、擦鞋、洗衣服及擦玻璃等，像这样在小的实践中不断积累的基础上得以进步。反反复复地做，即使中途逃避了，仍可从这里再开始（从小事开始，反复地做，突破恐怖）。除了实践的积累，别无他路。

（3）能动顺应自然期

到了这一阶段，集中于症状、烦恼的注意力会一点一点地减少，患者会向该做的方向去行动。伴随这个变化，在痛苦之中也能看到达到的目的以及行动的成果。虽然痛苦会反复出现，然而不要焦躁、灰心，要坚持不懈地行动，这是非常重要的。进三步退两步这是很正常的（另一步是确实进步了）。

共感期→被动顺应自然→能动顺应自然，呈一种波浪线，不断向前进（并非直线，弧形才是自然的）。你会越来越自然，症状出现也不会惊慌，而且可以很冷静地在要点上观察、思考，接着也就不再把注意力放在症状上了。

（4）陶冶期

陶冶期，是指在实际生活进步的同时，使神经质好的一面开花结果的时期。神经质是一生（生活意义）的问题，不是立竿见影，马上就能解决的。这一期针对克服症状发生的脆弱性，是没有终结的。

以上四个阶段并非按顺序依次进行，因为这是在日常生活中一边经历痛苦一边通过实践锻炼自己，让自己树立从别人的立场去看问题的方法以及行动准则。总之，尽自己的力量，做对人有用、与人方便的事情，最终会对自己有利。

在不断反复的过程中，做好每一个当下，不期未来，定会顺应自然！

（二）神经质性格的陶冶

学习运用森田疗法是一个漫长的过程，到后期关键是性格的陶冶。高良武久在《森田心理疗法实践：顺应自然的人生哲学》中曾有过精辟的论述。

1. 人的行动一般会影响性格

不可否认，一定的性格会指导人做出一定的事情。但我们也不能忘记"行动会造就性格"这一客观事实，也正是因为这一点，所以神经质性格需要被陶冶。

我们的思维除去睡眠的时间，可以说每时每刻都在变化着，绝不会停留在同一状态。这一点通过仔细揣度自己的内心世界就会明白。我们在考虑某个问题时，思维似乎停留在相同的状态，这只不过是表面现象而已。例如某人从一小时前开始一直在思考数学问题，到现在仍没有答案。表面看来，他一小时前与现在是处在同一思维阶段，实际上从最初的一瞬到最后的一瞬，他的精神活动已经持续了一个小时。即最后的一瞬是经过一小时的持续思维之后出现的一瞬，这与最初相比更有了不同的显著增多的内容。即使对同一道数学题，人们的思维只有在最后的一瞬才比较成熟。如果要使一小时前的一瞬与一小时后一瞬的内容完全相同，就必须把一小时内经验的持续一笔勾销，这实际上是不可能的，因此我们每时每刻的经验都在不断创新、变化着。我们昨天和今天的经验并不像在树上嫁接竹子，而是像滚雪球一样，开始很小，但随着不断的滚动，内容也不断增多，最后便有了更加充实的内容。这也像河流是由无数细流汇集而成一样，人们精神生活的流动也不会有半点中止，是在不断扩大、不断变化的，这就是精神生活的本质。

应该注意，这种变化并非发生于漫无边际的空想和思维，而是由于实际的行动才使思维变得更加实际和深刻。仅仅伏在桌前冥思苦想，不会起到实际的作用，只有实际行动才能调动人类的全部意识，才能比单纯思考更深地渗透到我们的生命中去。实际行动是提高我们对实际生活的适应能力的最直接的促进剂，通过实际行动体验到的自信，即使其本人并未觉察，也会使其性格更加坚强。

神经症患者性格的陶冶也必须经由这种对实际行动的体验才能实现。可是，他们一般是采取逃避痛苦的态度，他们最关心的是把这种痛苦抛弃。如社交恐惧的患者总想避开众人，或想一些小聪明不让别人发现自己的症状；如不洁恐怖者，不愿随便接触别的东西，为了得到暂时的安慰便不停地洗手；还有的患者因为有头重感就不工作，因为害怕疾病就不外出等。这些都是对痛苦的逃避，如果实在逃避不开就尽量地敷衍了事。若患者采取这种态度就永远不能从痛苦中解脱出来，也永远不可能适应现实生活。患者不能忍受痛苦去做应该做的事情，就绝不会得到在实际行动中产生适应人生的自信。

2."忍受痛苦，为所当为"

这是神经症患者必须采取的生活方式，如社交恐怖患者要忍着发抖的恐惧心与人接触；赤面者要坚持以这种样子与人接触，不洁恐怖患者要忍着害怕坚持去打扫卫生，失眠恐怖患者要坚持去做白天应该做的一切。

这时，也许有人会问："神经症患者开始了日常的生活，其症状就治好了吗？"这种提问是十分片面的。要学会游泳必须要跳入水中，不跳入水中，就永远学不会游泳。如果不先跳入水中，就永远也学不会游泳。因此，无论如何要先跳入水中。同样的道理，神经症患者无论感到怎样痛苦，都应该做到忍受痛苦并投入实际生活中去。如果患者自己做不到这一点，也可以在别人的指导下去做。患者一边忍受着痛苦，一边做应该做的事，这样就可以在不知不觉中得到自信的体验。

许多患者固执地认为自己有神经质的症状，什么工作也不能干。但是患者入院之后，与自己的想法正好相反，完全可以从事被分配的工作，这连患者自己也感到吃惊。患者有了这样的体验后，就能弄清自己的症状实际上是自己主观臆造的产物了。能觉悟到这一点，可以说已完成了领悟的第一步。

神经质性格的陶冶并非将性格彻底改变。所谓陶冶，是指将神经质性格中的长处得以发扬。做事认真、踏实、勤奋、责任心强，这是人的美德，这种美德在什么情况下都必须发扬。与此相反，如果做事不加思考，随心所欲则注定要失败。神经质症患者普遍有一种神经质的细心和谨慎，这一点经过引导，可以极大地发扬性格中的优点，对治疗可起到积极的作用。

3. 对客观事物的正确认识与积极服从

人们要真正客观地、正确地认识现实中存在的客观事物并非易事，因为客观现实并不一定符合我们的主观愿望和理想，有时甚至事与愿违。大多时候，我们有时会有意识或无意识地片面地看待现实。比如，我们上了年纪，不管我们愿意或不愿意，总是会变老的，白发和皱纹在增多，体力也渐渐不支，这是事实，虽然事实与我们的愿望相反，但也要承认事实。我们有时不愿承认事实，企图将不现实的想法变为现实，但是随着时间的不断推移，最终会在某一时刻体会到幻灭的痛苦。所以，我们要正确地估计可能范围，并朝着这个范围做自己的努力，这样才不会引起过度的心理冲突。神经质症患者对存在的事实并不能现实地对待，他们把自己的理想和欲望扩展到完全不可能的范围，因此他们常常感到痛苦。以对人恐怖为例，我们说自己和对方都是生活中的人，人与人见面时会引起感情的波动，特别在见到上级或异性时，会产生一种不安或不好意思的感觉，这对一般人来说是很平常的事情。我们应正视这一事实，顺应自然，即使感到难为情，甚至苦恼，也不应对此抗拒，这样就不会产生强迫观念，而且会保持正常的心理。相反，如果对此产生抗拒之心，无论如何也不能顺应事实，如果形成这样一种心理，就会背离事实，并且行为会变得越来越荒唐。

我们在路上行走时，一辆汽车从前面疾驶而来，这时我们会产生不安、恐怖的想法，正因为这种不安和恐怖才促使我们立即躲避。在这一心理活动过程中，我们会自然地接受自己出现的不安和恐怖，并不以出现不安和恐怖为耻，也不会特意消除这种不安和恐怖，而使情绪自然地转为正常，就像没出现过一样，因此也不会出现任何心理冲突，汽车驶过后不安感也随之消失。这时的不安是理所当然的事实，我们应正确地、自然地接受这一事实，而不能有任何的抗拒。因为我们采取了"任其不安，为所当为"的态度，就不会出现任何的强迫观念。如果对事实采取反抗的态度，不能顺应当时的境遇，不能踏踏实实、自然而然地去做应该做的事情，就会进一步增加自己的痛苦。

我们每天都可能出现各种失误，如遗忘了什么等。这时，我们可以责备自己的不用心。神经质症患者除了自责外，还会因此产生一种失败感，他们又认为自己应该是完美无缺的，不应该有任何失误发生，这样事实与他们的主观愿望背道而驰，就不可避免地成为不完善恐怖了。有的人与别人见面，总想保持镇定自若，结果成为慢性地对人恐怖。有人力求绝对的洁净，结果成为不洁恐怖。有位古人曾说过这样的话："鸟儿从我头上掠过，我毫无办法，但鸟儿要在我头上筑巢，我就可以断然拒绝。同样道理，不好的想法在我心中闪现，我毫无办法，但是否去做坏事，我完全可以约束住自己。"我们心里有时会闪现某些不道德的，甚至是犯罪的念头，要想绝对不出现这些念头，我想圣人也很难做到，所以我们应正确认识自己身上潜在的邪念和狭心。这些杂念的存在是属于正常的，如果有人无论如何都要祛除一切邪念，就很可能产生不正恐怖的强迫观念。神经质症患者对这种心理事实采取抗拒的态度，他们一定要保持自己心理的绝对清净，结果必然会出现心理冲突。

神经症者不喜欢自己的情绪波动，希望达到"不动心"的境界，即无论遭到什么不幸也能泰然处之、行若无事，这似乎是他们最理想的心境。哲学家斯多噶也这样说："如果我们把自己的身体看作水缸一样平常，那么身体坏了我们就不会惊慌；如果我们把自己的爱妻、爱子看作平常人一样，那么即使他们死去我们也不会悲伤。"这是企图用这种理性的态度达到"不动心"的境界。诚然，我们必须承认生老病死的客观规律，但是，人们也必须承认，就是水缸破了也必然有惋惜之情，爱妻、爱子死了必然有悲痛之心。这种惋惜之情和悲痛之心用大道理是克制不住的，这正体现了人类自然纯真的感情，我们必须有这种自然感情的流露。那种企图用教条来抑制人类感情的自然变化从而达到"不动心"的境界的想法是十分荒唐的，这也是产生强迫观念的根源。客观事物在不断变化，人们的心理也必然随之波动，如果要想保持绝对的"不动心"，就像站在一根滚动的圆木之上却想要保持不动的姿态一样，必然会失去平衡。如果我们是坐在船上，就应该随船的摇动而摇动，正因如此，我们才不会感到摇动的痛苦。我们应该采取顺应自然的态度，并做到对客观事物的积极服从。

神经质令人苦恼，强迫观念也是痛苦的，但是，对这些痛苦我们不应回避，而应该勇敢正视，接受事实。痛苦无法解脱，我们不如直接地去接受它，当我们从这种痛苦的体验中醒悟过来时，一条崭新的道路就会展现在我们面前。我们在对患者进行住院治疗过程中多次做过这样的实验，即当患者感到痛苦到了极点，体会到自己确实是无力反抗这种痛苦时，其心理冲突就会被冲破，这时患者会感到痛苦立刻不可思议地减轻了。患者领悟到没有逃避痛苦的道路时，就可以实现真正的积极服从了。

4. 注意力转移与情绪的变换

我们前文谈到，神经症患者总是固执地把注意力集中于自己的症状上，针对这种情况，就应该使患者的注意力从症状上转移开来。有的患者扪心发誓，绝不再想自己的症状，其实这样想反而会使注意力更加固着于症状上，越想使注意力转移，就会使注意力更固定。对此，我们应采取顺应自然的态度，如我们在学习时，头脑中出现杂念，我们不妨带着杂念坚持学习，这样就会在不知不觉之中把注意力集中到学习上。相反，如果我们奋力抗拒，坚决不让杂念出现，这实际上是把注意力集中到杂念上，会更加意识到杂念的存在，最终反而对学习造成障碍。唯有实际行动是转移注意力的最佳途径。我们开始做某一项工作，会自然地把注意力集中于这项工作上，但是我们如果从开始就一直想着要把注意力转到工作上来，结果往往事与愿违。

我们的情绪并不能轻易地以意志为转移。如果我们现在有意想发怒，也不是那么容易就能做到的，但如果头上被人打了一下，立刻就会发火；我们想高兴，也并不能立即高兴起来，但如果我们学习取得了成绩，会马上喜上心头。神经质的人总想有愉快的情绪，但事实上不一定经常如此。当人们奋力登上高山，眺望眼下的壮丽景色时，会顿觉心旷神怡；当结束了一天的工作，将疲劳的身体浸泡在洗澡水里时，会体会到辛劳之后的喜悦；爱好棒球的人，一看到棒球比赛就心情愉快。人的情绪随客观事物的变化而变化，有的人闭门造车、冥思苦想，一心要得到轻松愉快的情绪，这显然是不可能的。神经质患者对任何事情，在任何场合都想保持泰然自若的态度和轻松愉快的情绪，这实在荒唐可笑，患者仿佛坠入迷宫，连这样简单的事情也弄不懂了。

精神分裂症患者的感情波动极其迟钝，他们一成不变地保持着无忧无虑的快活情绪，即使出现什么大事他们也无动于衷。我工作过的一家医院曾失火，当时，那些患者泰然自若，丝毫不惊慌，谁也没有去争先逃命。这些患者连最起码的自我保护的欲望也变得迟钝了。神经质症患者虽然希望有快活的情绪，但他们大概不愿成为这种状态吧！我们之所以想有一个好的情绪、心情愉悦地生活，是因为我们有强烈的向上发展的欲望，想要充分地施展自己的才能，而绝不是懒惰懈怠、无所事事。对此，必须有一个正确的认识，否则就会本末倒置。

5. 养成"顺应自然"的态度

神经质症患者的症状一旦固定，就很难在朝夕之间去除，甚至可以说越想去除就越难去除。患失眠症的人越想入睡就越难入睡；心悸亢进的患者越想逃到安全的地方，就越对一些微不足道的小事感到不安；对人恐怖患者，越想在人面前镇定自若，就越会沉不住气。总之，患者想去掉所有的症状，想不苦恼，但越在这上面下工夫，就越会使自己的内心冲突严重，使苦恼的程度更甚。对此，我们必须认真体察，当出现症状时要顺应自然，应认为自己现在出现的症状并无特殊之处，是平常的体验，如果自己感到恐惧，就暂且维持恐惧状态，如果感到痛苦，也暂时忍受痛苦的折磨，总之对遇到的一切全盘接受。古人云"正受不受"，其意思就是直接接受就会成为没有接受的状态。患失眠症的不要强行入睡，这样更不可能入睡，但如果患者听任睡意的自然来临，就会因睡眠的本能很快进入梦乡。其他症状也一样，应该直接地与恐惧和痛苦结为一体，甘心维持原状，绝不企图逃避。顺应自然的态度并不是说要对自己的一切活动放任自流、无所作为，而是要患者一方面对自己的症状和不良情绪听之任之，另一方面要靠自己本来就有的上进心，努力去做应该做的事。

（三）国内强迫症患者康复过程的体验分享

案例

某患者康复过程的体验

首先，我将自己的症状大概地描述一下。我今年大四，马上面临就业。我患强迫症是在初中的时候，和大部分的患者一样，自我要求很高，当时因学习成绩很好,压力很大。最初是出现了一些强迫症状,随着病情的加剧加上没有得到及时的指导,发展到不能学习,看书的时候不是出现头胀、胸闷的症状,就是容易思想出岔或受外界的干扰。另外还有一些各式各样的神经质症状,如失眠、健忘、反应迟钝、理解能力差……最后中考失利,上了一所普通高中,在高中阶段病情继续恶化。到高二的时候,我开始接触到一些森田疗法的理论,也看了一些心理医生,但感觉他们在森田疗法的具体实施方法上还不够专业。由于当时学习很紧张,难免会觉得力不从心,又临近高考,到了六月份的时候,我已经感觉彻底无法学习了,可以说已经绝望了,曾经数次有想死的念头。当别人在学校里热火朝天地复习时,我却在家"玩"了一个月,结果可想而知。后来我参加了自考。上了大学的自考助学班后,由于时间比较灵活,我这时才开始下决心治我的病,不想一辈子就这样,毕竟我心里对未来还有些许希望,不想就这样放弃……

最初在实践森田疗法时,我时有放弃。每次学习和听课的过程对我来说简直是一种折磨,胸口好像压着一块巨大的石头,头也闷得厉害,甚至感觉上半身是僵硬的。我感觉自己好像一个傻子,经常看书看半天都不知道讲的是什么,特别是在看高数这类需要充分调动脑细胞的课本时,有种生不如死的感觉。我还是逼着自己看,每天有时间都尽量地去上自习。晚上睡眠也不好,经常失眠。虽然非常痛苦,症状时有反复,但我还是坚持着,其间也有放弃的时候,因为感觉实在太累了。就这样过了将近两年的时间,我感觉症状有了明显的减轻,比如看书和上课的时候感觉没有那么痛苦,在与人的交流过程中也明显感觉轻松了。随着症状的稍许好转,我也开始给自己定一些学习上的目标,比如过CET-4之类(尽管以前英语很好,但自从患病后,这些对我来说都是可望不可及的,刚参加自考的时候我甚至怀疑自己能否拿到毕业证)。我还是带着症状继续学习,尽管自我感觉效率不是很高,但我还是在尽力地做到最好,不管结果如何我都要试试。事实证明当时的选择是正确的,我考过了!可能在统招生的眼里这不算什么,但对于我来说确实是个很大的胜利(当时我们整个年级都没有几个人过),这给了我很大的信心。自己的努力没有白费,曾经觉得自己学习时的效率是那么低下,一钱不值!可见神经症中带有某种臆断的成分,也就是太关注于症状带给自己的不利影响，却没有看到自己在努力过程中的实际收获。现在的我仍然在不断地努力，在给自己定更高的目标，其中不少已经实现了。在努力的过程中，我感觉已经无暇顾及那些症状的存在，而且心态也比以前好了很多，少了几分浮躁，多了些平和，想的更多的是尽力而为。

我非常赞同晓松帖子里的一句话："逐渐培养行动为主轴的生活方式，重复、坚持，养成好的行动习惯，功到自然成！"我上文记述的一些症状克服过程可能有些是一笔带过的，这里的朋友看了后也许觉得摸不到头脑。我想说的是，在这几年的实践过程中，其实并没有这么简单，症状时有反复，有时候甚至好了一段时间后又会加剧，很多时候我都想到了放弃和放纵自己，但尽管如此，事后我都还是重新按照森田疗法过我的"痛苦"生活。令人欣慰的是，随着自己的不断努力，症状一天天淡化，现在基本上能带着症状朝着自己的目标奋进了。

感谢大家能耐着性子看到这里，最后小结一下近十年来我与神经症抗争的经验，只是一家之言，不一定准确，希望能对大家有用，因为我深刻体会过神经症带来的巨大痛苦。

（1）希望大家在生活中能给自己定个明确的目标，让自己有个追求，努力地去实现它，不管结果如何，竭尽全力去做即可。我想这可能是让自己的注意力彻底地转到外向的一个基本要素。

（2）我感觉这里的朋友森田理论水平都已经相当不错了，大概的操作方法都已经很清楚了，现在缺少的可能就是毅力或者说是勇气了。不知道我这样说是否准确，就我的经历来看，没有相当的毅力，森田疗法很难坚持到最后。

（3）这点可能也是最重要的一点，就是不要可怜自己。这一点可能和第二点有相同之处，但之所以专门单独讲是因为我在这上面吃了很大的苦头，以前只要觉得难受就一味地放纵自己休息，这样做的后果是一事无成。

（4）我感觉症状对于每个人来说可能永远都是客观存在的，唯一变化的就是当我们将注意力彻底转向外界时，对自身症状的感应程度就会逐渐减弱，所以不要指望症状能彻底消失。

人在遭遇刺激时（包括内外各种刺激，欲望可看成是一种内部刺激），都会作出相应的回应，出现不同程度的身心反应，即使正常人也是如此，我们又何必和自己过不去呢！

　　我马上面临着就业，压力比较大，因为今年是扩招的第一年，但不管以后的生活会怎样变化，我都不会再轻言放弃。或许森田疗法在治愈我们的同时更是潜移默化地改变了我们的人生态度，也许某一天当我们回首这段痛苦的经历时，更多的会是一份感激。希望这里的朋友一起努力起来，从现在做起，不管结果如何，都不要自暴自弃，至少我们曾经努力过！强迫症不是一朝一夕形成的，解决也不是一朝一夕的事情，正确的理论也需要自身长时间、痛苦、用心地去实践。

　　强迫症就是强迫自己什么都得想到，所以才会很痛苦。要想一个巧妙的方法把自己的注意力转移到生活中具体的事情上去，慢慢调整自己的思维模式，这需要时间，其间一定伴随着痛苦。最初在正确的路上，你会很痛苦，但这是必经的阶段，不能逃避，过去了就好了。一定要往前走，不能畏缩不前。绝大多数人都能够走出来，大概需要1~2年时间。

　　彻愈是没有时间点的，你方向走对了，不知不觉就好了，你都记不住什么时候好的。彻愈与否不是量化的东西，因为这些强迫念头正常人也会有，是合理的。彻愈的标准不是说不产生某些想法，而是像正常人一样，产生了也不紧张，很轻松，而且很快就会忘记。

　　没有方法就是最好的方法，道理很简单，但是很多人还是想方设法想使用方法，这就走到误区去了。

二、康复过程中的盲点和误区

　　为了不引起对症状的注意，就完全不看森田疗法相关的书和资料，不同实践森田疗法的朋友接触，抱着只要行动就好的念头。

　　分析：我们生活在这个社会中，就能接触到各种理论，可能针对同一种问题就会有好几种理论来解决它，而且这些理论之间可能还是互相矛盾甚至是针锋相对的。我们如果机械地照这些理论说的去做的话，我们肯定会不知所措。

　　可是"读书的目的不是单纯地为了增长知识，重要的是弄清书中与自己共鸣的部分，并把书的内容变成自己的东西。不拘泥于某种读书法，正是森田疗法的理念所在"。读书是这样，读理论也是这样。我们说无理论，并不是要放弃一切理论，而是要放弃对理论的执著，脱离理论的束缚，不拿理论机械地与行动相对照，免得把自己弄得手足无措。

如果真的放弃一切理论，那是一种逃避。人本身是一个系统的有机体，封闭的系统是没有出路的。我们应该开放式地接受一切理论，就像我们不能消灭症状一样，我们应该而且只能与症状同在。接受它，但不执著，不强求理解和执行。其实，放弃执著，像正常人一样投入生活中去，这正是森田疗法所倡导的。放弃对理论的执著并不是为了转移注意力，而是要有一颗顺应自然的本心。有时你也有可能误解了森田理论的某一部分，你需要同森田疗法的医生和"病友"联系，找到正确的理解思路。有时森田疗法真的难以理解，需要专业人士的指导。

学习理论是为了更好地积累体验的知识基础，完全不懂森田理论的人很难从长年的神经症状态中解脱。许多人没有看到森田理论之前痛苦的时间是多么漫长啊！所以，理论是要的，但不要执著于理论就可以了。要适当地掌握学习理论的程度，有许多文章还是要去反复理解才能真正领会。

不行动，逃避在为所当为中忍受痛苦。认为自己无法忍受痛苦，所以就又去进行强迫思维和强迫动作了。

分析：只有在为所当为中忍受痛苦才可能有后面的体验，忍受痛苦的实践比理解森田理论更难，需要更多的勇气和决心。一定要坚持忍受这种带有症状的为所当为，时间长了就习惯了这种痛苦，并且你会发现其实带着症状也是可以做许多事情的，于是开始建立了自信，这样就进入了良性循环。

认为转移注意力是症状好转的唯一方法。

分析：森田正马先生和高良先生每天都和大量的神经症朋友接触，他们如何忘却，如何转移注意力？所以，关键是要用森田疗法培养森田式人生态度。森田疗法其实更是一门人生哲学，如果没有下工夫改造自己的人生态度，神经质症状的复发是很有可能的。改造性格这点同心理疏导疗法是相同的，不过如果能够自然地转移注意力，是可以逐渐减轻焦虑的，这也是一种可选的方法。当然转移注意力应是很自然地去做自己想做的事，如工作学习，并非刻意去忘却，否则就不是顺应自然了。当然最初的刻意是可行的，时间长了就会自然了。

认为根治就是完全不会复发，根治就是完全没有神经质症状。

分析：其实如果你再次受到严重的生活打击，也很有可能复发。但只要坚持森田式人生哲学，就能够再次好转。要把复发当作小感冒，你不会为以后可能有的小感冒而现在就焦虑吧？其实，以前那么严重的症状我们都体验过了，甚至想到去死，接下来的症状算得了什么！什么东西我们接触多了都会越来越熟悉，熟悉了之后，有症状时带着症状应对日常生活是完全没有影响的。森田正马先生说过，其实许多人都有一点神经质，我们要认为自己也是正常人，像正常人那样去工作学习，就会体验到正常的感觉。只要没有影响工作，你就是治愈了。

治愈就是完全好了，不用再看森田疗法相关的书以及跟发现会的朋友交流了。

分析：你还需要不断改造人生态度，定时看看森田疗法的书籍，定时同发现会的朋友交流体会，这些是可以进一步改造性格，磨炼自己的。当然，对大部分人来说，只要没有反复，就可以不用总看森田疗法相关的书，自然地转移注意力，投入现实生活中，像正常人一样工作学习更好。我们当然不希望反复，但如果反复了，再次深刻体验森田疗法的机遇也就来了，这对人生态度又是一次磨炼。

不接受症状，不接受反复。

分析：你唯有以一颗宽容的心去对待自己和别人，同样也如此对待你的神经质症状及症状的反复，才是真正做到了顺应自然，无所抗拒。不接受自己的症状就是对抗自然，如此是无法摆脱精神交互作用的。要容忍症状，宽容对待痛苦，学会与症状和平共存。如果明天你发现自己的症状并没有有所减轻，那么请接受它的存在，别再为它的存在而烦恼了，还是把你对它的关注精力转移到正常人的生活中去吧，这样你的症状就会在不知不觉中减轻。也许忽然有一天你会发现，你已经好久没有焦虑症状的感觉了。

考虑到为所当为、忍受痛苦时学习和工作的效率，无法坚持下去。

分析：你坚持下去，坚持的时间长一些，看看你能坚持多久，尽量坚持长一点时间。然后，你再看看学习或工作的结果，应该不会比别人差，这样就能获得自信，进入良性循环，从而能够坚持正常的学习工作。

只行动，没有体验。

分析：森田疗法是一种体验疗法，需要行动，需要在行动中获得体验。我们可以不去机械地记忆森田疗法的理论，但要在自己的切身体验中去理解森田疗法的内涵，深刻的体验是可以改变你的治疗进程的，你的一生都会在这种体验中获益匪浅。看似背烂了的原则，当你真正理解体会后，却发现你以前天天记着却与其失之交臂。体会森田疗法的16字原则吧（或许你现在并不理解）：为所当为，忍受痛苦，顺应自然，现实原则。

无法放弃不切实际的执著，体验不到现实原则的快乐。

分析：许多人就是放弃不了，害怕死亡，怕这怕那。其实这正是违背了森田疗法的顺应自然的原则。比如，昨天下午停电，我就睡觉了，一下就睡着了。如果有电，我想休息一下是睡不着的，还是想着把这篇文章早点写完。为什么睡不着呢？是因为有电，有所指望呀。这就像神经症，还想着去治愈它就是对它有所指望，就不会去放弃，而同它斗争。一旦你完全放弃同它斗争的念头，这种焦虑就会减轻很多，你也就开始有体验了，开始进入良性循环了。

难怪晓松有时同我说强迫症无法根治，是要我先死了这颗心呀！森田疗法说，完全失去症状同有一些症状但不影响正常的生活都是治愈了，所以晓松当时用心良苦，是想引导我放弃"根治"的。先有放弃才会有后面的体验，实在放弃不了就带着放弃的心做事，慢慢地你就会体验到放弃的真实涵义：置之死地而后生。

盲点（误区）之一：我们把努力的方向搞错了。

因强迫症而苦恼的病友，是把症状或精神冲突当成了眼前的敌人，与之斗争，从而增强了症状及精神冲突。因坚信解除症状或精神冲突才是当前人生的目标，所以进行"不屈不挠"的努力，有人竟然持续不断地努力达五年、十年、十五年，甚至二十年之久。令人遗憾的是，这样做我们就把努力的方向搞错了。看看我们内心真实的写照吧：我什么时候才能摆脱症状，恢复到正常的生活呢？哎，别人都能正常地生活，为什么我不能呢？……我们对正事不管不顾，对身边美好的事物视而不见，只对症状感兴趣，生活就是在应付，这样我们怎么能康复？答案是：永远不可能！对待强迫症是需要很大毅力的，毅力不是用在我们和症状作斗争上，而是用在我们的坚持行动（实践）、坚持生活上。

盲点（误区）之二：必须通过专门治疗，症状才能痊愈。

在这里需要强调的是，强迫症不是什么疾病，由于它附带了一个"症"字，容易让人误解为那是一种疾病。其实它既非器质性的疾病，也不是什么精神病。那么，何谓强迫症呢？一言概之，就是说本来没有什么疾病，却坚信自己患了病，固执己见，一心想着治疗。因为无论在生理上还是心理上都无异常，所以不管怎么医治，也是治不好的，在这样不应该治疗而偏想去治的情况下，就陷入了激烈的精神冲突之中，产生了苦恼。通俗地说，所谓的强迫症者都是正常人、健康人，不缺胳膊不缺腿，头脑健全、四肢发达，只是把聪明才智（智慧）用错了地方。

盲点（误区）之三：死活不允许症状的出现。

神经症症状的出现是有意义的，我们大可不必恨之入骨。负面情绪长期积累，负面能量长期不能得到宣泄，心灵终于不堪重负而暴发负面情绪，症状只是提醒你刻不容缓地改变自己的时间到了。了解中医的朋友都知道，我们打喷嚏，那是身体提醒我们着凉了，注意保暖。如果你不管喷嚏的提醒，继续让身体受凉，接下来身体就会继续被寒气侵袭，最终患重感冒。神经症症状就好比情绪上的喷嚏，它的出现是有意义的，它善意地提醒你负面能量已经占据优势了，你需要反省自己的思维习惯和性格，防止进一步恶化。同时呢，打喷嚏是身体自行驱除寒气的方式，如果受寒程度不深，并及时喝姜汤之类的帮助身体驱寒，喷嚏自然就会消失。神经症状也是如此，是帮助我们宣泄负面能量的一种方式。我们对它深恶痛绝，非得除之而后快，这会导致因内心冲突而出现的负面能量进一步增加，于是症状跟着加重，用以排除新增加的负面能量，于是我们更加痛恨负能量，进一步企图赶尽杀绝……如此形成恶性循环。折磨我们的难道真的是症状吗？如果没有症状为你宣泄不断积累的负面能量，你早就崩溃了，何以支撑至今！症状是有用、帮助你的，你有什么理由不接纳它呢？

盲点（误区）之四：锲而不舍地用方法对付症状。

强迫者最"喜欢"做的事情就是锲而不舍地用方法对付症状并"乐此

不疲"，殊不知，这就是大家为什么始终无法走出症状最大的盲点（误区）了。下定决心抛弃一切的方法是你真正走上康复之路的标志，没有任何针对强迫症康复的方法可以让它好起来，任何把"顺其自然""接纳""森田疗法"等当作治疗强迫症的方法的想法或举动都是康复道路上的盲点（误区）。它们出现及存在的本意并没有希望大家错误地将其当作方法直接用来对付症状。有些东西确实只能意会不可言传。在本人平时的咨询工作中，也经常这样提醒和警示咨询者："没有任何立竿见影、一针见血的方法可以让强迫症好起来，它是自己好起来的，因为人体有一种奇妙的自我修复的力量。当然，大家也自然不能把我所讲的当作一种对付症状的方法，如果是这样的话，你就又绕了弯路。"

盲点（误区）之五：从来都只是明白理论而不实践、不行动。

森田疗法阐述的很清楚："行动改变性格。"强迫心瘾不可能刚刚经过顺应自然就可以完全消失，正如毒瘾不可能抵抗一次发作就可以完全消失一样。余留的心瘾是经过长期、无数遍的强迫行为加深加固了的，余留的心瘾执著只能通过长期的、自然的行为来淡化，直至消失。症状反复的根源就在于余留心瘾。神经症症状不是靠自己的主观意志力就能克服的，因为它有自己深刻的根源，反反复复是它的最大特点。这些恼人的条件反射似的"惯性"能量唯有通过持续不断的行动和实践才能慢慢消融。这可以说是强迫症康复的唯一途径，也是强迫症患者康复的难点所在。强迫症患者本身就有懒惰、消极、悲观等弱点，外加生活中时不时受到强迫症影响从而降低做事效率，行动和实践起来很难，但不行动不实践的确很难将我们送往康复的彼岸。就好比学太极拳一样，你知道如何做能把太极拳打好，却迟迟没有任何实际行动。天上难道会掉馅饼吗？太多太多的痊愈者（过来人）无一例外都是这么一路走来的，再难再苦他们都咬紧牙关积极行动（实践）起来，由此他们尝到了甜头，看到了希望并最终到达了终点。那些还在水深火热中的千十万万的强迫症患者却始终无法坚持到底，甚至不少病友还是无法下定决心实践起来，他们明白且掌握的理论并不比那些真正的痊愈者（过来人）少，但结果却相差甚远。研究了一百个理论，领悟了一千个道理，掌握了一万种治疗强迫症的方法，也抵不上一个扎扎实实的实际行动。

三、强迫症康复者的感悟

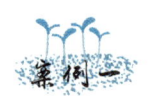

案例一

一个艾滋病疑病者的感悟

2009年末,某大学一位大三学生,因强迫思维无法坚持学业,服药和其他咨询无效后求助于我。其主要症状是怀疑自己得了艾滋病。当然精神病学上可能将其归类为艾滋病疑病症,实质上这是典型的强迫思维,而且还是对症状没有自知力的那种类型,没有典型的反强迫。这类患者是心理咨询中最棘手的,难就难在他对自己的症状没有自知力,实际上按照森田疗法的适应证,他是不符合的。近些年我所接触的强迫症患者中,大多数都是这类的,他们的用药量基本上达到了极致,种类也几乎试了个遍,但效果甚微。

这类人求医无门,把"森田"当作救命稻草,可传统的森田疗法是无效的。在多年实践的基础上,我突破了森田疗法的瓶颈,成功地治愈了许多这类患者。这是一位非常聪明的学生,我建议他将自己的发病经过和恢复体验记录下来,以帮助其他人。他欣然同意,写下了洋洋洒洒"万言书"。

(一)思想回忆

我的主要问题是"疑病",说白了就是怕死,怕痛苦地死去,怕自己本可以拥有的失去,怕世上的美好因为自己得了某种病而与之无缘。以恐惧艾滋病为主,以怕狂犬病、怕肿瘤、怕巨人症、怕失语症等为辅。每次都是在极度担心一个病的时候另外的恐惧就淡去了。多次都是因为极度担心而导致吃饭淡而无味,对任何事情都不感兴趣,整天头上就像罩了一个锅盖挥之不去。有时也会因为极度担心影响睡眠,并出现心身反应——关注哪儿,哪儿就觉得不对劲,越觉得不对劲就越怕,越怕越关注,从而进入死循环,无法自拔。这些疑病的担心在压力大时出现的频率明显增多。我有的时候可能觉得,唉,那没什么事,不太可能;而有的时候又受到一些不良暗示的刺激,就觉得这些现象之间存在因果关系,我担心的事很有可能没有,但万一是真的,我就会有某种病症,之后就陷入完全恐惧之中。

首先,就拿我最恐惧的艾滋病来说吧。我小时候就听说艾滋病很可怕，得了就会死，当时就有些怕，甚至还出现过自己会不会有的念头（当时就小学五六年级吧），但当时受别的事影响一下就过去了。后来到了高中，看到艾滋病的有关节目或访谈之类的就感觉心里不舒服。高二寒假我在家有一次手淫，没有洗手，一回想，感觉之前摸过钱，又想到那钱万一有病毒呢？或是那钱上万一要是有血迹呢？于是陷入极度紧张与恐慌之中，拿体温计量体温。开始还算正常，36℃左右，后来越量越高，到晚上成37.5℃，当时自己就有一种濒临死亡的绝望感。爸妈以为我感冒了，带我去了省医院，医生给我开了血常规的单子，发现淋巴细胞值偏低，当时吓得我走路两腿发软。医生开了点药我就回去了，回到家，那种恐惧丝毫没有减退，于是怕冷，感觉自己发热，晚上睡不着觉，紧张得出汗等症状接连而至。当时我未与父母直说，想通过书、网站或他人的经验寻求点安慰，都没有结果。于是一方面怕自己有，一方面怕自己给别人传染，甚至连日常学习、体育活动都担心。同时，通过观察同学的表现，如第二天有没有不舒服或来没来上学以缓解自己的焦虑（如同学没事自己会安心一些）。我带着这些恐惧一直坚持学习，直到保送上了大学，那段日子真的是异常艰辛。2007年初，我的异常被父母发现，在医院看了心身科，服用了半年的抗强迫药。2007年"五一"后找到了一位知名教授进行了心理疏导治疗。我当时对自己的个性缺陷并没有清楚的认识，治疗不十分积极，只寻求他人帮助与安抚获得一时解脱。在治疗期间，我鼓起勇气去了皮研所查了HIV，当时一方面怕自己有，另一方面怕自己没有而在检查时由于设施不洁而染病。但当时遇到了一个非常好心的医生，看到我这种情况她也帮我宽心，于是我就在一个信任与放心的环境下做了检查，结果是正常的。当时我十分开心，却未对自己进行进一步的认识，一时轻松就当没事了。现在看来，我当时担心手淫会传染首先是基于我对艾滋病的高度恐惧，处处草木皆兵，手淫是一个触发点，进而想到与艾滋病有关的一切可怕事物，自己极度恐慌。由于极度地恐惧艾滋病，从而使自己身体感觉不适，出现发热、寒冷、失眠等现象。而且，在极度恐惧下会去联想自己有没有去不良场所干过淫秽的事，这样在恐惧状态下的联想又使自己陷入新的担心，仿佛自己想的是真的。现在看来当时就真是噩梦一场，是真真切切，且又十分可怕的梦，自己在梦中的恐慌、挣扎历历在目，不堪回首。那一次的噩梦被一个近乎于完美的检查终结了。

然而，自己恐惧艾滋病的心理并未随着那次检查而烟消云散。两个多月之后，我去了网吧，之前听说过有人在网吧的椅子上放艾滋病毒针以报复社会，于是，去网吧之前我就心理紧张，坐在一个椅子上就好像有扎扎的感觉，自己也不是很确定（感觉好像是三角内裤棱的压感），于是当时就恐惧万分，和同伴离开当时的座位，移置别处。后来玩完游戏，我和同伴还回来想摸一下当时那把椅子是否有针以求得安心，但我已经不太记得当时坐的是哪把椅子了，于是就找到自己可能觉得是的那把椅子摸了一下，椅子上没有。回家以后依然恐慌，脱下外裤检查内裤上有没有血迹，按按相关部位等，都未发现证据。还记得当时由于害怕就问妈妈，妈妈说扎了肯定有感觉的（当时在南京的疏导班，一个同学说他试过，扎了会很疼，我当时听这话后没有强烈反应）。后来的几天我都是在不安中度过。4~5天之后，我和爸妈出去登山，当时可能情绪不好，一路上都感觉瞌睡、没劲，晚上回家后食欲也不行，之后就发热了，又担心与之前是否被针扎染艾滋病有联系。在医院排队买药时感觉头发晕，跟跟跄跄走了几步摔倒了，爸爸扶我起来后给我喝了点带糖的饮料，身上出了点汗，感觉轻松许多，吊针打完半瓶就舒服多了，一瓶针打完就感觉没事了，第二天就基本恢复了。可是这件事就仿佛是我对扎没扎事情的佐证一般，挥之不去，因为我听说被艾滋病感染初期会发热，于是就埋下了担心的种子。我状态较好的时候的想法是：当时扎针应该不太可能，后来的发热纯属自己过分担心恐慌，免疫力下降，再加上早上起得早，山里吹了点风所导致，这样想我就会轻松；而在情绪恐惧时会想到万一发热是被针扎的佐证可怎么办，于是感觉天如塌下来了一般。我知道人在情绪低落的时候很容易感冒、发热，我有多次亲身体会，而我却不能让自己对怕针扎的事放下心来，发热似乎成了佐证，就跟我当年手淫过后低热仿佛成了佐证一模一样。我这次是否还是黄粱美梦呢？是否是自己想象出的一出噩梦吓得自己无法自拔呢？我似乎仍想寻找像上次一样近乎完美的检查来了结我的担忧，但事实摆在这儿——指不定后面自己又会出现什么状况呢！

我的怕并不仅仅局限于艾滋病这一种，我还怕过狂犬病。2009年9月宿舍同学从外面抓回来一只小猫，小猫会经常扒人的脚和腿，有时候会啃着玩，于是我就暗暗地担心起了狂犬病，并对猫特别排斥。有一天猫扒我脚，我感觉稍微有些疼，但并不很强烈，于是检查腿上，发现有唾液，但那里没破，别处有个小疤，就担心是不是猫咬的，又想到猫咬有可能传染狂犬病，于是那两天心里就特别紧张。那几天感觉自己的唾液都分泌得非常多，舌根也觉得有些僵直，觉得这会不会是狂犬病的佐证或是初期的征兆，于是惶惶不可终日，最后问爸爸妈妈，他们说那块疤是我小的时候就有的，于是这事就过去了，但有时候仍很担心，又要去问爸妈，以求得安心。

我在2009年11月的时候，身高有185.5cm，就担心自己太高，我喜欢的女生会觉得这个人身材怪而不喜欢我，于是整天烦闷，怕自己再长高，于是天天去量身高。后来有一天早上醒来，想到自己会不会是垂体分泌异常，于是更加关注身高，身体上的很多细小感觉我都会与是否长个了联系到一起，进而就更加觉得自己有问题，于是就感觉到垂体的那个区域痛，又担心这个痛会引起垂体分泌更加异常，进而陷入更加恐慌的状态中，茶不思、饭不想，到处比身高，细微的变化都会让我陷入低沉，身体的疼痛也会加重。那一段时间实在太痛苦了，连晚上睡觉都怕自己长高，因此常熬到快2点才睡，因为我知道晚10：00~2：00是生长激素分泌的高峰。同时，不敢喝牛奶，不敢打篮球，不敢运动，不敢吃含钙高的食物，因为怕长高。实在太痛苦了！北京那时天气也冷（还下了点雪），于是第一次发热，吃了点药，扛了一晚上就过去了，可是焦虑仍然存在。一周之后再次发热，根据以前的经验，我就想着我担心一个别的东西，现在的痛苦就会缓解，于是我试着让自己担心别的东西。我感觉自己的右边脑袋比左边大，做咬牙动作时，两边的受力感觉不一样，于是就担心自己一边脑袋是不是有肿瘤，又一想，自己长时间的担心，也会促进脑瘤的产生。于是天天摸脑袋（检查左、右两边的区别），天天比较大脑左、右两边的大小，越比越痛苦，后来又觉得可能有脑瘤的那一边有隐隐的疼痛，就更加发愁，陷入焦虑之中。晚上睡觉，若想到有肿瘤细胞在脑中生长、分裂就更有一种煎熬感。这事是发生在2009年的12月与2010年1月之间的。1月4日，由于讨论到艾滋病，我又重新怕艾滋病直到现在了。怕针扎为2007年6月，中间几年由于集体生活、初谈恋爱、参加社团等就觉得艾滋病和自己没有什么关系,有时候甚至当作笑谈,但中间也有几次小担心,但自己一回想觉得应该没事儿就过去了。

另外,我还担心过冠心病、高血压。当时就是觉得胸口不舒服,去医院检查没有什么问题,就觉得血压有点高,测血压时还真高了,当时觉得血压高、冠心病会成为我将来路上的拦路虎,于是心情很低沉。最后我是怎么克服的呢?我就豁出去了——血压高就血压高,看它能怎么着,于是淡然了。而像艾滋病,我也能豁出去接受吗?我接受不了!狂犬病、肿瘤我也无法接受。

我还因为曾看到过有人得了失语症(不认字、不能说话、不能阅读),我就担心自己会不会也是,如此一来就觉得自己看字好像怪怪的,说话、阅读也都有潜在的担心伴随。越是到考试时这种担心就越强烈,怕考试无成、学业无成、事业无成、人生无成,于是天天焦虑。

我有时想,每当自己陷入一个问题的时候就觉得自己陷入的前一个问题十分可笑,而且是不可能的,却对自己目前陷入的问题相当重视,如临大敌。有时候自己也想为什么在自己不怕这个事的时候就觉得没事儿,而目前却觉得是大事,是当时自己太粗心、考虑不周全、不负责任,还是自己现在的主观上存在偏差?我有时也能明显地感觉到自己在陷入焦虑时是处于另外一个思维环路状态。但我按那个逻辑分析,自己确实存在很大危险;但在担心别的事儿或不太怕时,又觉得那不是个事,或顶多有小小的不安,一下就过去了,这些事情到底是谁对谁错呢?

(二)艾滋病恐怖的阶段性体会

经过别人的推介,我和施旺红教授面谈了三次,学习了森田疗法。森田疗法有着非常完善的理论体系,所针对的病症现象也与我非常相似。施教授深入地分析了我这种现象产生的原因,并指导我如何去做,同时也教给我一些人生哲理。理论中具体的东西在这里就不做陈述了,在这里我主要谈一下我的感受与心得。

1. 实施森田疗法难点的讨论

开门见山地说,我知道森田疗法对于治疗强迫症、疑病症、恐惧症有着非常好的效果,但需要坚定地去做。我通过这些天的体会,认为在接受森田疗法的整个过程中存在着一些关键点和难点,这些点就如同关卡一般,只有克服这些点才能够顺利前行，否则前进将是十分困难的。

难点之一就是，当我担心某件事情时，我常会觉得好像是有可能的，我这种逻辑似乎是有道理的，然后联想到可怕的后果，沮丧、恐慌之情就如洪水一般接踵而至，一发不可收拾。这时，我虽然知道有森田疗法，但在我"自以为是"的逻辑下，我会认为森田疗法是治疗强迫症的，而我这种担心是可能的，所以我在那个时候就很难去使用森田疗法，或者说是根本就没使用，所以在那个时候整个人都提不起精神，对什么都没兴趣，我认为这是我实施森田疗法的一个难点。虽然我有的时候努力让自己忙别的事，会变得轻松、开心，从中深感行动的力量，但在"自以为是"的逻辑下稍有不注意又会陷入低谷，潜在的恐惧点仍然存在。

施老师、爸爸、女友对我的情况是十分清楚的。施老师教导说要我认出这种强迫思维，这种思维是一个完美的逻辑环，同时还会骗我，一环套一环地把我往进拉。这时需要做的是认出它，并坚决、果断地使用森田疗法，这个过程艰难并且需要练习。之所以这么说，是因为要认出这本身就是一种强迫思维，同时要打破自己原来的逻辑，放下原来的担心，勇敢地生活，并且用一种正常的思维取代原来的逻辑。由于想到担心的事→可能的佐证→恐惧→极度恐慌→生活暗淡，这种原有的逻辑是根深蒂固的，所以要转化它是需要付出极大努力的。爸爸说，我的封闭思维就仿佛一个火坑，别人站在坑外十分清楚，而当我自己进入火坑时就什么都看不清了。自己在前两年是十分轻松的，有时会想到这个逻辑，但稍判断一下就觉得应该没事然后就过去了。自己那时可能就是站在火坑外吧。女友也告诉我，她能理解我陷入时的感受，但她让我坚信在我认不清楚的时候要相信别人帮我做的判断是正确的，并按照正确的方法去做。综上所述，身边的人都认为我陷入了一个错误的逻辑环，并要求我在遇到这种情况时，坚持按照正确的方法做。我在有些时候也能觉得自己的那种逻辑是错的。所以说，大家的判断及大家对我的帮助更加坚定了我前进的信念，对我克服"难点"，坚决使用森田疗法有很大的帮助。在这里说明一下，我之所以使用"别人说，别人告诉我"，是因为别人告诉我的这些东西，我认为在理，或是当时打动了我，或者能让我那时轻松，然而我却没有完全将他们转变成我自己的东西，刻画在自己的脑子里。所以说如果将别人告诉我的、交给我的结合自己的行动深化进自己的脑子里，这将对症状的改变有极大的促进作用。

2. 引起我焦虑的本质

我认为学习森田疗法并不在于自己掌握了多少理论，重要的是在该用的时候要恰当运用你所学到的方法。这就要求自己一定要尽量认清自己现在这种情况的"本质"，究竟是真的如此危险，还是自己的个性、思维方式、主观臆想的问题。因为在焦虑即将来临的关卡，我常常会面临两种选择：一种是我突然害怕，感觉万一要是真的呢，于是试着分析，试图通过分析来缓解自己的恐惧，然而越分析越不清，接着就陷入了深深的恐惧之中；另一种是我果断地认清这是不正确的思维方式，果断地通过做别的事去转移。这两种道路我都走过，结果我也是都知道的。前者的结果就是：痛苦、担心、恐惧、生活无味、正常的事情受到影响。后者的结果又可分为两种：①果断判断＋果断转移＝在较短的时间就可以将注意力转移至快乐的事，从而基本不受影响；②模棱两可的判断，一方面觉得这种思维是不正确的，另一方面又在担心，在这种情况下努力让自己使用森田疗法，虽然使用但是担心仍存在，践行的并不果断坚决，所以情绪虽稍有平稳，但仍不怎么高兴。

通过我最近的体会，我认为在遇到焦虑时对我比较适用的一个办法是：尽量认清本质→果断、坚决地使用森田疗法→强化自己正性的条件反射。在这一个通路中最难、最关键的点还是认清本质——是自己不正确的思维方式使自己痛苦，而不是事实真的那么凶险。这一点需要始终坚持，因为它是后两步实施的基础，如果自己犹豫了，不果断了，那后两步的实施会大打折扣。

我觉得三个方面能帮助我认识本质。①自己之前怕过各种各样的病，也为自己得了这些病找了这样那样的佐证，每次怕某种病时都是相当地痛苦、相当地真切，这与我现在的状况极其相似。然而时间、事实、医学检查都证明我之前怕的东西都是不存在的。那么我现在所担心的是否和之前的一样呢？这从一定程度上说明这些是我个性特点和思维方式所导致的问题。②周围的人觉得没什么值得担心的，而我却觉得十分危险，这说明我与大众的评判标准不一致，所以也有助于我认识本质。③父母、女友是非常关心我的,如果他们认为有危险,必然会采取一定的解决方法,而他们也都认为我这是心理的问题。另外,施老师从事心理工作这么多年,也是非常有经验的,他的判断使我对认清本质增加了不少信心。

3.数学题的例子以及周围人的做法

现在我想谈谈最近和女友讨论的一些成果,对我有非常大的促进作用。女友虽没有学过森田理论,但我觉得她的提示对我来说就如一泓清水流入心田。

女友先给我举了一个数学题的例子,排列组合题是高中数学中的一种题型,它需要学生通过一定的逻辑思维推导出一个答案。女友说,她有时做一些题的时候,自己认为自己的推理都是正确的,同时和其他同学讨论也不能发现究竟哪里有问题,但是就是和正确答案不一样。如果不强化这个正确答案的逻辑,她在下次解决题目时会不自觉地使用自己那个得出错误答案的逻辑。

我认为这个例子与我现在状况的相似性很大,别人做出的判断是没什么可担心的,我做出的判断是很危险的。然而,我之前所怕过的一些东西(包括艾滋病在内)都被证明是不存在的。这就好像我用错误的思维做题,得出的是错误的答案,在看完答案后恍然大悟,而在看到正确答案之前我根本不觉得自己错。就像施老师所说,这类强迫思维自己都有一套完美的逻辑环,我想就如同解题时的错误逻辑一样,会将自己封闭于此。如果不坚决、果断、持续地强化正确的思维,就会很容易走入错误的思维当中。

那么这种思维如何矫正呢?关键是要练。因为你已经习惯了自己的那一套思维,并且"自以为是",所以更要反复训练。另外女友又给我举了一个思维是完全可以矫正过来的例子。在一个美国总统遭受枪击时,周围人的第一反应都是缩成一团(这是人的本能),然而保镖的第一反应却是张开身体,这说明人的本能是可以通过训练而改变的。况且强迫思维并不是本能,所以通过持续的训练肯定能改变。

这种练习有时候需要自己坚持,有时候需要他人的提醒或帮助。每当自己觉得依靠自己的力量能够坚决执行正确的方法时就应当自己去执行,不断加强自己对正确思维的条件反射。然而,有的时候自己的情绪陷入低谷,或是陷入了思维怪圈,或是十分焦虑和恐惧,自己无法做到坚决执行所学到的方法。这时，可能自己想听到一些别人的建议，这些话可能会让自己有所轻松（也可以叫作有所懈怠）。因为，在听别人讲后，自己就像找到了依靠，然而这对自己只能起到暂时缓解的作用，而对自己的判断力是没有帮助的，是别人帮忙做了判断。如果长此以往，将会产生依赖心理，总是寻求别人帮自己判断，而自己永远也学不会判断的方法。

那么在自己非常痛苦的时候，周围的人应当如何做呢？如果放任不管、任其痛苦，我觉得是不对的。因为患者在那个时候是陷入了一种错误的思维逻辑并无法自拔，就算让他痛苦至死，他的错误的思维逻辑还是那样，没有任何改变。另一方面，在任何时候都告诉患者他想听到的话，这样也是不对的。因为这样虽然可以换来暂时的轻松，但是患者自己仍学不会正确的判断方法，以后的依赖性逐渐增强，越来越不想自己判断，一旦他人的帮助或话语没有满足他的需要，他就会立刻陷入情绪低落与封闭思维的怪圈。那么周围的人应该如何做呢？我觉得应该是这样，当患者知道正确方法时，要鼓励患者自己说该怎么做，而不是直接告诉其答案。然而，患者在陷入不正确思维时，往往不愿意说，也不愿意做。这时，周围的人应当引导患者自己说该如何做，并鼓励患者坚决地实施。只有这样才能让患者在认清本质的基础上不断强化正确思维的条件反射，并固化于脑中，才能在以后遇到焦虑时运用正确的方法去处理。最后达到的理想的效果是：焦虑一来，意识到引起这种焦虑的本质，进而执行正确的方法，从而达成一个良性循环。

4. 快乐与痛苦

每个人都有自己的痛苦，然而为什么现实生活中健康人（正常思维的人）基本都是开开心心的，亚健康的人（不正常思维的人）总是满面愁云，仿佛自己是世界上最不幸的人？这是因为心理健康的人对快乐的关注程度大于对痛苦的关注程度，从而心中总是快乐将痛苦包着，展现出来的是快乐，这样的人也更容易忘记痛苦。心理不健康的人恰好相反，他们更倾向于关注痛苦、危险、消极的东西，于是痛苦就将快乐包住，从而展现出来的就是痛苦。当时女友举了一个例子，说的是一个女孩在小学时被老师打伤造成严重残疾，她妈妈为讨一个公道打官司近20年，整天愁云满面，面黄肌瘦，仿佛所有的不幸都凝聚于她一身，原本的小家也因多年的折腾而窘迫。的确，不能否认这位母亲面对了很大的不幸。然而，能说她的生活之中没有快乐吗？显然不能。每当她看到她女儿健康有了一些恢复时，她也十分开心。

以上事例说明，反复地关注痛苦，就会局限于此，无法更多关注生活中快乐的事，于是痛苦更大，逐渐地痛苦会包住快乐。形象地说，就好比人的脑子里有两个气球，一个是快乐，一个是痛苦，你去想哪个就是给哪个气球打气。当你总是想焦虑、痛苦的事时，那么就是在不断地给痛苦的那个气球打气，长此以往，痛苦的气球就会越来越大，将快乐挤得不见踪影，于是生活中就充满痛苦。然而，人生活的原本目的是追求快乐的。强迫思维的人的初衷也是追求快乐幸福的，那为什么总是会去想痛苦的事呢？因为这类人想通过自己想清楚，来缓解自己的焦虑。强迫思维的人，其思考结果无非就是两种：一是暂时性的轻松，过一段时间又要去想；二是想不清楚，自己更痛苦。那为什么会出现这样的结果呢？因为强迫思维的人有疑病素质，有自己的一套不正确的思维方式。这类人生怕自己有病，于是更倾向于发现蛛丝马迹，由于被疑病素质笼罩，这类人看待事物是带有主观色彩的，并常常夹杂着"自以为是"的主观判定，这样分析客观事物时往往就失真了。陷入自己的那套逻辑，越想越想不清楚，越想陷得越深，这就是精神交互作用。森田疗法之根本就是要打破这种精神交互作用，只有这样才能使患者从痛苦之中走出来。

学习森田疗法就像在学做题的方法，把这种方法搞明白、吃透，这类问题就会迎刃而解，而不应该单纯去注重解决不同的症状，图得一时轻松。那样就如同不学方法只想着做题，就算眼前的题目暂时解决，下次遇到题目仍会犯难一样。

打破一个旧的条件反射，建立一个新的条件反射是需要时间的，是急不来的事情。只要我们在焦虑来临的时候提醒自己，坚持按照正确的思维走，并不断强化，那么必将走出困境。

5. 自己现在的处境——直路、岔路

现在摆在自己面前的有一条直路（正确的路），然而这条直路两侧有无数条岔路。这些岔路就是让自己焦虑、恐惧、担心的思维。当自己遇到岔路时，就不知道该走哪一条道路了。所以需要自己学习正确的思维方式，

需要提高自己的判别能力，不断强化自己的正确观念，这样才能在遇到岔路时识别出它是岔路，进而坚持走直路。同时还要加强自己正性的心理暗示——自己一定能够走直路，能沿着正确的方向跑，一定要坚信这一点。自己仿佛是一粒灰尘站在直路上，周围的岔路都像吸尘器一样将自己往里面吸，学习正确的理论，增强自己的判别能力，坚持按正确的方法做，这就类似于壮大自己的体重与力量，岔路上的吸尘器才无法把你吸走。增强积极的心理暗示就如同让自己在直路上跑得更快，这样也可以避免被岔路吸进去。

6. 有关做检查的讨论

再谈谈自己有时想去做检查的事。有时候想着，之前那些案例，那些朋友都是做了多次检查后仍不放心，所以他们是心理问题。我还没做检查，还不知道结果怎么样呢，所以这不一定是心理问题，也有可能是真的。最后我们讨论出了一个结果，那些朋友在做检查之前的心理状态是和我一样的，或者是他们现在由于不放心还想做检查的心理状态也是和我一样的。他们的状况是，在一次次地由于怀疑或是不放心做检查时，他们没有意识到是自己思维方式的问题。当他们做完检查，发现自己仍担心时，才意识到可能是自己的心理出了问题才去找心理医生。而我现在的状态是，在我还没开始像他们那样做检查时，就已经及时地得到了心理医生、森田疗法、身边的人的帮助，拉住了我。打个比方，就好比那些朋友掉入了一个坑，掉到100米时开始寻求心理援助，而我只掉到了50米就已经有人拉住了我，让我不再往下掉了。所以说我是更容易走出来的。

另外，做检查就等于自己在没有办法时，依赖检查来帮自己判断，与依赖他人帮自己判断是一个性质的，都不是自己做出的判断。这样的方法是不对的，因为它对增强自己的判断能力没有任何作用，可能这次能够将自己从现在这条岔路上救出来，但是前面仍有很多岔路。做了检查可能在遇到下一个岔路之前不会痛苦，然而自己的判断能力没有提高，反而加强了不正确的思维，养成了依赖性，所以在下一个岔路口更容易被吸进去。

所以再强调一遍需要做的：在走到岔路口时分辨出来这是岔路，也就是认清引起恐慌的本质→坚决按照正确的方法去做（练习＋过程）→碰到大的岔路而不入→成功。在岔路口能及时分辨出来这是一个难点、关键点，当自己分不清时，其实是已经走入了岔路，应该及时跳出来。

7. 对"佐证"的讨论

再谈谈有时候自己觉得后来的"发热"或是"发热时晕倒"是可能的佐证这类问题。自己恐惧的事情，是自己想出来的痛苦，疑病素质+精神交互作用（强迫思维）+事件（导火线），这样不断循环，在自己脑海里不断强化，进而产生强烈的印象，它是没有现实基础的。一定要相信这是可以被打破的。这种思维方式没有现实基础，所以无法通过思维去拔根，主要依赖于行动转移。我这种思维，就仿佛烟囱里冒出的烟，是虚无的，本质是炉中的火，所以去抓云中的烟是徒劳的，它与镜中的事物有着本质的不同。所以要坚决地确信我所恐惧的东西是虚构的，是无根据的。其本质也可理解为：我所想的可怕的事是不存在的，是强迫思维硬生生想出来的。

发热、晕倒是一样的道理。这些属于生活正常出现而无联系的一些事，我在恐怖心理、强迫思维的作用下，将完全无联系的偶然事件联系到了一起，并且虚构环节，所以我应该毫不犹豫地将这些思维打碎。另外，我不仅将无因果关系的事情联系在一起，而且把艾滋病当事实套到这个逻辑环当中。所以说这个逻辑构造整个就是错的：一是把不存在的事当作已然发生的；二是把毫无联系的事套上了因果关系。在此需说明，这个逻辑构造不对的目的是让自己在已经进入岔路时走出岔路，是起辅助作用的，用这个方法把自己拉出来从而得到一段时间的轻松——治标。目标是让自己别走到这一步，站在岔路口时就明白是岔路而不走，从而走正确的路，从而运用正确的方法走直路——治本。别人帮忙分析解脱就好比是快速降压药，是治标的过程。那么要想血压持续不高，就得提高自身的素质，这才是治本的过程。

在我康复过程中，我的爸妈同我一起学习森田知识，及时帮我识别自己的症状，我的女朋友对我不离不弃，家人和朋友的爱给了我极大的心理支持，给了我无穷的力量，帮助我在最痛苦的时候渡过难关。施旺红教授教给我的方法，让我快速从强迫旋涡中爬出来。另外，施教授治愈的大量案例（其中有的和我症状一样，还有更严重的艾滋病恐怖者，也有更恐怖的要杀自己孩子的强迫意向者），这些给了我坚定的自信。但愿我的体验对其他朋友能有所帮助。衷心感谢我的亲人、朋友！谢谢施旺红教授！

案例二

森田疗法救了我

森田疗法是一种科学的心理疗法，也可以说是一种独特的东方精神疗法，它与宗教、哲学是不同的范畴。宗教、哲学能陶冶情操，修身养性，但不能代替森田疗法解决神经质的问题。会员们在学习森田疗法时应该很好地掌握和区分这一点，不要走入误区。我的感悟源于亲身经历，源于自己的实践。

我曾是一名强迫症患者，也是一个具有典型神经质症的人。为了对付强迫症，我想尽了各种办法：学佛参禅，念佛经禅句，还去寺庙烧香拜佛，学过气功，苦练过太极拳……症状严重时，我去跑步，不断地去吃糖，因为听说运动使人快乐，糖可以解除忧郁。但所有的努力都无济于事，强迫症依然困扰着我，忧郁时刻缠绕着我，我与之苦斗近二十年，身心疲惫，毫无结果。直到发现森田疗法，我如获至宝，像抓住一根救命的稻草！我把读本带在身上，像带着护身符一样觉得安全可靠。当症状来临时，我拿出来读一读，以缓解忧郁的情绪。就这样，慢慢地我理解了其中的道理，悟出了森田疗法的精髓，走出了迷茫，数年之后，我发现我不知不觉已好了。是森田疗法救了我！

1. 我得了医生也救不了的怪病

12岁时，生产队的一个老太太死了，我将这事记了很久，只要是醒着，我无时无刻不在想着。我想，这是我第一次对人生的体验，对死亡有了恐惧。

16岁时，我得了一种怪病，那是高考前学习紧张引起的。在高考前三个月的某一天，我突然冒出一个想法："要是我每时每刻每分每秒都记着一样事情，脑子不能思考其他任何事情了，那该怎么办？"从此我的苦难生活开始了，我不能学习，我脑子每天都在和这一不正常的想法作斗争，我认为这一想法非常荒唐，着力地去排斥它，认为只有排除了这一不正常的想法，我才能正常地生活和学习。而另一方面，我又清楚地意识到，要排除这一不正常的想法，又是不可能的事情。只要是醒着，只要我的意识还存在，我就不可能忘掉。我意识到，我得了一种怪病，医生和药物都治不了的怪病。是的，头脑里的一个想法，看不见也摸不着，谁能帮你除掉？我羡慕身边的每一个人，认为自己不能像他们一样正常地生活、学习，我甚至看见叫花子、疯子我都在羡慕，认为他们比我正常，至少不会像我这样痛苦。我认为我是全世界最痛苦的人了，世界上再也找不出一个像我这样的。我曾无数次地想到死，觉得只有死才能摆脱这种痛苦，但我又不甘心去死，更不敢去死，我孤独无助地痛苦地生活着。我就这样带着糟糕、恶劣的心境，坚持着参加了高考，后来读了书，又有了工作。

2. 努力使自己像正常人一样活着

二十年来，我一直想排斥我的症状，一直在和症状做无谓的斗争。我就这样带着强迫症生活着，时好时坏。在没有什么压力的情况下，时隐时现的强迫症也没有让我感到很大的痛苦，但我时常感受到强迫症的威胁，想到那刻骨铭心的痛苦，就心有余悸。特别是看到有人暴死，看到死亡恐怖的场面，总是诱发强迫症的复发，这时候以往的痛苦心情立马出现，我又不可避免地再一次遭受到强迫症的摧残，一次比一次痛苦。这时候我对自己的病症已有了一定的认识，我时常到书店、图书馆翻阅查找有关医学资料，明白了我得的是一种强迫症，书上是有记载的，但我不知道生活中是否还有我这样的人，而我从书上也找不到具体治疗的办法，看得懂的只有几句空洞的鼓励的话，没有什么作用。实在支持不住的时候，也去看过几次心理门诊，分别到不同的医院看过，也得不出什么结果，有的也只是同一类鼓励的话，或者直接开些药，这些对我来说毫无作用。

我过一天算一天地活着，感到活着已没有多大意义。尽管恐惧死亡，但我还是庆幸人生能有死亡，有时希望自己快些变老死去，甚至希望自己得绝症死掉。我每天照着镜子，我依然还是那么年轻，离死亡还是遥遥无期。有些时候，我又觉得我要像正常人那样生活着，我不能去精神病院，我不能死！我所能做的就是尽自己最大的努力，使自己能像正常人那样活下去。事实上别人没有发现我有什么不对的地方，相反，有人还羡慕我过得不错。

3. 我找到了森田疗法

有一年强迫症再次暴发，这次来势凶猛，持续时间最长，排山倒海的忧郁和绝望几乎要把我吞噬，由于过度的忧郁和焦虑我又产生了恐惧症。在一次外出途中，面对着满车的陌生人，我突然产生一种极不安全的感觉，"要是我突然发疯了怎么办？"一股血气往上冲，满脸涨得通红，恐怖袭及全身，心脏停搏，两手臂发酸，一种濒死的感觉，说不出的可怕，像掉入了无底的深渊。从此恐惧时刻笼罩着我，我提心吊胆地生活着，害怕恐惧的袭击。我不敢单独乘车外出，害怕出差，害怕开会，害怕旅游，害怕晚上一人在家过夜，害怕黄昏，害怕黑夜的到来，甚至害怕洗澡，连睡觉都不敢仰睡。感觉已病入膏肓了，我痛苦万分，感到实在支持不下去了。我不得不又求助于心理门诊，去看心理医生。似乎到了医院，看见了医生我才有安全的感觉。医生给我开了一些精神类药品，我吃了以后昏昏欲睡，对睡眠倒是有些好处，因为我已很久没有睡好觉了，强迫症还给我带来了长期失眠的后遗症。吃了几次药后，好像也没有什么效果，强迫症依然存在，恐惧、忧郁和焦虑时刻缠绕着我。我感觉这不是个办法，长期下去只有住到精神病院去了。我又到书店去寻找精神慰藉，翻阅了所有精神和心理类的书籍，无意中发现了一本《神经质的实质与治疗》，我像在黑暗中看到一盏明灯，如同垂死的人抓住了一根救命的稻草，我感到有希望了，我可能得救了。

4. 森田正马先生救了我

我仔细阅读森田正马先生的这本书籍，森田理论循循善诱的劝导，句句是实，字字是真，他说到我的心坎上了。我对神经质有了充分的认识，二十年切身的体验使我很快明白其中的道理，懂得了该怎样去做。我试着按森田疗法说的顺其自然去做，但这并不是一件容易的事，很长一段时间一点效果都没有，病症依然存在，痛苦时刻伴随着我。但我不再像从前那样孤独、绝望，我至少知道了森田正马先生，还有他的一本能理解我的书伴着我。我把森田疗法的读本带在身上，像带着护身符一样，当症状来临、苦不堪言时，我就拿出来读一读，以缓解忧郁的情绪。我明白，要活着无论多痛苦都得忍受，这是无可奈何的事。就算好不了，我也做好了这辈子与症状为伴的打算了。

5. 做自己日常应该做的事

我每天带着症状、忍受着难以言说的痛苦，像森田疗法说的那样顺其自然地生活着，做我所应该做的一切。我努力做好家务，当症状严重时，我尽量不让自己闲着。每天都让自己不停地忙碌，打扫卫生、下厨房、学做手工，做些不需要思考的事情来度日。我害怕看电视、看书，怕休闲，怕享受不到快乐而更痛苦。一次家里搞聚会，足有二十位朋友准备到我家来玩。我愁死了，我怎么有能力照顾这二十几位朋友？我心力交瘁、六神无主，忧郁与恐惧像一座山似地压着我。没有办法，我只得硬着头皮做我所应该做的事。我得准备两桌丰盛晚餐，我得笑容满面、热情愉快地招呼着客人。看着满屋子正常的客人吃着我给他们准备的晚餐，听着他们的欢声笑语，我感到我不是一个废人，更不是一个患者。正如森田正马先生所说的，"在别人看来，不像个患者，好像也没有什么病，可自己却遭受着难以忍受的痛苦"，他们哪里知道我的感受呢？但我明白，我已经做了一个正常人应该做的事，这是最重要的。

6. 考驾照

我曾经认为，神经质患者或强迫症患者做外科医生、做驾驶员是不可能的事。因为这两样事都需要人注意力高度集中，开不得半点小差，容不得半点杂念。强迫症那不可控制的杂念无时不在，你能保证你的手术刀不出错，不伤人吗？你能保证汽车不辗死人、不翻车？当我不得不面对我要考汽车驾驶执照的事时，我告诉自己不能逃避现实，要硬着头皮对付。首先我想到，怕撞死人、怕翻车是任何人都有的一种心理状态，不必太计较，认认真真、小心地学就是了。在这方面我有一定的理论知识和经验，学起来也不太难，进步比别的学员要快一些。记得在开车的过程中，强迫观念每时每刻都在故意干扰我，使我不能达到我想要的全神贯注。但我也很清楚地知道该干什么，我得按交通规则行车，会车得减速慢行，人多得减速避让行人，遇到危险地带我要更小心。师傅的警告"这地方危险，已多次翻车死了很多人"，往往会增加我的心理压力，我变得更害怕也更小心了。经过一段时间的操练，我已经能很正常地开车了，由于心理作用我开车比别人总要慢些，但开车慢并不是驾驶员的缺点，我已顺利地拿到了驾驶执照。学车这件事给了我很大的信心，平时认为自己做不了的事也能做到了。常人能做的事神经质患者也一定能做到，所不同的是，神经质患者往往比常人更小心，比常人更怕死。

7. 感　悟

　　经过一段时间的生活体验，我心中装有森田疗法的思想精髓，床头柜子放有森田正马先生的经典著作，我感觉好了许多，不再像以前那样被动地、无望地接受痛苦。我会时不时地抽出身来审视自己的痛苦，审视自己情绪的变化。这时候我甚至不知不觉明白了我所有的痛苦、所有的症状都是我想出来的，正如森田正马先生说的，"神经质症状来自主观世界"。长期以来，强迫症造就了我一种错误的思维方式，每当我要做一样事时，我总是会想"要是我没有强迫症，我不知要做得多好""要是没有强迫症，我就能像别人那样正常地生活学习了"，以至于连平时看电视时我也在想"要是我没有强迫症，看电视该是多么享受的一件事"，看见别人在洗衣服我也想"别人能正常地洗衣服，而我由于有强迫症的存在，也不能像他们那样正常地洗衣服了"，每当这种时候，痛苦之情便油然而生，做什么事都感到痛苦万分。痛苦原来就是我这么想出来的，原来强迫症是那么狡猾，我一不小心就上了它的当。我也开始意识到，强迫观念是不可控制的，顺其自然与它共存就行了。但一些不必要的想法，如"要是没有强迫症，我学习不知要好多少倍""要是没有强迫症，我早就考上重点大学了"等这些想法我们可以尝试忽视，这就是森田疗法所说的顺其自然吧。从此，我带着症状做任何事情，不排斥它，并时时提醒自己不要上强迫症的当，不去胡思乱想。我感觉好多了，不再那么害怕强迫症了，即使这辈子症状消失不掉我也无所谓了。

8. 面对恐惧

　　我抱着顺其自然的态度对待强迫症，情绪缓解了许多，症状至少没再恶化了，可恐惧忧郁还始终伴随着我。恐惧是在患强迫症很久以后才产生的，确切地说，那是对死亡、对精神病的恐惧。我叔叔是一个精神病患者，我总担心我也会遗传精神病。有时我喜欢模仿电视里一些滑稽可笑的角色，在引得家人发笑后，我又在想我是不是精神病发作了？我捏捏自己手脚，看看是否还有感觉。我曾几次去看心理医生时也问及这问题，这更增加了我的疑心。在一次精神病恐惧彻底暴发后我出现了心脏停搏，那真是一种濒死的感觉，好像死亡马上就要来临，那种感觉一般人是无法体验的，此后我又有了死亡恐惧。很长一段时间，恐惧几乎压倒一切。有一次家人都外出了，我要连续几天一个人在家，这是我最害怕的一件事，我一直都在担心这样的时刻总会到来，我脆弱到这种地步，几乎什么话都说不出口。那天晚上，我早早地洗完澡，焦虑不安地摆弄着电视打发日子，很晚我都不敢睡觉，不敢关灯关电视，我想我不知是否活得过今夜，万一恐惧发生心脏停搏死了该怎么办？要是我突然支持不住，像精神病患者那样跳下楼去怎么办？我对自己已无可奈何，心想不管怎样，今晚死活总得过啊！我找来森田疗法的书，找到"心悸加剧发作的病例"反复看了一遍又一遍，然后关掉灯和电视，鼓足勇气睡觉。黑暗中我万般无助地蜷缩着，心里想着像森田理论说的，"今晚不管多痛苦我都得忍受着，当恐惧袭来的时候，当心脏停搏的时候，我要认真地体验，认真地感受"，"感受它的产生方式到整个发作过程，耐心细致地进行观察体验"，当我抱着这样拼死的态度做好了准备后，那晚恐惧并没有发生，相反我还小小地睡了会儿。这真是给了我很大的信心，接下来的几个晚上我不太害怕了，恐惧也没有发生，有一两次我几乎暗示自己恐怖发作，但当我认真体验，采取目不转睛盯住它、用毫不惧怕的态度等着它的时候，那恐惧的感觉就不见了。正如森田疗法所说的，恐惧犹如"细看幽灵真面目，原来它是狗尾草"，如此一来马上就能看清它的原形。原来恐惧也是自己想出来、怕出来的，也是属于主观的东西。这时我对恐怖有了切身的体验，感觉它并不那么可怕了。自从那一次外出产生恐怖后，我一直都不敢旅游。几年里单位组织的外出，我都一次次放弃，一次次找借口。今年又面对这样的一次选择，我没找理由回避，我让自己面对现实。出门的时候我又在想，这次外出是否还回得来？但出发后，不停歇地坐火车、坐汽车、坐飞机，从这个景点到那个景点、从一个城市到另一个城市，在这种热热闹闹的集体活动中，我已感受不到恐怖的威胁了。我还是有些不甘心，有时故意创造出一些个人单独行动的机会，晚上尽量一个人住，尽量一个人逛商场、游景点，也找不到恐怖的感觉了。就算是我一个人出去旅行，我也不会害怕了，当不再害怕恐怖时，恐怖从何而来？

9. 久病成良医

也许是久病成良医的缘故吧，我已能对自己的病情有所分析了。其实原始的强迫观念并不感觉痛苦，只要不去排斥它，就不会产生精神冲突，没有精神冲突就不会有痛苦，没有痛苦的强迫观念久而久之会自然消失。治疗强迫症关键就是要把复杂的强迫观念症还原到简单原始的状态，消除精神冲突，没有了精神冲突强迫症也就算好了，森田疗法正好起到这样的作用。症状是自然而然存在的事，不能苛求它的消失，当你不怕它的时候，当你对它无所谓的时候，也许不知不觉它就消失了。我的病情已由原始的强迫观念变成了复杂的强迫观念症，并伴有严重的焦虑症、忧郁症、恐怖症。我使用森田疗法的顺其自然，已阻断了精神交互作用，消除了强迫症的精神冲突，焦虑已减轻了许多，病情得到了根本的控制。但长期以来形成的恐惧和忧郁情绪并不是那么容易消除的，它已发生病变了，我特别害怕阴雨绵绵的天气，害怕黄昏，每当这时，我总有一种暗无天日的感觉。我想时间是最好的良药，我会慢慢好起来的。难过的时候我还在寻找办法，我曾想吃些抗忧郁的药解决算了，但这些药往往治标不治本，再说我以前也吃过，没有效果，就是有效果也总担心要是不吃药又复发了，那就一点退路一点希望都没有了。另一方面，我总认为精神病才是要吃药的，我没有精神病就没有必要吃那些药物。我已顺其自然了,为什么忧郁还不消失？是什么在控制着我的情绪？是我的生理某些方面出了问题，缺少了什么？用中医的解释是不是阴阳不平衡、气血不畅通了？我得想办法调理调理，或者用食物疗法。有一天我无意间在报纸上看到一条治疗更年期忧郁症的处方，我想我的忧郁与更年期的忧郁性质是一样的（尽管我还没有到更年期）。于是我抄下处方：红枣、冰糖、浮小麦三味煮水喝，俗称"小麦汤"。味道非常好，就像喝饮料一样。也怪，我连续服了几剂后忧郁的情绪缓解了许多。为了对付忧郁，我还学着去打太极拳，听说太极拳能起到很好的阴阳调节作用。我和老头老太太们认真地学着太极套路，从此我还真的学会了打一套优美的二十四式太极拳，而我小时候造成的腰肌劳损也在练太极拳的时候不知不觉好了。

10. 学做生意

也不知过了多久，我已能实实在在地感受到像正常人那样生活了，我已不满足于总是做些现成的被动的事。我开始考虑我要主动去生活，做一些有创造性的、有些成就感的事。青少年时代的理想是不可能实现了，那时由于强迫症的缘故，我几乎顾及不到理想，那时只有一个信念——活下去。如今，也谈不上考虑什么人生切入点的问题，我想的只是我该怎样生活才能更充实、更有意义？我该怎样度过我的下半辈子？我想到了经商，做生意。经商又能赚钱又能充实，何乐而不为呢？但我又不能放弃工作去做生意，我有什么特长呢？我能找到一样不影响工作的小生意做吗？这时候我想到了电脑，前几年我学过电脑，懂得一些基础知识和简单操作。何不开个网吧，给大家玩玩电脑，上上网？我把这一想法跟先生说了，我需要他的支持和帮助。我得到他的同意后很快买回一台电脑。可我已经不会使用电脑了，原来的系统早已过时了，取而代之的是新系统，我花了整整一个月的时间自学电脑。接下来又有大量的准备工作要去做，要贷款，要办证，要购置设备，选择场地等。好不容易网吧终于可以营业了，但现实与理想也相差得太远了，原以为开网吧是一个简单的事，可事实并非如此。开网吧需要不断地维护与管理，需要学会生存，学会与人打交道，更需要像商人一样考虑各种各样的问题，而最要紧的就是网吧政策风险太大了，很多人都转让了，而我始终坚持做下来了。我并不完全是为了赚钱，我喜欢做一样事看它怎样发展，又有怎样的结果。我就是喜欢这种过程，在这过程中感到一种从未有过的充实与快乐。我不断地思索、考虑，我还能做些什么，我发觉我已喜欢做生意了，我已顾及不到强迫症了，我已不再害怕强迫症了。如今强迫症存不存在对我来说都无关紧要了，我发觉再也没有恐惧、忧郁的感觉了。

案例三

我是怎样找到森田疗法的

我是二十世纪七十年代中后期发病的。我父母是医生，根据我的症状翻了医书，找到了诊断，患的是强迫观念。但是他们毕竟不是心理医生，为了确诊便带着我到西安第四军医大学找心理医生看病。据说该医生是大学的后起之秀，名声在外。根据诊断，我患的是强迫神经症，他一看我说话的神态，就说我这是强迫神经症的个性特征。随后，他告诉我有的患者患此病30年，言外之意是我要做好长期打算，并让我吃药，药名"泰尔登"，前后15分钟他就走了。

我按照医嘱，每晚睡觉之前服药。药效很好，吃药后我睡了一晚上觉，第二天早上起床时几乎要摔倒，浑身乏力。但是，为了治病我还是坚持服药。当时还有其他的几种药，现在不记得了。吃了一年没有一点效果，最后不得不把药停了。药虽停了，但随时随地会有症状干扰，我还是拼命地排除症状。后来，医生说此病靠毅力是完全可以战胜的，并告诉我按苏联心理学家巴甫洛夫的观点：用一个兴奋灶去取代另一个兴奋灶，即把注意力转移到一个更强的事情上去。

按照医生的要求，我用一个新兴奋灶去压制强迫观念，并磨炼顽强的毅力。（在这种情况下，我的父母起了误导作用。我父亲多次说，强迫神经症在以前不被认为是病。语气中表现出对这病的轻视和不屑一顾，并反复告诫我用毅力是完全可以战胜的。我母亲则对我反复讲自身的病情感到不耐烦，说医生说了，此病不影响当兵，不影响上大学。这足以说明家人对此病不理解，更不用说其他人了）

对强迫观念，我首先时刻用正面的观念代替。如当"XX领导人耍流氓强奸妇女"的观念一出现，我马上就用正面的一句话"XX领导是英明领导"取代。我在北方某院校读书时，冬天一个人跑到农田用拳头猛击冻土，以皮肉之苦转移强迫之苦，磨炼毅力。拣起地下的树皮放在嘴里嚼，以此树立这样的观念：我连这样的东西都敢嚼还有什么能吓倒我？晚上睡觉前穿单衣到冰天雪地的户外跑步，磨炼毅力。在采取这些极端方法的同时，回避引起强迫症的外因：回避报纸，因为报纸上有XX领导的名字，会诱发强迫观念；不接触尖锐的物体，上机械制图课要使用圆规，一拿到圆规就会出现用圆规扎别人眼睛、戳女生肛门或阴道等不好的强迫观念，我索性不到教室上这门课；我学的是发动机理论，书中多处有"柴油机狂转"这句话，看见这个"狂"字我就有不舒服的感觉，于是，用绘图铅笔把"狂"字涂黑，等等，就这样坚持读了第一学期。第二学期，随着学习课程增加，压力加大，加上对强迫症的压制让我觉得负担更重。在第二学期开学一两个月后的一天晚上，上完晚自习回宿舍的途中，因强迫症的反复干扰，想到怎么强迫观念总好不了，又刻意抑制时，突然心脏狂跳，完全没有正常的心律，我赶紧到室外猛跑，以此与心脏保持平衡，防止患心脏病，慢慢才平静下来了。后来又碰到一件我无法接受的事情：我们老师的老婆是精神病患者，每天中午到学生食堂去闹。在上个学期也多次遇见过她，好像没怎么注意，可这次遇到后，突然间意识到我万一像她那样了该怎么办？当时非常恐怖，至此恐怖症全面暴发，我已无法继续坚持学业（坚持不下去了）了。为了换个环境，只有离校，不得不退学。

难道是我的毅力不够顽强吗？可是，用顽强的毅力去战胜强迫症就好比是螳臂当车。用所谓的一个兴奋灶取代强迫观念更是徒劳，若再按这条路走下去我会垮掉。我只有放弃一切努力，随它去！

离开学校后，我的压力减轻了许多，对强迫观念采取不管，但又无可奈何不得不管的被动态度。没有像以往那样非要战胜、坚决排除强迫观念不可。几年过去了，我并没有转化成精神病，心脏更没有出什么问题。患病第四年的某一天，我试着大胆去主动接触强迫观念的内容，这并没有使我出现什么不得了的麻烦，也没有带来什么严重的不良后果，只觉得好像封闭着的房间被打开了一扇窗户，我感到一阵轻松、舒爽。此后，我开始反省自己这几年走过的路，与强迫观念斗争的路是失败的路。我试探性、逐渐、大胆地想之前在我头脑中出现的强迫神经症的内容。每当我主动想时，就有轻松感，症状也有所缓解。这也许是脱敏的作用，也许是初步在承认症状，接受事实，是森田疗法的萌芽在我身上的初步体现。后来我干脆用笔记下症状的感觉，大胆地去体验这种感觉，并用文字来描述症状，有时间了就拿出来看看。还买了一本介绍神经介质的书，试着搞清楚大脑的结构，希望能找到强迫神经症的根源。

实践证明，用毅力去排斥、压制强迫观念不会有好效果，但是应看到一个问题的两个方面，也不能完全否定毅力在患者身上的作用。每个患者都会感到强迫症的干扰是非常顽固的，带来的痛苦无法用语言来形容。在这种情况下，就要以顽强的毅力带着症状和痛苦去工作，做自己该做的事，从一次次的失望甚至绝望中走出来（陷进去，走出来；又陷进去，又走出来）。面对这种反反复复的折腾，就需要顽强的不屈不挠的毅力。

离开学校后我并没有消沉，而是努力地学习和工作。我自学了美术，画些素描画，出去写生，画水粉画，在工作单位办黑板报，为同事家里画装饰画等。有的画拿到市场去卖，居然有人买；自学数理化，补习初高中文化课知识，考取函授大专；在企业从一名工人干起，历任统计员、助理统计师、统计师、团委青年干事、组干科干事、组干科副科长、劳动人事科副科长、科长（在企业最辉煌时职工有 2700 多人）。我虽然知道神经症与精神病有本质的不同，但总怀疑自己有轻度精神病，也怀疑其他人认为我有轻度精神病。但我有时又反问自己：让一个有精神病的人去当科长，还专管人事，这不把职工都带出病来了？这真是一个戏剧性的问题。精明强干的领导真能做这样的糊涂事吗？

在这期间，我虽然不知道森田疗法，却有意无意地在实践森田疗法，忍受痛苦去做该做的事。我只实践了一半，因为我没有与症状共存的思想，仍然有无法排除的痛苦，很是遭罪。在带着症状工作的同时，我也在时刻关注症状，并自觉或不自觉地加以排除，往后的几年里一直是这样的。当时，强迫观念已经不再反复出现，却转移到恐怖症上来，主要表现在与人谈话时的无法控制的、很深很重的恐怖。我感到我的恐怖是从大脑的左边发出的，非常痛苦。听说练气功有奇效，就去练气功。先学当时很有名气的气功师庞鹤鸣的"捧气灌顶"，每次功练完以后觉得全身确实舒服，但对症状毫无作用。我用意念尝试"把宇宙中的气不停地捧起往大脑不适的位置灌"，希望以此来抚摸这遭受创伤的部位，想通过练气功使症状得到抑制。一年过去了，症状依然如故。经人推荐，又拜师学习"禅密功"。每天坚持不懈地练习，还经常听气功报告，练习得比捧气灌顶认真得多。练习了一段时间后，我发现我的身体、饮食习惯发生了变化，饭量下降，喜欢吃素。夏天吃西瓜时，不爱吃瓜瓤，爱吃瓜皮。我把这异常的变化当作是练功的进步，是好现象。尽管练到这样的程度，可是嵌在脑中的症状并没有消除的迹象，特别是在练功练得入静时，更深感症状仍然顽固不化。我认为这是我功力不到家，所以继续认真刻苦地练习。又练了一段时间，感觉不能再练下去了，因为我预感再这样练的话，我的性格要出现大变化，变得孤僻，不合群。若如此，势必不能适应在人群中的工作，因为这些年我也多多少少看了一些心理学知识，懂得心理健康的重要性，觉得千万不要因为练气功，造成老的毛病没去又染上新的障碍的情况。若真如此，那不是太糟糕了吗？至此，我放弃了用气功治病的想法，并逐渐地放弃了气功。

幻想用气功来治疗强迫症的观点被放弃后，我仍然受着恐怖症的控制，怀疑别人认为我有点神经不正常，怀疑我的档案里有精神不正常方面的文字记载，因为我自己知道从院校退学就是因为精神问题（至于其他人怎样认为的，我并不知道），在退学原因说明里会不会留下记载？尽管我后来调离原单位时，领导已把档案中退学原因的记载给我看过，并没有一句说到是因为精神问题退的学，只是说我缺课，学习上表现不好，但我还是怀疑有精神问题的相关记载。这只是困扰我的一个问题，还有就是我跟别人谈话时总觉得思路是清晰的，但表情是不正常的，我感到是一种精神被强迫观念刺激后，长期存在的一种自己的看法，同时也判断别人与我有一样看法的一种不正常的表情。

因为病总也不好，不得不到当地的精神病医院的心理咨询科去做咨询。我最不愿意把自己和精神病相提并论，特别是到那种地方去，更怕别人看见，但是为了排除症状带来的痛苦，硬着头皮也要去。医生问了病情，根本没有说什么就开了药让我吃，这药属于慢慢起作用的那一种。吃了好一段时间，我由一个开朗活泼的人，逐渐变得寡言少语，没精打采，给工作也带来了负面影响，可症状仍然存在，最终把药停了。至此，我坚信药物治疗对强迫神经症没用。我把希望寄托在心理治疗上，陆陆续续看了一些精神分析和治疗心理障碍方面的书籍，还在省图书馆办了借书证，专门借这类书。读了弗洛伊德的《精神分析入门》《日常生活的心理分析》等书，还看了《强迫症的治疗》《恐怖症的治疗》等书。后来有一本书对我触动最深，是南京医科大学脑科医院鲁龙光教授编的《心理疏导疗法》，看到了这本书，我感到强迫症无法治愈的观点被打破了。

鲁龙光教授的《心理疏导疗法》一书是我父亲买的。近二十年的强迫神经症一直未愈的事实，我也告诉了父母。强迫神经症不那么容易治愈，要以科学的态度认真对待。所以他们也经常买这方面的书看，边琢磨，边研究。这本书对我最大的吸引力在于，书中讲了一些患者的症状和我非常相似，而且都治好了。书中也反对用药物治疗，指出这种病主要是偏执的性格造成的，有些好的品德、优点，如果过了头就会成为缺陷，这种性格缺陷是此病的温床。过头的性格时间长了，遇到刺激就会暴发强迫神经症。书中把此病比作是一棵树：树叶是症状，树根是性格，土壤是环境。因此，光摘树叶（去消除症状）是只治标而不治本，摘掉一片树叶，还长出新的树叶，是解决不了问题的。树根才是根本（即性格），但是树根能不能拔掉和铲除呢？《水浒传》中的英雄鲁智深有那样大的力气，也只拔掉一棵碗口粗的垂杨柳，而强迫神经症可不是一棵小树，从出土，成幼苗，到长了几年十几年的树和根（又有那特殊的土壤），真是"冰冻三尺，非一日之寒"，要想拔掉这个根不是那么容易的。怎么办？只有从树干上想办法，只要把树干砍断，树叶就自然会枯死。树干是什么？树干是"怕"字！怕症状，怕发病。书中叫患者不要怕，并介绍了一些患者是怎样不怕的，是怎样去掉"怕"字的，还介绍了用脱敏法适应强迫观念，用脱敏法去掉"怕"字的一些实用方法。

看了这本书立刻开始实践，按照书中所说的去做，按照患者介绍的方法去脱敏。我开始对我的成长过程进行冷静的深深的思考：我的性格是怎样形成的？我为什么会患这种病？哪一种强迫观念使我最过敏？我最怕什么？……

在这段时间，我还接触到一本森田疗法的书《强迫观念的根治》。看了这本书我觉得有道理，但感到书中的观点和方法比较消极，而鲁教授的书从各方面都比较积极，因此，森田疗法这本书没有引起我的重视。

我出生在军人家庭。父亲家祖祖辈辈是农民，他十四岁到部队。我母亲家是穷知识分子家庭，她1950年参加抗美援朝战争。我生在北方，有一个姐姐。我们虽在父母身边，但主要由祖母带着，后又跟随父母到南方。二十世纪六十年代初，因战备的需要，军队疏散家属，祖母带着我们回到农村老家，这是三四岁之前的事。在这段时间里我印象最深的一件事是有一次父亲乘闷罐火车出发前，我倾尽所有的力量用脚往火车上够，当时在感情上无法与父亲分开，最终还是分开了。农村老家是穷乡僻壤，愚昧落后，不到三年我就搬到附近的镇上上小学。在班里表现一般，虽有点顽皮但是本分老实，除此之外老师评价我有一个特点：喜欢一个人想心思，当地的俗语叫"盘心思"，有时还一个人叹气。九岁时我到大城市与父母共同生活。到大城市住在大院，院里高级人士多，因父亲是中下级军官，所以生活层次是中档偏下。受"文化大革命"初期极"左"思潮的影响，人群中对地位较高、生活条件优越的人有不服气的抵制心态，加之干部子弟中也的确有些不争气的。因我从农村带来了乡村的质朴，且大人认为的城里小孩的流里流气的习气在我身上没有，1961年，我一夜之间被大院树为少年儿童中的榜样，从此成了先进人物，成了典型，当时还不到12岁。

尽管无法适应这突如其来的变化，也不愿意当这个莫名其妙的先进，但我已经身不由己了。只得硬着头皮去当这个榜样，每天要去带头做好事，当学生干部；别人休息时我不能休息，再累也不能说累，怕哪件事没做好被别人说；今天征求这个人的意见，明天挨那个人的批评，对自己的标准非常高，要求非常严，干什么都要十全十美；还做报告，参加演讲会。我每天在这种高压下生活，少年儿童的天性被压抑，人变得非常死板。做事要完美无缺，比如擦自行车，要么不擦，要擦就擦得干干净净，每一根辐条、每一根链条都要擦到。当时我只有十一二岁，强迫性格已在逐渐成形。

1970年底，大城市的许多部队都往偏远的西部山区疏散，当时叫支援三线。我小学刚毕业就随父母离开了大城市。到三线后从初中到高中还是红得发紫，一直当学生干部。但是天性受到长期压抑，特别是在性方面受到压抑。在中学与女生相互有爱慕之情，这本是很正常的事，但是在当时那个年代，学校没有性知识教育，把这很正常的事当作思想不好，是资产阶级思想的腐蚀，去挖根，去批判。于是我拼命地压制这种感觉，甚至不向别人说，硬是把这种感觉压下去（我暴发的强迫观念与性有直接关系）。

上高中更加辛苦，参加了宣传队，白天上课，晚上排练到深更半夜，还经常外出演出，生活习惯也搞颠倒了：白天上课打瞌睡，晚上来精神。在这之前睡眠就不好，有一点声响就难入睡，后来就更不能正常休息了。脑子里陆陆续续出现一些怪念头（强迫观念萌芽）。有一次看书看累了，上厕所打开门，脑中出现"厕所中有吊死鬼"的观念，知道不对劲，一出厕所门，看到对面的山，又出现"山上有吊死鬼"的观念，马上转移注意力，不敢想了。有一次看演出时突然出现说不出来的异样感觉。这些感觉常常一星期出现几次，忙时就没有了，有时又出现，不过当时还没有给自己带来很大干扰。

高中毕业前夕，我出现健忘，一次倒好水将杯子放在桌子上，转身拿药又把水杯忘记了，去看医生，开了一些药；又出现失眠，精力、思维不能集中等症状。这是从1967、1968年我被树成典型，到1974、1975年当先进的顶峰时期，长期处在这样的压力下过的这七八年的状态，神经症的暴发离我不远了。

这里有必要说说我的生活环境。在家里父亲是绝对权威，更是我的绝对权威，他重男轻女思想严重。他非常厉害，我非常怕他。我母亲性格不合群，睡眠长期不好。祖母对我很好，但在家中没有地位。父母对我的教育也是不对的（这与当时的社会环境有直接关系）。一次我借了一本"文化大革命"前的《短篇小说集》看，被母亲发现后没收，她告诉了老师并让我写检查。一次我穿新运动服跑步，被父亲讥讽，骂我"骚包"。有次当我觉得不对劲，向父亲说出这些不好的感觉时，却遭到他狠狠的训斥。

高中毕业前夕，虽然没有暴发强迫神经症，但我出现了暴发前的一切症状。首先是工作中的最佳状态没有了，感到烦恼加重，再就是前面所说的健忘、失眠、精力无法集中等。这时候如果有人对我进行心理疏导，是否可以避免后来的强迫观念的暴发呢？如今回过头来想一想，应该说是不可能的，因为我的思维品质已形成，非常自负。我不可能去接受别人的疏导，我会站在我这套思想体系的最高点去审视对方的疏导，要么接受皮毛，要么否定，甚至用自认为正确的观点去教育对方。我肯定会按照当时的路走下去，最终去遭受强迫神经症的巨大打击，只有这种让我生不如死的力量，才能逼迫我回头，才能让我从性格偏态回到常态。这真是物极必反啊！

当时的学生，在高中毕业后都要到农村插队落户，因为我是学生中的标兵，所以在这方面表现得十分偏激。高中毕业时我不到十七岁，我主动要求远离父母到祖国的边疆去。当时我们那一批知识青年中红得发紫的人物（按现在的说法叫明星）是天津的邢燕子，南京的钟志民（高干子弟），上海的朱克家。我觉得我与他们没有很大的思想差距，虽没有他们的名气大，但在学校，在我生活的周围，我是过硬的铁杆标兵，我应该像他们一样，所以我向父母提出要像朱克家那样，到他下放的云南省西双版纳去插队落户。当我提出这样的要求后，父母坚决反对，耐心劝导，因为我态度坚定，父亲只好后退一步，答应我下放三年后二十岁时再到边疆去。在这件事情的处理上，父母是明智的，方法是得体的，体现出作思想工作的水平。

我没有在三线下放，而是回到南方老家，在一个县级市的郊区，条件不算太差，这与我的理想相差甚远。我整日苦闷，把自己关在自我思想圈子内，还是那样地自负，认为我是最先进的，我的思想总是站在前列，可自己的才华又施展不开，就这样在苦闷中循环。我下放没有几个月又被安排回城，到工厂做小工，这使我的苦恼又加重了一些。做小工一个多月，强迫观念出现了。有一天上厕所小便，刚进厕所，脑海中就出现了国家领导人的名字，后来这种情况反复出现。我从小接受的教育，国家领导人在我脑中是无比神圣的，从刚刚懂事起就无限崇拜，怎么和上厕所、阴茎联系在了一起？我惊恐万状，精神、感情受到极大刺激，后来几天我仍感到自己无法排除。我这样一个先进分子怎么会有这样的坏念头？真是大逆不道。

这次强迫观念的出现与以往有很大不同。以往是零星出现一些怪念头，再是有一些健忘、注意力不能集中等现象，若转移注意力或注意调整，休息一下就过去了，而这次则反复出现，排除不掉。以往出现一些怪念头只觉得荒唐，但没有什么感情色彩；而这次则是我心中最神圣、最热爱的、感情最深厚的领导人和我当时认为最下贱的东西连在了一起。这对我来说是无法接受的强烈刺激，是巨大的精神创伤（当时是那种感受）。我感到不对劲，要坏事。受本能的驱使，我尽快离开工厂回到了农村。回到农村后，马上参加劳动，参加生产队的工作，心理得到调整，强迫症状没有了，暴发强迫观念这件事不知不觉被忘却了。在生产队，我按照学校受到的教育和舆论所宣传的那一套去劳动，并开展工作：参加宣传队，办墙报，组织社员田间地头学习。我工作很热情，表现十分活跃，在知青中有了名气，逐渐受到大队领导和知青点负责人的重视，也受到社员的信任，没几个月就被选为生产队政治队长、大队团支部副书记、大队科技队副队长。但是没过多久，我的缺陷就暴露出来了。首先是工作脱离实际，比如我对社员学习抓得很刻板，不是根据实际需要去学习，而是把这当作一件非做不可的事去做，不做就觉得当天像少了点什么，过得没有意义。做了这件事就觉得像卸了心理上的包袱，感到轻松、充实、有意义（一种典型的强迫性格在工作中的体现)。有时社员收工较晚,已到了吃午饭的时间,我还一定要他们学习完以后才能回去。这些表现引起社员反感,与我共同组织学习的知青也很有意见,后来大家越来越反感。其实当时的那套学习也是脱离实际的,根本起不到什么作用。

从学校到农村,环境变了,没有谁像在学校那样会主动选我当标兵,在学校那一套先进模范的做法在农村行不通。随着缺陷的不断暴露,自己也感到不被大家接受,感到孤独,感到现实与理想距离太远,工作难以开展,自我价值难以实现,我又慢慢开始苦闷了。当时大队社教工作组对我仍然比较信任,在我下放快一年的时候,派我到地区五七干校学习。到了干校没几天,不正常的情况开始出现:有一天上厕所,拿起纸擦屁股时,又隐隐约约把国家领导人与大便连在一起,后来又反复出现这一奇怪的感觉。这次暴发与在工厂那次的暴发相差一年的时间,基本是相同的月份,从此后就没有恢复,一直折磨了我近三十年。我恨当时做小工的工厂,也后悔去干校学习。我经常想,若我不去工厂做小工,不到干校去学习,就不会得这样的病。其实这种想法是不对的,按我当时的发展,即使不在上述这两个地方,在其他地方强迫症也同样会暴发。工厂和干校这两个地点与强迫神经症的暴发没有因果关系。

从干校学习一个月后回到生产队,我没有带回来所学的知识,而是带回了病。当时,我不能看登有国家领导人照片的报纸,特别是在厕所里看到报纸就会出现XXX是大便的观念。我的强迫观念开始扩散,看到什么、听到什么都会出现我不愿意想的但又排除不掉的念头。有一天知青带队队长跟我说,近期出现一起强奸案,一个女知青被强奸,阴道中被插进一根玻璃管。因为平时我听到的正面的、高尚的东西太多,感情上对这卑鄙、无耻、下流的事情无法适应,也就在这时候脑海里突然出现"XXX要流氓强奸妇女"这一句强迫观念,并长期固定下来。后来还出现强迫观念的一些扩散,如在插秧季节女青年弯腰插秧时,就出现用钢钎捅女青年的肛门和阴道的强迫观念。至此强迫观念一发不可收拾。我仿佛掉进了生不如死的深渊。

这里有必要说明的是,我发病的内容都与政治和性有直接关系,而同年代过来的其他人为什么没有这方面的问题呢?这是因为他们没有强迫性格，而我有。他们是在均衡的心态下工作和生活，而我长期在偏激的状态下工作和生活。假如说我的强迫观念的内容是婚姻方面，或是学习效率方面的，那一定是在这两方面有偏激状态或长期的过头行为。

我时时事事追求完美，紧跟形势，对自己要求太高。但在当时，我在不少方面仍能凭自己的人性去判断和解决问题，在关键的问题上并没有失去自己。例如1974年，学校老师经常挨整，要么平白无故地被学生顶撞，要么被贴大字报。当时的形势就是鼓励学生去造老师的反，好像谁敢这样做谁就有本事，就勇敢。我作为学生中的尖子，却没有赶时髦去做那样的事，我觉得老师是教我们的，是长辈，因此自己从心灵深处发出的是对老师的尊重。再就是下放农村第一年，在强迫观念还没有暴发的那段时间里，自己和几个民兵押着几个农民到公社的各个生产大队去批斗。这几个农民因搞副业与大队书记发生矛盾，把书记打伤，被认为是"犯上作乱"而关押。几天后的夜晚，从其他大队调来的民兵对他们进行毒打，他们被打得遍体鳞伤，待伤势好转一点就用步枪押着批斗。游斗的第二天，天要下雨，我象征性地跟他们说几句大道理，便悄悄地把他们放了。另外经过近一年的下放实践，对知青在农村做出多少成绩的报道，感觉有很大的虚假成分。还有就是感到当时的形势造成群众的思想僵化，社会僵化，若再向前迈出一步思想就会崩溃，社会也会崩溃。即使我有这样的优点，终因强迫性格和"英雄观"思想，而未能使自己逃出强迫神经症的惩罚。

我父亲从农村到部队，由一个农民成长为一名军官。这本是时事造就，是机遇，但是他认为这是国家领袖给了他一切。他将朴素的感情发展成为对领袖的无限忠诚。我十一二岁时，有一回无意中说了一句评价领袖的话，父亲听见以后对我进行严厉训斥，搞得我莫名其妙，一头雾水，还吓得要死。我妈妈受他的影响，也是很离奇。有一次我说："××是××的爱人。"我妈听后问我："什么叫爱人？以后不要提"爱人"两个字。"那次给我的印象是，凡是有关男女生活方面的事都是见不得人的。很小的时候这种观念就埋入了我的意识当中。我父亲虽是做业务工作的，但对政治有浓厚兴趣，他经常跟我们讲，不管是谁都要有基本的政治观点，在家里一开口就是政治内容，几十年都是这样，我曾戏称我家是家庭政治局。

我患病不但给自己带来巨大痛苦，也给家庭带来痛苦和压力。我祖母得知我患病以后，专门到农村来照顾我的生活，当时她已接近70岁。她总是要我树立信心，鼓励我病一定会好，经常跟我说"病来如山倒，病去如抽丝"。强迫观念是那样顽固，气得她有一天跺脚大骂强迫观念，最后还是流下了无可奈何的泪水。她想了很多办法，后来听说可能是妖魔附体，要找神汉为我除妖。我父亲也吓得要死，因为我在信中告诉他，我可能是得了精神分裂症。据我父亲的同事讲，他看了这封信后吓得脸色苍白（但后来他看了医书，得知我患的是强迫神经症，从此也就无所谓了）。我妈妈那段时间因为我的病，出现了尿频的情况。因为我当时发病很急，且进展得快，所以一封接一封地往家里写信，讲我当时的情况。我妈妈一听说我来信了，就出现生理反应要上厕所。1979年我从部队考上大学，我妈妈接到这个消息后兴奋异常，她没想到我仍然以顽强的毅力考上大学，她激动地从办公楼三楼跑下来，一边跑一边喊："我的儿子考上大学了！"然而一年后我从大学退学，这也给我妈妈带来了很大打击，她好几天都以泪洗面。

长期以来，我一直认为我是最不幸的，年纪轻轻就得这样的病，饱受折磨，总是遗憾地问自己，为什么偏偏是我得这样的怪病。然而现在我了解到，患者中还有比我更小的，有的在读高中，甚至初中，相比之下我还不能说是最不幸的。不过还有患病年龄更小的，比如心理学大师弗洛伊德，1859年举家移住莱比锡，在迁居的路上，因火车上的瓦斯灯光联想起人的灵魂，导致心理症（即强迫神经症），当时他只有三岁。各位患者朋友，当我们了解这些情况以后，应得到一丝安慰。

我在1997年买了鲁龙光教授的《心理疏导疗法》一书。我一边看书，一边像前面那样分析强迫性格的形成、发病的原因。按书中的提示，我从南京脑科医院买了一套鲁教授做集体治疗时讲课和患者谈体会的录音磁带，很生动，很风趣。一位患者的强迫观念的内容与我较为接近，录音中讲到一位女性，每天起床穿衣服之前，要把衣服抖三百下才穿上，若中间有人打岔，又要重新再抖，她女儿才几岁，也学她的样子抖衣服。这看似荒唐可笑的事情，对于患者来说确是真实且残酷的。有一位男青年，每天要做鞠躬的动作，不但自己做，还强迫他妈妈跟他一起做。有的患者怕剪刀，怕死人，怕尿，怕自己失控将金属丝和电插座连在一起电死自己或其他人，等等。我觉得书中所讲症状各不相同，但实质是一样的，其所阐述的观点很有道理。我每天午休时都要把磁带放着听，越听大脑越清晰，越轻松，恐怖症和不舒服的感觉不知不觉消失了。我把强迫恐怖和各种各样不好的感觉形容成混合在沙子中的铁屑，鲁教授的书和磁带就像吸铁石，把混合在沙中的无法清理的铁屑逐渐吸光。我心情非常激动，给鲁教授去了一封信，称他为我的再生父母，给了我第二次生命。鲁教授同时也回了一封信，说我的性格已达到了"最优化"。

我反复看，反复听，状态一直比较好。这期间调到政府机关工作，到新单位后勤奋工作，谦虚谨慎，团结同志，得到上下一致好评，上级拟安排我做党组秘书。也就在这时候，我的症状以不可抗拒的力量暴发（症状已稳定了有半年），无法压住，主要症状是对领导恐怖。在症状的干扰下，我觉得自己行为变得幼稚，一阵症状过后，又觉得大脑非常清晰，就这样翻来覆去地受折磨，特别痛苦。我与人交往当中的障碍表现得非常明显，最终党组秘书也没干成。我失望、绝望，感到自己得了不治之症，大脑中的某根神经出了问题，这里的化学分泌不均衡（其实我对大脑结构根本不懂），但又不甘心就此罢休，还要去寻求新的办法。我以往只是看书，听磁带，现在决心今后努力实践鲁教授所介绍的方法：脱敏！与"怕"字作斗争！我到底对什么最过敏？对什么最怕？值得一提的是，这次之后我怀疑自己症状的好坏可能与季节有关系，冬天好一些，春天不好。对春季有了预期恐怖，在春季到来之前就有恐怖感。

《心理疏导疗法》中讲到一位在"文化大革命"时期患病的人，只要是开大会，会场呼喊口号"×××万岁"，他马上出现"打倒×××"的观念。在当时，谁要是喊出这样的口号，要被逮捕、判刑。他非常恐怖，生怕喊出来，但强迫观念又排除不掉。后来发展到怕跟别人讲话，担心讲出这句话来。痛苦十几年后，二十世纪八十年代后期到他鲁教授那里做集体治疗。鲁教授当着众人把他叫到台上，让他把反动口号（强迫观念）写在黑板上，他不敢，鲁教授就代他写，他依然恐惧万分。鲁教授说："若×××知道你有这样的障碍，即使当着他的面这样喊出来，他也不会怪你，而且会理解你。"后来鲁教授抓着他的手，硬是把这句强迫观念写到黑板上，并要他当天下午重复写半张信纸。下午，他只重复写了两三遍，下不了笔，可到了第二天写了满满的一张信纸，据说他去掉了"怕"字后就痊愈了。

我的情况跟他相似，经分析，"×××耍流氓强奸妇女"是强迫神经症的核心，是最敏感问题，对我刺激最重，我还有个恐怖核心是对精神病恐惧。我就抓住这两个核心去脱敏，努力做到不怕。每天中午我写上几十遍"×××耍流氓强奸妇女"，越是不愿意让这句话出现，我越主动去想它（脱敏），再写上几十遍"我就是精神病患者"，锻炼自己的胆量，我不怕精神病，我就是精神病又怎样！这样坚持了好长时间，起了一点作用，不怎么过敏了，也不怎么怕精神病了，但是，"固结"仍然存在，仍是那样顽固不化，写的时候"固结"没有了，不写时又出现。我不能一天到晚写啊，不去掉"固结"，这种治疗方法有什么用呢？我体会到，脱敏和去掉"怕"字不能去掉"固结"。我怎么能去掉"怕"字？恐怖症本来就是强迫的，若能去掉就不会有二十多年的死循环了！

看来鲁教授不是患者，他与所有不是患者的人一样去说服我们应该怎样，这就是他同森田疗法的根本差别。他核心的方法不会取得理想效果，对书中介绍的那些被治好的患者，我产生了质疑。

无可奈何，我再次走进精神卫生中心心理治疗科去寻求新的方法。那天是星期天，正好该中心组织森田疗法学习讨论会，有许多患者和他们的家属参加。这种学习讨论会举办了六次，较全面地介绍了森田疗法，我由此知道了该疗法的核心是"事实为真""忍受痛苦，为所当为"。随后我买了《神经衰弱和强迫观念的根治》《森田心理疗法实践——顺应自然的人生哲学》《行动转变性格》等五本森田疗法方面的书，自己认真学习，理解含义。这段时间效果不好，原因是只停留在认知上，没有注重实践。没有人要求我努力实践，有时实践一下遇到反复就又回到以症状为中心的状态。平时占据大脑的主要还是疏导疗法，还在努力寻求排除症状的办法，自己力求接触更多的患者，做到见多不怪（仍是脱敏）。由于这么多年来"久病成良医"，看了不少心理学的书并接触了一些患者，略懂心理咨询的知识，我被应聘到一家私人心理咨询中心当"心理医生"，使用的仍是疏导疗法那一套理论和方法。别人没有被治愈，我的症状仍然挥之不去，痛苦难当。有时总在想，什么法子都用了总不见效，看来是好不了，我觉得自己命真苦。痛苦驱使着我继续去寻找新的办法。

也就在这时，我进了一个网站。那么，我是怀着什么样的心态进来的？为什么要进这个网站？在这过程中经历了哪些变化？

在进这个网站之前，我一直想开办咨询电话，专门对有心理障碍的人咨询，同时获得更多的心理学知识。但此事只停留在愿望上，没有实现。后来家中电脑联网，浏览了众多心理学网站，还是对本站较有兴趣。因为太看重"脱敏"了，所以我想只要每晚上网两小时，第二天的症状可能就会减轻，我是抱着这样的心态进站的。以前没有注重森田疗法的实践，治疗效果不好，对森田疗法半信半疑。最开始跟帖时气呼呼的，上来就提出质疑，认为该疗法有缺陷，要求森田疗法对大脑结构的方面多研究，搞准是大脑哪里出了问题，以便在治疗上更有针对性。我认为该疗法缺少科学性，只凭感受和体会去认识问题，建议不能对森田疗法的作用过于夸大，希望更多的患者参加讨论，使该疗法更加完善。想法发出后，得到的回应是要求注重实践，这对我起了导向作用。于是比较系统地读了晓松先生解释森田疗法的文章，文章中有一句话对我至关重要——"森田疗法不是认知疗法，而是实践疗法"。说得通俗一些就是，光是停留在道理上是没用的，必须要实践。刚开始不能完全接受这个观点，但是这么多年了，什么法子都用过了效果都不好，这回何不试试？于是按照晓松说的去做，经体会果然奏效，把症状放在一边，做自己该做的事，不舒服的感觉过后，久违的正常感觉出现了。至此我的观念发生了转化。

我边实践边反思，强迫神经症患者的最大特点是内在的无比痛苦，外在的表现则是与人交往的障碍，但我们的行动是正常的，我们大脑的功能虽有问题，但没有紊乱，这是我们与精神病的分水岭，这就决定我们可以像正常人一样去工作。我们最大的担心是怕别人认为我们精神有病，实际上这带有很大的主观片面性。我在企业当统计师，一次最痛苦时，把症状跟最信得过的师傅讲了，他听后完全没有想到我精神有问题，只是说我的个性有时有点偏，但他觉得这是正常的，他没往病上想，因为个性偏的又不是我一个。我曾把症状跟我妻子讲了，她似乎听不明白，还没讲完她就睡着了，结婚已五年了她竟没发现我的精神问题！退学之前，我父亲请当地驻军医院的医生到学校看我，当时是症状最严重的时候，但他们从外表上看不出我有精神问题，十几年以后我父亲才把这件事告诉我。这足以说明我们对这些问题的看法是有片面性的。强迫神经症患者总认为自己有病，但在旁人眼里我们是正常人（只是性格有点怪而已，但属正常人范畴）。精神病患者则认为自己没病，但在旁人眼里他是精神病，因为其行为完全背离了正常人的状态。这也是判断神经症和精神病的分水岭，请各位务必记住。

在实践过程中把症状放在一边，久违的自然感觉出现了，这时有些盲目高兴，心想："若这样长期下去，恐怖症等一些痛苦的感觉就会逐渐消失。"可事情并不那样简单，症状还经常一起一伏地出现。我坚持把症状放在一边，所以没有带来很多烦恼。晓松先生也说过，反复是正常的，是不可避免的。有了这样的思想准备，我继续坚持实践，而不像以往那样一碰到反复就怀疑，表现一种浮躁心态（这要感谢网站的引导）。对于在实践中碰到的这些问题我进行了认真的思考，我认为反复有两个含义，一是症状的反复，二是实践过程中相信与怀疑、肯定与否定的矛盾。对于我来说，近三十年的经验与教训告诉我，除了相信森田疗法，别无选择。对于症状的存在与否，是不能有所求的，有所求的心就是执著心，就不是真正把症状放在一边，这就会产生精神交互作用，自然的心就会受到冲击。在前一段时间，久违的愉快刚出现，就高兴得不得了，就幻想着以后症状会彻底消失。这是执著心在作怪，是产生精神交互作用的前提，因此一定要彻底放弃这些想法。

我的病是不是真好了？其实症状仍然一起一伏地出现，若我仍像从前那样以症状为中心，总想排除症状，那么我就没好。若我真正把症状放在一边，没了精神交互作用，没了持久的焦虑和苦恼，与其共存，我的观念转化了，我不就好了么？！

前一段时间有的网友问我，仅一个星期病就好了，是不是有非常好的方法，还有的朋友说我是"天才"。其实事情并没有这么神秘，几十年来自己一直带着症状做应当做的事，已经在不知不觉走森田正马先生要求我们走的路，只因无人指点，没有与症状共存的思想。因此，在带着症状工作的同时，受痛苦的驱使，时时刻刻想方设法去排除症状医治精神障碍，认为只有从根本上把病根拔掉了，痛苦才能彻底消失，愉快的感受才能早日回来，就这样不断地产生精神交互作用，所以走不出死循环。来到该网站后，在森田理论的指导下，把症状放在一边，交互作用没有了，就走出了死循环。有时，症状来了固然痛苦，但别人看不出来，波浪平息后，自然的感觉出现了，工作照样做，这还能算是有病吗？我把它看成是我精神的组成部分，与其共存，观念转变了，彻底放弃了要排除它的念头，就获得了轻松和自然，症状出现的次数也越来越少，痛苦的感觉也越来越轻。

我就像一个试验品，每种方法都不是肤浅试验，少则三四年，多则五六年，最后全都失败了。只有森田疗法使我的路越走越宽，让我看到了胜利的曙光。事实告诉我，相信森田疗法是对的。有了这样的信念，我一心一意地去实践森田疗法，这也是我取得好的效果的重要因素之一。

症状肯定会给工作和学习带来负面影响，对此无可奈何，有什么办法呢？最明智的选择是在负面影响的轻重上做文章：越对抗，负面影响越重；越放在一边，负面影响越轻。多放下一分执著，就减少一份交互，何乐而不为呢？

症状影响了事业，但对事业也应抱着无为而无不为的心态。有神经症的人工作成绩不一定就比没有神经症的人差。各位有症状的网友可以冷静地与周围人比一下，您是不是表现最差的？恐怕未必。因为神经症患者智商普遍较高，且行为正常，他们会竭尽全力去做好工作。只是要提醒不能要求太高，不要太追求完美，太完美了反而是不完美。

人际关系本就错综复杂，同事、朋友、上下级关系，本单位和外单位的协调关系，家庭中的夫妻、父母、子女关系等，对于强迫症患者还有在处理各种关系中与人交往的障碍。全面地看，其中与人交往的"障碍"也不全是坏事，因为障碍对大脑的占据，反而对那些复杂的关系没时间顾及，无意中减少了复杂的人际关系带来的烦恼，这倒省了心，也不会带来损失。任何人都不可能把方方面面的关系处理得十分顺当，我们也应该抱着这样的心态，把人际交往障碍当作不顺当的一个方面去接受吧。

神经症性格也有它的优势，如做事认真细腻、一丝不苟，喜爱独立思考，有钻研精神，工作有恒心、有毅力、不达目标决不罢休，严格律己、上进心强，为人本分、善良，遵纪守法等。这类人完全可以发挥优势、扬长避短，做出成绩。

患了强迫神经症，会促使自己去掉性格上的偏激部分，更加珍惜愉快的心情，更加爱护通过与病症作斗争所得来的生活。症状给我们带来极大的痛苦，但我们要看到一个问题的两个方面。

强迫神经症不被别人理解是正常现象，不必因此而感到难过。其实，也没有必要向周围的每个人讲，有时不讲还好，否则还容易引起误会。你可向知心朋友倾吐，最好向心理医生讲，向与自己有同样症状的网友讲，这样你可以受到启发，知道怎样对待症状。在网上不要羞谈症状，有人可能自认为难以启齿，其实没什么关系，因为那正是自己真实情况的一面，相信大家会理解的。

我认为森田疗法是科学的，当然也不能说其他的方法就不科学，各种方法能在社会上存在并有人践行，就说明有一定程度的科学性，但我认为森田疗法的科学含量最高。前几个月一个网友介绍了一家外国网站，据说把强迫观念及其带来的痛苦用卡通漫画的形式表现了出来，要我说这有什么用呢？用西方的科学理论和方法至今搞不清楚发病的原因，就像搞不清楚癌症的病因一样。森田理论已得出了让人普遍接受的道理，而且也的的确确治愈了不少患者，我就是其中一例，当然还有其他的网友。随着森田疗法的不断创新和发展，相信还会有更多的患者被治愈。东西方对强迫神经症治疗的方向是不同的，森田疗法已说清了此症的本质。我受症状的长期折磨，多次产生了要搞清大脑结构的愿望，弄清是"哪根筋"出了毛病，是哪部分的"内分泌"失去了平衡，以达到对症下药的目的，其实这是不现实的。我不是从事大脑研究的专业人员，没有这方面的专业基础知识，没有条件去搞清楚，连科学界都没有搞清的问题我一个门外汉怎能搞清呢？我的那些愿望也正是西方医学的研究方向，自己的判断也许是对的，也许又都不对，与其把精力放在那些搞不清楚的问题上，还不如实实在在地去实践森田疗法。

我今后的任务就是努力实践森田疗法，不要被感觉的时好时坏所迷惑，不能因为情况好转就高兴，也不能因为不舒服就遗憾或悲观。我要看到事物的本质，接受大脑中的这个客观存在，与其共存，在工作中当症状干扰时，只要为所当为去做自己应该做的事就行了。

我的这篇长篇连载结束了，若能给其他患者带来启发，本人不胜荣幸。

三位曾为强迫症而困扰的朋友的故事讲完了。他们的症状及其起因各不相同，强迫的表现也各异，但执著的心的实质却是一样的。因为强迫，他们的心路历程格外坎坷曲折，也正因为如此，这三个案例所带给人的深思与启发远胜过单纯地学习理论。相信朋友们读了这几个朋友的故事后，能更深刻地理解什么是强迫，什么是森田疗法，理解治愈的过程是怎样的，也就理解了森田疗法是如何实施的了。除此之外，我相信，读完这三个案例，朋友们都会得出这样的结论：道路是曲折的，前途是光明的。是的，成功属于有心人，曲折只会使成功的体验更深，幸福的体会更强。朋友们，让我们一起努力，坚持不懈，走向成功与幸福！

第六章
孩子患强迫症，家长怎么办

现代社会竞争激烈，孩子和大人一样压力很大，从小就不得不承受各种学习考试的压力，尤其中考和高考（被称为黑色的六月）。中考和高考前，往往是学生强迫症暴发的时期。孩子得了强迫症，他们的家长尤其是母亲，会和孩子一样，被强迫症折磨，可以说，母亲的痛苦甚至超过孩子的痛苦。

孩子得了强迫症，家长该怎么应对？许多家长迷茫绝望，一些有智慧的家长学习森田疗法，不断提高自己，陪伴孩子成长。我经常接触这些家长，深深地被她们感动，鼓励她们把自己的经验写出来，本章是飘姐和英子两位家长含辛茹苦陪伴孩子成长的经历，她们怀着感恩之心，和我一起推广森田疗法，她们的感悟是我这本《强迫症的森田疗法》的又一大亮点，必将为千千万万深陷强迫症痛苦之中的家庭带来希望。

凤凰涅槃重生路

飘　姐

引　言

孩子是在 14 岁时，开始他痛苦的心灵成长历程的。现在打开日记，往事依然历历在目，读着读着，我不禁感慨万分，泪流满面，"忆往昔峥嵘岁月稠"。现在整理出一些主要故事，一则重温岁月带来的"艰难美"，二则探讨一下为人母亲，在孩子成长中的艰难时刻应如何陪孩子蹒跚前进，打怪通关。

傍晚来临

孩子是在刚上初三的时候出现一些"症状"的（之所以带引号，是因为我认为这不是病，更多的是一种青春期的困惑），具体表现为：格外害怕考试，虽然他在知名重点中学的重点班里读书，并且成绩总在班里前三名；担心自己从教室外的阳台故意跳下去；害怕自己在课堂上控制不住大喊大叫，等等。每一个问题都要纠结好几天，这让他很不开心，过几天好了，又开始新的纠结……因为缺乏心理学的相关知识，所以我们家长也没当一回事。

第一学期的后半期，孩子身上类似的问题更多了，持续时间也更长了，我应付不了。这时候我意识到，孩子可能需要去医院身心科，也许让医生给他解释一下就好了（其实我并不想给他做诊断，只是想找一个权威医生针对他的某个纠结疏通一下，打消他的纠结情绪）。去了医院，身心科医生提供了一系列量表，孩子做完后，医生根据量表结果诊断孩子为轻微强迫。我当时对此结果并不以为然，我觉得大街上的人随便拉一个去做量表，都有可能被诊断为强迫或抑郁。但是在医院，有个现象震撼到我了，就是医生办公室几个貌似和我儿子同龄的孩子，他们表情呆滞，表现也和正常孩子不同，家长们脸上写满了焦虑和疲惫，估计我家孩子当时也被触动了。后来医生开了处方，建议服用舍曲林并且找专家做咨询。我没有遵医嘱，每天只给孩子吃一片舍曲林，就像安慰剂，孩子吃了一周，我就不让他吃了。在吃药的自我暗示下，孩子也觉得自己好了，其间我又有意淡化他的症状，总是鼓励他。因为咨询专家很难约，也就没做咨询，平静的生活持续到了次年春季。

那年春季发生了一些事情，这才让我们全家意识到孩子心理健康的重要性。孩子因为成绩比较好，春节后被调到了尖子班，新的班级里都是陌生面孔，难免会使孩子感到孤单，再加上尖子班学习压力较大，因此孩子心事重重。另外毕业班考试比较多，在一次题目最难的考试中，孩子考到了年级第六名（全年级 1000 多人），没想到这很棒的成绩反而让孩子极度害怕，他很担心下次考不好，为此闷闷不乐。之后的一些日子里，孩子老想这事，总是担心，每天回家脸上不再是笑嘻嘻的，不再英姿勃发，总是愁眉苦脸，一副天要塌下来的模样。结果可想而知，孩子后面的考试，成绩一落千丈。同时青春期发育也带给他新的问题，他担心遗精影响智商，天天在网上查相关知识，我们怎么劝都没用，眼看着只有不到一个月就要中考，孩子整天想这事，学习学不进去，自己着急发火，有时回家还号啕大哭，有一次大发脾气，竟然把卫生间的暖气片都拉掉了。我看在眼里，愁在心里，可又无计可施，辗转找到施旺红教授，请教授做咨询。施教授先和我们家长聊，然后又和孩子聊，聊过之后，孩子明显好多了，不再纠结遗精等生理现象了，情绪也平和了。

教授的这次咨询让我意识到家庭教育出了问题：我们的家庭经济条件虽然尚可，但是对孩子来说可能并不温暖。孩子是家族里他这一代唯一的男孩子，我们在生活上对他有点娇惯的同时，又对他寄予厚望。一方面是物质上极大的溺爱，另一方面却甚少尊重孩子想法，孩子的活动被掌控，总在家长的规范下行动，从而造成他自卑而敏感。还记得那天我听完教授的谈话，悔恨的泪水长流，心想，假如能用我 20 年的生命甚至余生换回孩子内心的平静，让孩子不再纠结痛苦，我也乐意；假如金钱能使孩子回到原来的样子，无论多少，我也愿意付出。但是生活中没有"假如"，那一刻，我意识到作为一个母亲，不仅得让孩子吃饱穿暖，给孩子提供成长的良好环境和经济条件，还要陪孩子度过他的艰难时光。事情已经发生了，就要勇敢地面对，大人该做的不是自怨自艾，不是埋怨和悔恨，而是尽力去做能让局面好转的事情。那一段时间，我平添了很多白发，不失眠的我在夜里也常常辗转反侧，以泪洗面，但白天我还要强颜欢笑故作镇定地去工作，去面对孩子。

一次咨询并不能从根上解决问题，随着中考临近，孩子又有了新的担心：害怕去学校，不敢参加中考，原因是怕考不上。可是他早已知道自己肯定能被重点高中录取，这个担心让我觉得有点出乎意料。一再劝说，没有用，他沉浸在自己的世界里，我再一次束手无策，恐慌中又找了施教授，施教授对孩子又进行了第二次辅导，最终孩子安心上学考试了。没想到考试期间又出状况，中考第一天下午考试结束，孩子走出考场时脸色煞白，见到我时腿都是软的，哭着说："下午的题都会，但是好像忘了涂答题卡。"一听到这，我心里咯噔一下，也担心他没涂，另外特别害怕孩子受此影响第二天不去考试。因为中考都是电子投档，不去考试就没有成绩。如果没有成绩，就没办法投档，最终可能会无学可上。孩子年纪小，不去上学又能干什么，以后的路势必走得艰辛，另外邻居熟人奇怪的目光也会让我们全家难以招架。我的心里翻江倒海，但是我尽力保持平静而温和，牵着孩子的手，一路相扶回家。晚上好一阵劝，第二天孩子才去考试。最后一门考试结束，我在校外接他，看着他平静地向我走来，心里一块石头终于落地了。此后在等待成绩的过程中，孩子依旧郁郁寡欢，仍旧担心没涂答题卡。为此我又专门咨询施教授，施教授很肯定地告诉我孩子百分之百涂了，孩子的这种性格心理就是以幻为真。在煎熬中，全家等了二十多天，中考出成绩了，成绩虽没达到他应有的水平，但是也不错。果如教授所言，孩子的答题卡千真万确涂了，否则绝不可能得高分。然而，初中生涯的结束，宣告我们全家正式进入和他的思维怪圈针锋相对的新阶段。

漆黑的夜

孩子如愿被心仪的高中录取，不良心绪有所缓解。中考后的那个暑期，他天天打游戏或看电视，生活方式很不健康，但我强忍着没有数落他，因为施教授曾告诉我，这类孩子打游戏是放松，孩子也不会一直痴迷其中，自己会把握度。我当时对此很是怀疑，但我也尽力按照教授的建议去做。

就是在那个夏天，我参加了施教授的网络森田疗法培训班（此后的几年我也都参加了），通过学习，我知道孩子的性格是森田质性格，生性敏感多疑，这种性格优点特别明显，很多成功人士都是这种性格，但是也有缺点，就是容易掉进自己编织的思维怪网中，进行自我内耗。其次，我知道孩子的问题可以解决，这使我的焦虑大大缓解。第三，我也知道了解决的方法就是森田疗法，不论是父母还是孩子，都要在生活中践行森田疗法，虽然是孩子出了状况，但实际上更需要"吃药"的是父母；最后，问题的解决是一个缓慢的，需要全家参与的系统工程，不是一朝一夕就能完成的，要有打持久战的准备，明白这一点格外重要。最后一点，方法并不是一学森田疗法就能了解的，而是在经过几轮学习并且在艰苦卓绝反复的"斗争"中悟到的。和很多人一样，我刚开始也认为"森田疗法"能够"手到病除"，但这是不切实际的，"所谓疗法是活法"，习惯都不是一朝一夕培养的。后来，我想着既然孩子的问题能够解决，而解决的方法也是现成的，并且有很多成功的案例，我只要按照教授教的去做就是了，所以对于迎接孩子上高中后所面临的暴风雨我做了很充分的心理准备。

孩子上了省内首屈一指的中学，并且被分到了校内最好的重点班。因为是本校初中部直升高中部，孩子对教学环境比较熟悉，但他依然很不开心，一是很寂寞，因为班里同学都是来自省内各地的学霸，在孩子眼里，那些同学只会学习，不会玩，班里气氛沉闷、不活跃，难以交到有共同语言的朋友；二则学霸众多，孩子害怕自己成绩落后，被人耻笑。很明显，森田质性格带来的天生忧患意识和对周围环境的高要求再一次给他带来了麻烦。我本想着大考已经过去，怎么着也要到高考前才会再次发生纠结，在此之前也许能安生两年，没想到刚上高中，强迫思维就缠上他了，看来高中的几年内都不能掉以轻心。于是我每天给孩子解压，在学习上降低对他的要求。好在此时尚处于"初级阶段"，思维纠结持续的时间都很短，几天就烟消云散，纠结的内容也基本是具体的生活琐事，还比较好解决。高中的第一个学期就这样在小纠结中平稳度过，期末考试还考的不错，进入班级前十名。

期末考的好，孩子就有点小骄傲，整个寒假都在打游戏、看电视中度过，第二学期开学后的考试就考砸了，不仅这次，此后的几次考试中成绩节节落后，孩子异常烦恼、焦躁，着急但学不进去，在学习上花的时间越来越少。白天去学校上课，回家里就只想打游戏。我心急如焚，但不敢说他，只能静静地看着，看着他学不进去，看着他烦恼，我意识到我们全家面临的问题越来越棘手，怎样让孩子坚持上完高中都已经是个大问题了。

其间我们几次联系施教授做咨询，施教授给他解决了很多的强迫思维，但是"野火烧不尽，春风吹又生"，我意识到纵然施教授天天和他生活在一起，也不能解决他所有的问题，他的问题必须由他自己来除根。在我很无助的时候，我就反复听施教授的课程，每一次听课，我都有新感悟，纵使相同的内容听了好多次，每一次的感悟都会上升到一个新台阶。受课程启发，我想着既然劝说讲道理很难改变他内心的想法，我何不顺势而为？孩子既然在家不想学习，想打游戏，我何不给他多买课外书，让他多看小说也比打游戏强。于是和孩子商量后，依孩子兴趣买了很多小说，有武打小说如古龙、金庸的全套，有侦探小说，如阿加莎系列、东野圭吾系列，等等，另外还有历史热门读物。之后他每天回家都看课外书，学校作业基本是对付一下了事。作为省内知名重点高中重点班的学生，不想学习，只草草完成老师的基本学习任务，作为家长谁能不急呢？我急得忍不住私下咨询施教授，施教授建议我要忍住不要批评孩子，要多鼓励，多包容。我刚开始是强忍着，后来自己也慢慢想通了，安慰自己：孩子看课外书也是一种学习，课外书里的知识道理对他以后的生活可能更有用，这种阿Q精神让我的焦虑减轻很多。

就这样，孩子高一第二学期在成绩大起大落并伴随着常常涌现的纠结思维中度过，而我也从刚开始的惶恐不适到后来的表面慢慢镇定接纳了。所谓接纳也是迫不得已，因为生活已然如此，倘若我不接纳，自己也就没法继续生活了。孩子的这种事情，我自己干着急也无济于事。幸运的是孩子自己也在这种点点滴滴的纠结不安的生活中总结适应，再加上他也学习森田疗法，心态发生了些许变化：对学习成绩不太在乎了（其实是表象），每周末还去打篮球，也知道干家务了，情绪的自我控制能力也提升了，对一些小事都不会轻易纠结了。

高一暑假，他没有像寒假一样狂打游戏，而是自己主动要求去补习文化课，对高一课程查漏补缺。经过暑期的补习，孩子没搞懂的知识点都搞懂了，在高二第一学期初的考试中又考到了班级前几名，班主任表扬了他，还让我在家长会上介绍经验。因为家长会是学校的活动，也就是孩子的事情，为此我特意征询孩子的意见，孩子极力反对。所以我婉言拒绝了老师，老师不太高兴，认为不支持他的工作，但是我当时的想法是，但凡涉及孩子的事，都要听取孩子的意见，尽量尊重孩子。我明白老师此举意在鼓励孩子，促进孩子学习，但他与众不同，不经他同意而做的事情，会打扰他心绪，反而对他不利，这次我自私地选择和孩子站在一边。

家长会后的两周，孩子学习很认真，因为后面还有考试，我提醒孩子保持好的状态，没想到我的提醒适得其反，他反而不怎么上心，又像上学期的样子：每天回家看大量的课外书，听广播，玩游戏，基本不怎么学习。结果可想而知，考试成绩在班里退步了38名。本来孩子已经很沮丧了，我还火上浇油，没有及时安慰反倒批评了他。至今我还记得那天孩子拿成绩回家，我在厨房做饭，看他笑嘻嘻的，我还以为成绩不错，就没有主动问他，吃饭的时候他看似若无其事地告诉我，没考好，排名后退了38名，我当时心里一盘算，这意味着排名已经快进入倒数行列，这哪行啊？可能此前我心里期望值太高，而现实给我狠狠一击，我当时没控制好自己的情绪，严厉地批评了他（事实结果证明，我不应该这么做），此后的很长时间孩子像霜打的茄子，干什么都没劲，并且对即将到来的毕业会考很担心。成绩退步和我不恰当的批评，带给他很大的打击，高中生涯再也没有意气风发、专心致志的状态了，取而代之的是郁郁不乐，思想经常处于冲突中，同时思维冲突持续的时间也变长了，新旧冲突的间隔也变短了，恶劣情绪也很难缓解，强迫思维的内容常常不再是具体的生活琐事，内容更形而上，也更难解决了。纠结完一个问题，马上又纠结另一问题，此消彼长，"症状"更严重了。看到孩子这样，我追悔莫及，孩子成绩一落千丈，本来他自己压力就很大，而我还成为压死骆驼的最后一根稻草。假如我当时不是批评而是给予鼓励，情况可能不会这么糟糕，但世界上没有"假如"。孩子痛苦万分，自己不能疏解，想去找施教授，但是恰逢教授出差。我也像热锅上的蚂蚁，电话联系施教授，施教授告诉我千万不能急，并分析说孩子在学校已经面临很大的压力了，如果家长还施压的话，孩子就被夹成"三明治"了。我非常害怕，因为孩子正处于高二第一学期，承上启下的阶段，课程也比较难，离高考还很远，万一孩子高中坚持不下去，要辍学，那可怎么办？我每天的生活也很痛苦，如履薄冰，观察孩子脸色（反过来了，以前孩子喜欢观察我们大人脸色），下班回家前，总是思前想后，将自己的心绪调整到一个最佳状态，尽量快乐地面对孩子。我还调整了自己作息，改变中午在单位休息的习惯，每天中午开车单程三四十分钟回家陪孩子。

日子就这么向前过着，孩子每天烦恼着，我每天小心陪着。有一天下班回家时发现孩子竟然在写作业，事情有点反常，因为以往这个时间他是在打游戏的。吃饭的时候，孩子很高兴地告诉我，他发现他同学 *** 好像也有强迫症，因为那位同学放学收拾书包，把书包足足检查了三遍还是担心落下东西，并且还有反复检查水龙头的毛病。孩子终于发现自己不是最倒霉的，同学中就有和自己境遇类似的人，他对待症状的看法一下子有了改变，心绪放松了，开心了，也能专心干正事了。这件事情让我明白，影响人们心情的不是事件本身，而是人们对待事件的看法，所以孩子的烦恼，要从他看待事物的角度去着手改善。

好景不长，在一个周末，孩子又和我杠上了。刚开始聊天他挺高兴的，但是不知道怎么，话题就转到了"兴趣"上，这下惹麻烦了，他开始纠结自己的兴趣，恼火自己竟然不知道自己喜欢什么，埋怨我作为一个家长，在养孩子的过程中都不知道观察孩子的兴趣，在"兴趣"这个问题上反复绕来绕去，在家里找茬。我知道他再次掉进了思维陷阱，聊天不欢而散，写作业也写不进去，痛苦不堪，我一再告诉他先做好当下，但他完全听不进去。当天作业没有写完，说打算第二天抄同学的。从那以后孩子回家基本不学习了。以前尽管烦恼，但在家基本还是多少能写点作业，现在回家就以打游戏为主，很少做作业，常常抄答案完成老师布置的任务。看他自己和自己过不去，不干正事，我很担心，也很急躁不安，后来想起施教授的叮嘱，让我对孩子宽容一些，孩子不想学就由他去，只要能去学校上学，其他要包容，不要给他额外的压力。这么一想，内心能安静舒坦一些。是呀，我的孩子就是我全部的爱，我怎么舍得让他承受外来的压力。

考试再一次来临，由于长时间没好好学，甚至没好好写作业，孩子害怕考试，担心得直哭。作为母亲，我不能说"早知今日，何必当初"之类的话，我也不敢说，怕他压力更大。我只能安慰他，给他讲一些道理，让他做好当下，不要多想，并保证无论考试成绩如何，我和爸爸都不会训他。并且还告诉他，我们已经有他考倒数第一名的思想准备了，况且，想考倒数第一，难度也很大，那也需要水平的。这些话好像管点用，孩子情绪稳定了。成绩下来，没想到还进步了，成绩排名处在中游水平，这结果应该出乎他的意料，因为上一次的考试是倒数十几名，这次回家不怎么学，还考得不错，学习方面压力似乎放下了，学习状态也有所改善，回家自己开始写点作业了，但是生活依然不平静。

孩子有了新的烦恼，常常在意和同学之间的关系，比如感觉某女生喜欢他，但他又不喜欢那位女生，因此烦恼不堪；另外老感觉喜欢他的女孩常想跟他搭讪，而他不想理，郁闷；还有感觉那个女生和她的朋友老在关注他、嘲笑他，如此等等。我怀疑他是不是又想多了，和他分析情况，但是还和以前一样，他完全听不进去。又比如讨厌某一个男同学，因为他认为那个孩子心眼多，纠结为什么人家心眼比自己多，为此恼火。因为生性敏感外加"玻璃心"，所以他常常有人际关系烦恼，回家以玩游戏，刷微博来冲淡烦恼，我没有说他，也不督促他。一般他玩一会儿就去写作业了，不像上次考试前完全以玩为主，但有时遇到比较难的课程或者不会的题还会朝我发火。面对这些，我尽力保持平和，不和他吵，我想，只有心境平和的我才会有心境平和的孩子吧！

高二元旦前的日子基本就这样战战兢兢地过着，孩子不是担心学习考试，就是纠结人际关系，两者更迭交替，每一次持续时间都比较长，此起彼落，我应接不暇。刚开始我还试图安慰说服他，但是发现完全不管用，之后也就不说了，慢慢地，我接纳了这种生活，接纳了这样一个儿子，我所能做的就只是陪伴，不知道怎么说了，我就默默地坐在旁边，有时握握他的手，给他倒杯水，看着他哭，看着他烦，看着他朝我发火。很多时候，我看着他不停地玩游戏，看课外书，抄作业，我也从刚开始的强忍着不说，慢慢地也真包容了，因为现在上中学的压力真是很大，而孩子自己又有痛苦，还要掩藏起来去上学，作为一个大人，也是很难在这种状况下坚持不懈地去学习的，所以我理解孩子，包容孩子，祈祷只要他白天能去上学就行。常常在考试前夕，其他孩子狂复习的时候，我的孩子学不进去，我就带他去看电影,甚至还带他追星看演出。遇到高票价演出,就只给他买票,我在外面等,言语中也尽力消除他因没有学习而产生的愧疚感。

高二元旦放假时孩子在家休息,因为刚过去的考试没考好,有一门主课还挂科了,孩子不高兴,所以我们晚上带他去听布拉格爱乐乐团的音乐会。之前他想去,我们提前很多天就订了票,没想到在音乐会现场孩子一点儿兴趣也没有,交响乐开始后,他一直坐在我旁边默默地流泪、哭泣,优美的音乐也吸引不了他,他在自己的世界中痛苦。看他这样,我也很难受,但我只能装作不在意,有时还假装和他爸爸谈笑风生,让孩子感到我们没有特别在意他,其实全程我都如坐针毡,优美的乐曲一点都没听。在回家的路上,孩子一直沉默,走到楼下时,他突然问我:"妈妈,虽然我知道我爸很爱我,但是他训我让我胆小了怎么办?我怕我的胆小将来撑不起一个家,所以将来不想成家了。"我听后心如刀绞:我善良的儿子呀,就这一个问题能折磨自己一晚上。于是我告诉他:"你有权选择你的生活,成不成家的决定权在你手里,你想怎样就怎样。"于是孩子放松了,好像一下子豁然开朗了,心头的阴霾一下子散去了。

日子恢复正常,但是烦恼的戏码依旧每天上演,孩子长期生活在自我心理冲突中,回家依然是不学习,以打游戏和看课外书为主。我们也长期地面对这种状况,作为母亲,我很无奈,看到如此聪明的孩子天天自我折磨,大好的青春时光流逝,将开心过成痛苦,我的泪只能往肚子里流。一次路过教堂,听到神父在讲道理,神父说信徒生活中的困难就是上帝赐予他的十字架,信徒背着沉重的十字架负重前行,却很快乐,因为他们把十字架当作上帝对他们特别的爱,是上帝对他们的考验。是呀,也许孩子的问题就是我要背负的十字架,是我人生必须要走的路,是我提高自己修行的一种方式。既然为人父母,就要承受养育孩子过程中遇到的一切,包括快乐和圆满,更包括艰辛和苦难。孩子难受的时候,不仅是我们最难熬的时期,也是孩子人生中最黑暗的时刻,我们父母必须站在他身后,做他的靠山,给他温暖和支持,给他力量。孩子曾经问我,是不是觉得有他这样的孩子很不开心,觉得很倒霉,我当时毫不犹豫地告诉他:"无论你怎样,妈妈都喜欢你,因为你是我的孩子。别的孩子再好,也不是我的孩子,也不管我叫妈,我也不会喜欢他。现在你遇到的事情,对我们都是考验,这种考验会让我们经历更丰富，内心更强大、更有力量，对你的将来和对妈妈的后半生是有好处的。"我说的是实话，人生没有白挨的苦，没有白受的罪，所有艰苦的经历终将变成钻石，成为日后的财富。

盼来黎明

高二的第二学期，孩子有毕业联考，联考通过了就能获得高中毕业证了。考试前孩子依旧很害怕，我再三地打气加油，没想到考试还得了全A。不仅如此，孩子还有更大的收获，因为他分到的那个考场有很多其他普通中学的孩子，考试期间，普通中学的孩子连简单的题都不会做，有的竟然还在考场睡觉，这些孩子的糟糕表现倒是增强了我家孩子的信心，他越考越有劲，不仅取得全A的好成绩，还发现自己的学习并没有那么糟糕，自己以前对此认知是有偏差的。从那以后孩子快乐多了，再加上常听森田课程，结合实践，遇到一些问题也能自己调节，内心的寒冬基本过去了（寒冬就是高二第一学期），应了那句话"不经历风雨，哪能见彩虹"。

转眼进入高三，学校安排全面复习，每门功课都地毯式扫除知识盲点。因为是重点中学，对学生抓得比较紧，每周有大考，每天有小考。孩子以前的基础并不牢固，复习的过程磕磕绊绊，压力非常大，我都担心他是否能坚持到毕业。情绪上几乎天天有纠结，有以前的老问题：学习问题和人际关系问题。也有新问题：将来大学学什么专业？要是学了不喜欢的专业或不适合自己的专业怎么办？新旧问题就像鞭子一样交替不停地抽打在他身上，我们每天给他解压，宽慰他，收效甚微。其间也曾找施教授，谈过之后这三个主要问题都解决了，但是没多久他又纠结于学习问题，像祥林嫂一样不停地问我，无论我怎样回答都无济于事，他逻辑极其缜密，总能找出破绽把我问得哑口无言。不过痛苦归痛苦，他每天还坚持正常上学，在家里也写作业，不想写了就抄答案，每天都打一会儿游戏，还刷微博听广播，基本算正常。我仍然每天中午尽量回家，不为给孩子做午饭，只为倾听孩子的心声和让他好好午休。休息时间我们也尽量配合孩子放松，尽量保持好心情，营造阳光明媚的氛围，怕孩子产生大的情绪波动。每次和孩子说话，我都要斟酌再三，用词谨慎、谨慎、再谨慎，生怕一不小心导致他跌进思维的陷阱。尽管如此小心翼翼，我们还是迎来了高三第一次大的"狂风骤雨"。

　　高三第一学期的一次大考,孩子没考好,排名到了历史最低点,班里倒数。我虽然没有训他,但我多嘴又问了与他相熟的几个同学的成绩,"炸药桶"就此点爆了,孩子趴在床上号啕大哭,一把鼻涕一把泪,说不想上学了,还说班里两个女生老嘲笑他,总在背后叽叽咕咕地说他。还说这两个女生嘲笑他有一年多了,上学实在太痛苦了,自己已经坚持不下去了,还说成绩什么的已经不重要了,自己都不想活了。我听着他的哭诉,心怦怦跳,我最怕听"不想活"几个字,"不上学"我尚且能接受,但是其他更坏的,我完全没法接受。面对他的发泄,我不知道怎么说好,只能说不想上学就不上吧。没想到我这样说也不行,孩子也反对,说不上学也不行,可自己上学实在太痛苦,不停地哭。我只能又出主意说上外面辅导学校的一对一补课。孩子又说:"你们一个月能挣多少钱呀,那里补课一个月要上万元呢。"我听了这话,很是感动,为自己以前对孩子的误解而羞愧。我们总认为孩子不懂事,各方面条件这么好,非要每天自找烦恼,但他的痛苦他也控制不了,这么痛苦的时候还在体谅大人。后来磨蹭了好一阵子,我已经做好他不上学的心理准备了,孩子反而拿书包去学校了,因为迟到了,加上我也担心,就陪他一起去学校,在学校门口我发现他彬彬有礼地和门卫打招呼,跟什么事都没发生一样,我意识到孩子的痛苦发泄只是对家里人,在外面还是戴着面具的。这件事让他难受了好几天,我小心地陪着,慢慢地就过去了。

　　事后我反省,其实之前孩子状况还好,我却疏忽大意,认为孩子已经有好的心理素质了,能够调节自己的情绪了,于是在孩子考得不好的情况下又下意识关心其他同学的成绩,这种关心实际上也是一种变相的压力。高三氛围本来就很压抑,一点小事就会把孩子情绪推向更深的泥沼。不过这次暴发也有好处,一是高考前迟早要暴发,早暴发家长也早摸索学习一些应对措施;二是很差的成绩对这样的孩子来说是磨炼,孩子先放低自己的预期,以后考试遇到烂的成绩也会淡然处之;三是再次提醒我们不要关注成绩,无论是自家孩子的还是其他孩子的。怎样平稳度过高三才是最重要的,我们要以孩子能去参加高考为目标。另外,这次我也发现孩子情绪的自我修复能力远超出我们的预料,往往孩子一件事情已经翻篇了,而我们家长还在原地停顿担心，我们往往低估了孩子。

此后，孩子很长一段时间处于"大的心理冲突没有，小的心理冲突不断"的相对平静状态，直到距离高考一百天时，孩子情绪的"炸药桶"再次被点着了，这次威力之大前所未有，我一下子被"炸"懵了，尽管我已有心理准备，知道高考前会暴发一次（施教授反复提醒过我），但这次的严重程度超出我的掌控，我当时感到很绝望，感觉挺不过去了，幸好最后顺利过关，这当然也离不开教授的指点。

事情是这样的，班里距离高考一百天前夕开班会组织活动，让家长给孩子写一段话，并由班主任在班上朗读，其目的是给孩子们打气。我征询过他的意见，他不让我写，我也就没写，其他很多家长都写了，应该都在班里读了，内容无非是鼓励孩子，给孩子加油的。大部分孩子因此信心满满，劲头十足，可是我家孩子回家后就像霜打的茄子，并且又开始纠结，纠结的内容很多，主要有：怀疑自己智商低，再努力也没用，还不如什么都别干；父母智商低，所以遗传给他智商低；不想上学了，怎么学都学不过别人，还不如不去上学；人活着不能做一个平凡的人，人活着就要扬名立万，否则还不如死了好；不想打游戏，打游戏没什么意思；看电影也没意思；人活着没什么意思，想死可是自己下不去手，求我们动手；等等。

事发时他爸爸出差不在家，我说得口干舌燥也不起任何作用。我就鼓励他晚上在网络学院和"朝花夕拾""哲学家"教授们聊天，探讨自己的问题，这些老师们很热心地帮助他，但孩子依旧想不通。我都快崩溃了，当时觉得我已不能单独和孩子待在一起了，被他问怕了，被他的问题搞晕了，他"严密的逻辑"绕得我都不知道说什么好。因为得不到他想要的答案，孩子大哭，还拿报纸摔我身上，我也没发作，心想何必和一个情绪中的孩子去较真。他发泄了一阵，玩游戏去了。我已总结出在我不知道怎么做的时候还是留他一个人调整的经验，我就洗洗睡了，并且很快睡着了，其间我迷糊感到他进来找我，可能看我睡着了就又出去了。半夜他叫醒了我，痛哭流涕地向我诉说，我陪他坐到凌晨一点钟时他才去休息了。他去睡觉了，我反而睡不着了，发愁孩子的事情，看他咬牙切齿地恨我们，说不想活了，我真怕他做傻事。

次日中午，我在外面餐馆给孩子买了他最爱吃的东西带回家，但孩子放学后一言不发，叫他吃饭也不理睬，说其他的也没反应，我就不再管了，自己吃饭。过了一会儿，他主动过来吃饭，依旧不说话。但好在饭量较前一天还增加了一点儿。饭后就沉默了，我给他拿一瓶果汁，他开口说话了，但还是老调重弹：为什么自己智商低？还用手指着我，埋怨我蠢笨所以生他智商不高，等等。我很伤心，我没想到我恨不得为他付出生命的儿子竟然对我这样，但是考虑到他现在的状况，我不得已还是选择了沉默，选择了包容。我忍着泪对他说："你有什么事情都冲我来吧，只要你发泄了就好，我能包容，因为你是我儿子。"他提出要去测智商，我拒绝了，对他说："你掉进思维陷阱里，难道要我也陪你一起掉进坑里去，一起犯病？测出来智商高能如何？测出来低了又能怎样？"他无言以对，去休息了，我也躺下，泪如雨下。心想，这次的大暴发如此强烈，虽然时间可以治好一切，但是孩子如此偏激，情绪表现也是前所未有的激烈，也不想去咨询，这叫怎么办呀？我们能不能挺过去？每天面对这样的孩子，我还能撑多久？

下午他勉强去上学了，放学了又重复前面的问题：自己怎么那么倒霉呀；智商低都是遗传自父母；你和爸爸真笨；自己英语好，数学不行……。仍旧有粗暴的语言，我还是一言不发，因为我确实不知该说什么，我强忍着等他说完了告诉他："你将来肯定比爸爸妈妈强，因为你现在的知识面比爸爸妈妈当年的要宽广很多倍。你这两天对妈妈的所有不敬语，都是不对的，但是妈妈能够原谅你，因为你是我生的，我就当你在发泄情绪，希望你发泄完了之后心里能好受一些。关于自己智商的事情，你说的不是客观事实，什么数学不行啦，为什么英语好，真倒霉，等等，以后你也许会感激你遗传了妈妈的学外语的天赋。"说完我就去做自己的事情了。他沉默了，吃完饭自己玩 iPad。玩了一会儿又哭了，看来玩游戏也不能减轻他的痛苦。我默默地坐在一旁，看着孩子难受得竟然从沙发溜到地上，坐在地上蹬腿打滚，却无能为力。我回到自己房间，让他尽情地发泄，发泄够了，疲惫了，他就会静下来思考和调整。过了一会儿，听到他好像自己爬起来又坐回沙发了。我出去假装看电视，果然他又说起自己的兴趣在数学、物理上，可是数学不行，难以实现自己的梦想，觉得很无望。我问他："你想学和数学、物理科目相关的专业，但这些专业你了解多少呢？"于是我就拿出为给他高考报志愿所做的功课，给他讲一些专业和这些专业大学会学哪些课程，听我一讲，他发现他感兴趣的专业涉及的课程几乎全和物理有关，和数学关系少些，心境渐渐转好，但他又怀疑我骗他。我说："作为亲妈，我不会骗你害你；另外，你那么聪明，谁能骗了你。"我边说边注意观察他的表情，发现他情绪缓和，应该是相信了，阴转多云了。过一会儿拿着iPad说想下载新游戏，我觉得这是好现象，因为他对新东西感兴趣了，前几天他对玩游戏也觉得特没劲儿。晚上正好有施教授"关于人生意义"的课，我们一起听了，其中教授讲无腿赌王的故事对孩子触动很大。后来爸爸出差回来了，父子俩又聊了聊，晚上睡觉前孩子特地向我道歉，对他几天以来粗暴的语言表示歉意，这是我完全没想到的。我紧绷几天的神经稍稍放松了点，但根据以往的经验，他的情况可能还会反复，因为人的思维习惯不是一朝一夕可以改变的。

  第三天果真又反弹了，孩子中午在家情绪极其糟糕，说我骗了他，痛苦地大哭，抓头发，还说恨我，恨爸爸，不想上学了……我要开口，他就让我闭嘴，我只能沉默。虽然万般不愿意，他下午还是去学校了。下午放学后，依旧痛苦抓头发、咬牙切齿、又哭又闹、坐地上打滚，说一些过激的话，我依旧忍住没吭声。老公下班早，和他聊并且推荐他看林语堂的一本书，孩子自己没找到，又开始生气地说生不如死，爸爸听了就火了："动不动就说死，你死去吧！"孩子脸色顿时煞白，立马不吭声了。我赶紧过去拥抱着他，摸摸头，亲亲脸，让老公别说了，但老公没停，又训了他几句。刚好晚自习时间也到了，孩子拿起一本课外书就走了，老公对他说如果难受就别去上自习了，孩子边哭边开门："在学校也比和你待在一起强。"然后摔门走了。晚自习回家后，他情绪还可以，还追美剧。我们都回房休息了，他还在客厅追剧，我睡不着，偷偷听他的动静，听见他边看电视剧边笑得咯咯咯的，过了一会儿，他也回房睡了，看来爸爸的棒喝也许有积极作用。

  第四天中午和第三天一样，回家后刚开始还是不说话，后来开口了，还是抱怨，但方向变了，变成具体的数学科目了［这几天思维纠结的转化方向是智商—（英语＋智商）—数学］。看着孩子难受，我也难过，但还是觉得欣慰，毕竟纠结的东西不是像智商那样形而上学的东西了，这就好解决一点。但是他仍不好好吃饭，也不吃水果，痛苦地重复那一套动作：哭、揪头发、坐地上蹬腿和指责我。我还保持沉默，果然我不说话，他就主动问了："数学不行咋办呀？"我建议说："你要觉得数学不行，那就再找你喜欢的那个数学老师一对一补课？"他同意了，貌似又听进去了，我又说："要是难受的话下午不去学校了，行不？"他说："不行，下午还有体育课呢。"我心想，这家伙还惦记体育课呢，这起码证明他能好一点了。

可能是因为在校上了体育课的缘故，下午放学后情绪明显比中午好，拿着手机玩，还告诉我他qq好友的情况。我暗自高兴，因为他开始和我沟通除了痛苦之外的东西了，但是对数学的纠结还依然存在。晚上他去学校自习，趁他不在家，我打电话询问班主任关于他这几天在学校的情况，出乎我的意料，老师说他在学校很认真，情绪也正常，下课后还老揪着老师问问题。这下我放心了，原来孩子只是在家里闹腾。挂了电话我就想，我一定要忍住，要包容，尽量当它是生活中的一种正常情况。

晚自习后回家，我和老公在看一个有趣的视频，我看孩子情绪尚好，就主动问："吃水果不？喝酸奶不？"他摇头表示不要，这比前几天好多了，前几天我问同样的问题，他面无表情，没有任何反应。过了一会儿，他又开始痛苦了。我们俩都没理他，依旧看我们的视频。他主动问我数学辅导老师的事情联系得怎样了，还有其他同学现在都猛学，而自己前面基础不好，再加上闹情绪，时间耽误很多怎么办之类的。我安慰他说，只要制定一个适合自己的目标，达到自己的目标就行，无需和别人比。他说自己也不是非得扬名立万，可是一想到考大学就不自信。我问他想考什么样的大学？他回答不知道。我告诉他说，你的目标如果是北京大学、清华大学、复旦大学等这样的名校，你不自信还说得过去，但是一般的一本学校，拿下完全没问题。实际上我真是安慰他，临近高考，自己孩子能上什么样的学校，家长心里已经有数了，我估计他的水平或许能考上重点大学，但考的学校也并不一定像我说的这么乐观。他玩了一会儿手机，突然开心地告诉我，自己突然感到自信了。我问怎么回事，他说："我看知乎上一个帖子，发帖人讲的那种自由自在的生活就是我向往的。发帖人数学也不好，但是编程厉害，看来数学和编程没什么大关系。另外他也不是特顶级，就是在自己的圈子里编程厉害，能挣够自己生活所需要的钱，生活能够完全按照自己的想法安排，这种生活就是我向往的。其他人回帖问发帖人生活追求的是什么,他说是'回忆时嘴角的一抹微笑'。你看这人多牛掰,我最喜欢这句'回忆时嘴角的一抹微笑'。"哈哈,看来施教授建议不要禁止他使用手机、电脑是对的,适度打游戏能缓解他的痛苦,知乎这个帖子也改变了他对自己数学成绩的看法,对他的人生有启发。

这样又持续了两三天,往往是晚上睡觉前好一点了,但是到第二天中午放学又不行了,固定的问题,固定的赖在地上的动作,也不想找施教授。一周以后,学校又考试,孩子担心得不行,但还是去参加考试了。考试结束后,他忽然告诉我说考试这几天反而不那么难受了,不知道怎么回事。我告诉他是因为他忙碌了,全身心在考试上,就没时间瞎想了,孩子听了也觉得有道理。考试成绩出来,名次为班里50名。这次孩子情绪倒是稳定,主动告诉我考试成绩。这个名次我不奇怪,我原以为会更糟呢,他自己也以为会更差。因为状态差,考前一周闹情绪根本没复习,估计会考得一塌糊涂,没想到成绩不那么糟(以前有更差的成绩),心里反而更积极了点,纠结就慢慢散去了,这次有史以来最大的风暴也基本平息了。

总结这次暴发原因,除了学校外部原因,我反省了家庭内部问题:孩子马上面临100天宣誓,但我因为我们夫妻之间的事情没管理好自己的情绪,在100天宣誓前一天急躁了一些,和孩子说话不耐烦,孩子敏感地以为是对他学习状态的不满,负面情绪被点爆。我之所以任由自己急躁,是我以为孩子成长了,可以管理好自己,不会纠结了,所以就掉以轻心了,我忽略了临近高考的大环境对孩子的负面影响。所以家长还要不断修炼自己,先让自己的情绪稳定,并且时刻保持警惕,关键时刻可不能掉链子。

在这次事件的应对过程中,孩子不愿意咨询施教授,但我咨询过教授,教授一再强调我要淡定,还帮我分析这次强烈情绪暴发的原因,说可能这次纠结的"智商问题"是孩子强迫思维的"终极大BOSS"。虽然暴发的时机不利,但如果跨过去了,孩子以后就能认出一切症状,反而成长了。另外教授还告诉我,痛苦到了极致,就会好转,会向好的方向转变,让我别伤心。反复叮嘱我,只有家长淡定了,孩子慢慢才会好,要避免家庭内部的坏情绪的精神交互,用自己好的情绪去感染孩子。家长要像火,要去温暖孩子,融化孩子心里的冰,用积极的情绪影响孩子。我完全依照教授的盼咐去做，终于扛过去了。

几年来我的经验感受是：孩子纠结的时候就像在"表演"，他的症状就像《西游记》里的白骨精，外形千变万化，但是万变不离其宗，本质上都是"完美追求"。我所能做的就是不予理睬，忍和包容，不主动挑事。孩子说痛苦，我们听着；孩子说具体问题，我们尽量回答；孩子不说话，我们也不穷追不舍地问，我们该干什么就干什么。实践证明这样做真的很有效，最终会"守得云开见月明"。

后面的一个月，孩子还是隔几天会闹一次情绪，但"浪花"都不大，还是学习和人际关系及智商的问题。我们还是采取宽容策略，慢慢陪着孩子前行，他想学习就学，不学也行，都由他自己。有一天我们聊起他纠结的事情，他告诉我说已经不怎么纠结了，他已经能够认出"坑"了，现在只是单纯地担心高考。是呀，孩子那么多次掉进"坑"里，也不是白掉的，这些"坑"让他成长。症状的每一次反复，都能让他的自我调节能力得到提高。我发现我们总是低估自己的孩子，实际上孩子不需要我们多么大的帮助，他只需要家庭的安全感，父母的包容，父母的放手和父母的陪伴。

临近高考前一个月，孩子的学习劲头前所未有，他说后悔自己过去沉浸在毫无意义的纠结之中，现在要找回逝去的时光，高考前一天晚上竟然还想去学校上晚自习。考试那天，我和老公一起送他去考场。考场外人山人海，气氛很紧张，孩子倒很镇静，入场时间到了，他从容地和同学一起进去了。我观察周围众多家长，分析他们的表情，都很焦虑，可能我是最坦然的一个。第一场语文考下来没什么事儿，中午我和孩子还都睡了午觉，下午数学考完后孩子说完蛋了，因为数学挺简单的，但自己没答完，时间不够。他很难过，说不想继续考了，后来得知其他同学也答得不好时就安静下来休息了。这个晚上的思想工作做起来相对较难，因为次日还要考试，客观上没有足够长的时间给他调节。出乎我的意料，孩子自我调节得还行，大约晚上九点钟情绪就稳定了。

最后一天上午考试结束，孩子又崩溃了，感到理综难，尤其是物理，又说下午不想考了，我很客观地帮他分析，告诉他哪怕英语只得30分，也能上一本。孩子自己琢磨了一下，觉得有道理，就不闹了。中午也没休息，去考场的时候，我们住的酒店人很多，基本都是考生和家长，电梯根本乘不上，我们从17层走楼梯下楼，我急得怕迟到，孩子反而很镇定，说我太急了。最后一门英语考完，孩子告诉我答得不错，考场上考题越做越镇定，我安心了，终于考完了。晚上去学校对答案、估分，估了640分，他自己都不相信，说不可能这么高吧，后来又保守估分，说最低也要620分。听到他的估分成绩，我彻底放心了，参照往年录取分数线，这样的成绩已经能保证上一所985大学了。

等待成绩的过程很煎熬，我们都紧张和焦虑。终于收到高考成绩的短信，643分，比一本线足足高了近200分，太了不起了，我和孩子都不敢相信，仔细确认确实是真的，我们高兴地拥抱在一起，我泪流满面，那一刻我体会到了什么叫喜极而泣，陪伴孩子日日夜夜的那种煎熬，想到孩子期间的种种痛苦，酸甜苦辣一下子涌上心头，个中滋味难以言表。

好的消息并不能使孩子停止纠结，填志愿时又纠结了，纠结去外地上学还是本地上学，在充分调研并思考了一整天后，他做出了人生的一个重要决定：去外地上学。填完志愿，孩子和同学去旅游，旅游途中又闹情绪，美景都吸引不了他，发短信给我的都是各种负面情绪。我咨询施教授，施教授说这已经不是什么症状了，这就是性格，孩子的性格有待磨炼！

孩子最终顺利地被他心仪的一所著名985大学录取，专业也是自己喜欢的。去南方上学后，我很担心，担心他生活和学习等，但转念一想，孩子总要长大，他自己的事情还要他自己解决，就劝自己必须放手。第一学期，孩子还是出各种幺蛾子，还是围绕学习和人际关系。因为是著名985高校，同学都是全国各省考生中的佼佼者，学习都很努力，另外大学不比中学，课程进度很快，孩子压力格外大，加上第一次住校，生活不太适应，因此经常打电话或者发微信给我们倒苦水。每次看到来自他的微信提示，我都心惊肉跳，生怕有什么事情。其间我去看过他两次，一次是我自己十分想念，主动去看的，另一次是他要求的。两次见面，他时间紧张，也没什么时间陪我们，只能一起吃顿饭，饭桌上说说自己的烦恼，因为长大了，见识也多了，稍微点拨一下就管用了。到了第二学期，孩子已经基本适应，一般不怎么联系我们，除非有大事需要和我们商量。现在他已经很享受自己的大学生活了，和同学关系也不错，考试前依旧会紧张，但是成绩都还好，拿了好几次奖学金，目前在准备申请国外的研究生。

尾　声

再大的风雨总有停止的时候，好多年过去了，凤凰涅槃，孩子已从青葱少年成长为高大帅气的小伙子了，倘若现在问他还纠结不，他会笑着回答：有时还会，但是不关注了。就像平静的湖面，遇到小风吹拂，会起淡淡的涟漪，若遇到大风刮过，也会掀起小小的浪花，这是水的属性使然。就像森田质性格的人，其属性就是敏感，所以起涟漪、起浪花是不可避免的，这是他们的特点，他们的生活，也不是一朝一夕能够改变的，这需要终生修行。可是，哪种性格的人不需要终生修行呢？

孩子能有今天，我庆幸当时遇到了施旺红教授，遇到了森田疗法。我也庆幸我坚定不移地相信了森田，森田的知识和疗法就像大海，简单的"顺其自然，为所当为"八字箴里蕴含着无穷无尽的哲理，只要围绕着八字真言去实践，定会有令人喜悦的收获。

孩子是来成全我们的

英　子

大家好！本来是想着等孩子一点儿症状都没有了再来写这篇文章的，可这两天听了课后一想，不对呀，这个"想着没有症状"就是没有学到森田精髓的表现。所以抓紧时间整理一下，和大家一起学习。心理学有个说法，叫"助人者自助"，我希望大家都能把一些体会整理出来，哪怕是一小点儿。

过　程

森田疗法说不问症状，不过这里还是得先说症状，不然不清楚状况，不好理解。我家孩子是13岁上初一时出现强迫症状的，刚好是初一的国庆放假后，段考前，出状况了。他先是说不想住校，住校难受，于是选择了走读，中间不停的请假，每天早上起床上学是个很大的问题，晚上睡不着，早上起不来，大概持续了一个月左右，走读也不行了，最后只能休学。休学后带着孩子到本地的部队医院找心理医生看，说是精神分裂，建议我们去广西脑科医院，其实就是精神病医院。我自己一手带大的孩子，我不相信他是精神病患者，况且我原来上学时也学过一点儿医学心理学，感觉也不像。所以，我犹豫了一段时间，后来临近元旦时仍没好转，最终决定还是去看看。和孩子商量后，他也想去看（学了心理学后才知道这就是神经症的典型表现，痛苦，求治愿望强烈，刚开始什么都不懂），到了医院后，做了一大堆测验，比如明尼苏达人格，抑郁焦虑量表等，有三个多小时。医生建议我们住院，我观察了住院环境，最终决定还是先回家。医生开了一堆药，有治失眠的，有治精神方面的，回来孩子不愿吃药，我们只用了外用的安神贴，贴了睡眠能稍好些。我从孩子出生起就订了《父母必读》这本杂志，里面有中国的心理学大专家李子勋和杨凤池的专栏，基本每期必看，所以对心理问题不忌讳，也爱和有孩子的朋友们聊这方面话题。后来，单位一领导的朋友的孩子也是遇到青春期心理问题，找一位心理学教授做了咨询。他和我聊天了解到孩子的情况后，告诉我这个消息，我就去找了那位教授。应该是快放寒假去的，先和孩子沟通，他愿意去看，我们就去了。开始照例是做了各项测验，然后就是正规的咨询，就这么一次，孩子就打开了心结，愿意下学期回校上课了，但是要求换一所学校。好吧！一切为了孩子。结果他想去的学校上不了，只能去辖区学校。然后孩子就是寒假一边做着心理咨询一边补落下的课，以便春季开学后能跟得上。开学那天，孩子有点儿不开心，觉得学校不够好，同学不够好，心理落差较大（完美主义），不过这一关还算是顺利过了。我和班主任介绍了情况，刚开始还好，虽说时不时请假，但大体上能坚持去学校。然而到了"五一"后又不行了，整周整周的请假，不能去上学。到了五月底，我觉得再这样下去不行，第一学期孩子已经没有成绩了，第二学期再没有成绩以后怎么办？（当时没有现在的感悟）于是，我就和咨询师商量，让孩子在他的咨询室里住着，也属于特训，因为咨询室有专门的老师。我先和孩子含糊地说了一下情况，他同意了，因为他已经有点儿畏难，不愿面对，直接说可能会不同意。后来在一次例行咨询时，我直接把孩子放那了，他当时不愿意，说要回家拿衣服，我说我回去帮你拿，我怕他一回去就再也不会出来了。那个月的特训效果很好，孩子在老师的接送下每天去学校，每晚老师给他做放松训练，一直坚持到期末考试结束。但是，孩子说这个学校不好，下学期再让他上学，就得再换个好点的学校。没法子，这次我学乖了，把有希望去的学校列出来，让他选，最后选了两所，我们先去实地看了一下，他选中了其中一所，然后是学校的测试，还好最终顺利过关。假期孩子参加了重走长征路夏令营，整个初二都蛮顺利，咨询也不用去了，就是偶尔请假，情绪不好的时候自己也基本能调整过来。就在我们以为正常了的时候，在初三上学期还有一个月要结束的时候，他的强迫症又暴发了！这次特别严重，躺在家里不吃不喝，一个星期只吃了两餐饭，痛苦得不得了。我看情况实在不行，就心想，算了放弃吧，别为了读个书把孩子整成个疯子，于是开启了第二次休学之旅。这次一休，就到了初三结束。其实他休学时初三的课差不多上完了，休了一段时间后和他商量去参加中考，他怕见到同学，不愿意，所以中考也没参加。暑假时，我听了一个心理老师的报告，了解到他们学校有个国际教育的班，抱着试试看的心态带着孩子去做了测试，结果孩子的英语成绩还不错，就去就读了。第一学期各方面都很好，除了偶尔请假，都没什么问题。第二学期也就是今年上半年，上到4月份段考前，强迫症再次暴发！又是不停地请假，刚开始说是请一周，后来是一周才去两天，持续到4月底，就彻底不去了。暑假结束后，他自己想通了，还是想回学校上课，可学校不接收了，目前孩子在培训机构学英语。最近状态越来越好，每天自己听闹钟起床，自己去上课，回家后去游泳，自己去打听关于学习的后续事项。这种改变是怎么来的呢？之前我们经常吵架，家里经常低气压。仔细想想，现在有这些改变，应该是从我们放弃所有的想法开始的吧！

一些体会

◆ 如何认识强迫症？

（我不会理论，想了解理论可以去看施教授和专家们的书，我只谈自己在孩子成长咨询过程中自己认识理解到和看书了解到的）一是强迫症不是病，顶多就是个不好的习惯，给这些奇怪的行为和思想带个帽子，是为了好叫而已！就跟我们生个孩子或养个小狗一样，总得起个名吧。二是它只是神经症里的一种，充其量就和身体感冒一样，是个较重精神感冒罢了，不必觉得丢人，不要觉得孩子得了这种病没脸见人了等。父母家人的态度对强迫症患者来说很重要，我们觉得没事，孩子压力就会小很多。我反正是一直这么和孩子说的，纯属个人意见。

◆ **关于上学的问题**

（能坚持上是最好的）如果父母家人一直纠结于这样下去就完了，不读书怎么行，以后怎么办，没读大学找不到工作，等等，那就会和我们刚开始一样了，孩子压抑，大人焦虑。你们不知道，有时我上班去了孩子没起床去上学，我那个着急焦虑啊，上着班脑袋里都在想，今天又不去，今天又不去，怎么办呀？课越落越多了，学费那么贵，他怎么就不知道珍惜呢？真是不理解父母的苦心！有时以为他去了，结果下班在楼梯口看见他的车，心里就开始冒火，一进家门就动静不对，孩子也就跟我针尖对麦芒，结果就是学也没上，一家人情绪也不好，简直是一地鸡毛的日子！这一切从什么时候开始改变的呢？应该是我累了，孩子也累了，心想算了吧，不读就不读吧。一位心理老师和我说的话特别好：英子，不就不上学嘛！不就是请个假嘛，又不是什么决定生死的大事！想想也是哦！有什么比生死还大呢？一个人只要健康平安，其他的应该都会水到渠成吧！特别看了一个关于孩子是脑瘫的家庭报道后，我更加觉得自己是幸福的了。那个妈妈自身的条件比我还好，人家是20世纪80年代末的大学生，那时可吃香了，但是一切在她生了双胞胎儿子后改变了。俩儿子都脑瘫，大的完全不能自理，小的稍好些，但智力也比常人差，老公受不了和她离婚了，她一人在父母的支持下带着俩孩子。相比之下，我们孩子不就是个强迫症嘛，又不是病，对吧！只是个不好的习惯而已，慢慢改就好了，这样我就彻底不管这事了。这学期开学时，学校不接收我孩子，我特淡定，特无所谓，反而是孩子着急了。你看吧，大人把事放开后，孩子自己就成长了。开学那天问我三次，学校怎么安排？老师回话了没有？后来在这上课，他刚开始也有症状的反复，也有请假不去的时候。我就告诉自己，心理学上有个21天定律，凡事都要经过21天才能形成习惯，所以我都不理会他，啥也不说，你爱去去，能去去，回到家反正不管什么情况我都笑嘻嘻的。结果现在一个多月了，情况越来越好。昨天晚上更是有了质的飞跃！以前症状是从外面回家一定要洗澡换衣服，学校的书和作业一律不碰，要写作业也是在外面餐桌写，写完后又洗澡换衣服，要不就光着膀子写，不管冷不冷！昨晚居然先洗了澡才写的作业，而且是把东西拿进房间写的，也不觉得脏了。晚饭后已经去游泳一个小时了，写完作业后居然又自己在那做运动！我简直高兴坏了！

◆ **关于父母家人对待孩子的态度问题**

一是面对症状。昨天有位妈妈和我说，一看到孩子洗手洗澡就焦虑，孩子又洗个没完没了，费水、费纸巾、费香皂，一想到孩子退学了也焦虑，以后怎么办？找不到工作，等等。我想说的是，我孩子也是一样的，刚开始洗个不停，从外面回家恨不得连手机都用水洗。我是怎么做的呢？刚开始我也说过他，但好在我是个比较愿意反省自己言行的人，我发现说了没用，干脆不说了，随他洗，手机不好洗，我干脆买几包消毒纸巾，让他擦，结果人家洗的时间和次数反而少多了。焦虑就更没必要了，孩子出症状，你焦虑也解决不了问题，而且相当于别人生病你在吃药，一点用都没有，反而把家里的磁场搞得不好了。家人之间是会相互影响的，特别是女主人的情绪，会影响到整个家庭的氛围。实在做不到就别在家看他，让他自己待着就好了。再说了，你焦虑他就找得到工作了？其实有时我们只要适当地反思一下，就会得出较好的答案。

二是人生路的问题。有些父母会说，我孩子以前成绩可好了，这要上不了学，以后怎么办？强迫症的人本来就是完美主义加纠结，我们作为亲人天天在他身边想这些问题，你说我没说出来，他不知道，那么我告诉你：他感觉得到！这对他的症状改善没有一点好处！我的做法是：不管以前，不问以后，只做现在！以前再美好，已经过去；将来还没到，谁也无法预见会发生些什么，对吧？做好眼前能做的事，是最重要的。所以我总是和孩子说："管那么多干嘛，今天能干什么就先干什么。"孩子看你不纠结了，他也慢慢就不在意症状了。

三是要善于鼓励孩子。我和他爸总是对他这么说："凡事无所谓绝对的好坏，就你这症状来说，通过这件事，你得到很大的成长，我们也学到了很多东西，还认识了很多不一样的人，收获大大的。你上学那么痛苦，可你还是一而再，再而三地回学校，我们都佩服你的勇气！"平时生活中也是，一定要多鼓励，多讲正面的，少讲或不讲负面的。

◆关于怎么开始去"为所当为"

特别是患者是青春期孩子时，他不但有逆反心理，而且本身的自制力、行动力也不强，这个切入点真的很难找到！没有经历过的人肯定不会知道我们刚开始有多么艰难！我孩子最严重时，不吃不喝差不多一周（一周只吃了两餐），天天就睡在床上，连平时最喜欢的电脑游戏都不碰，还怎么去"为所当为"呀？这时候父母家人的陪伴真的太重要了！但那时我也不太懂，就凭着自己作为母亲的本能，细心地关心他，鼓励他，支持他，不论他想干嘛，都和他站在一条战线上（不要问如果他去做犯法的事你是否也和他一起，强迫症的人最大的缺点是追求完美，最大的优点也是追求完美，道德感很强，一般不会去做坏事）。比如：去学校实在不行就不去了，手续老妈办（这个很难，真的真的好难放下）。你能干点什么就先干什么吧，一点点一点点地，从打游戏开始（谁说游戏一无是处呢！），到能出去锻炼身体，到能去学英语，一小步一小步地走。心理学研究表明，20%到30%的情绪问题，可以通过体育运动来解决，所以上不了学，那就从运动开始吧！

◆关于父母的成长学习

古语云"言传身教"，我个人的感觉是身教重于言传。特别是青春期的孩子，有时多讲一句话他都反感。我们以身作则，而且要做到我做我的，不问结果，只做自己。因为我们每个人最容易改变的只有我们自己，不能改变别人，即使亲如父母、子女、夫妻，也是一样的。比如我家孩子吃青菜的问题，从小不爱吃青菜，我们是大人只管吃，从来不说你要多吃点青菜对身体好之类的话，慢慢地，这两年他开始吃青菜了。比如锻炼身体的问题，你越叫他，他越不去，我是不管你去不去，我自己去。他有阵子休学在家无聊，说要学太极，报了班学了几天，又不去了，我也不说浪费啊之类的话，你不去我去还不行么？现在我都学得有点样子了。一些户外运动比如散步、徒步之类的，他也不去，我就自己去，结果孩子现在越来越爱运动了。这星期天天去游泳。还说太极拳他也不放弃，周末又要开始去学了。孩子都十多岁的人，我们自己基本也四十好几了吧！四十不惑，我觉得我们应该多看书学习，父母好好学习，孩子天天向上！多反省自己，即使做不到"吾日三省吾身"，至少也应时不时反省一下。

◆ 一些其他的感悟

之前看过一个观点：不会教不如不教，孩子天然有向上成长的能力。每个人来到这世上，都有他的人生课题要完成，我们只能做好自己的那份答卷，纵然他是你的孩子，很多东西你也无能为力。你把你会的全部教给孩子，孩子的成就也不会超过你。如果真是为了孩子好，我们应不停地反省、提高自己。这个说起来容易，其实做起来很难。我只做到了一点点，就是在孩子有症状时，在上下班的路上不停地思考自己应该怎么去面对他，怎么去帮助他。刚开始也不懂，就是按情绪来，结果搞得家里和战场似的，乌烟瘴气，火药味浓厚，亲子关系紧张（后来不停地看书，才发现一篇心理教育的好文章《最好的教育是关系》，关系好了，什么都好说，关系不好，你也教不了）。发病的第一年，孩子曾经离家出走三次。因为我当时不懂，孩子就觉得是你不理解他。我现在可以做到我的情绪是我的，他的情绪是他的，互相不受影响。家里的氛围越来越好，孩子的状况也越来越好。清楚地记得今年4月份，因为自己负责的工作需要迎接上级检查组，一周都十分忙乱，天天加班熬夜到两三点，睡眠不足，整个人状态就很差。有一天我下班回到楼下，感觉自己的情绪太差了，而那几天孩子刚好也症状来了，几天不去上学。我就在车上坐了足足有十分钟，把自己的情绪调整得差不多了，才敢上楼回家。进家门前，我深吸了一口气，在心里告诉自己：现在回家了，工作的事要放下，一定不要把工作的情绪带进家门！在厨房做饭时，孩子又有个问题来找我，我的状态还是不好，在他离我有两米远的时候，我就告诉自己：现在，你的情绪只能在你这边，再也不能扩散出去了。真的，我当时的感觉就是在自己仝身上下竖了个玻璃罩，我儿子就在我面前，我就是不让自己的那个负面情绪过到他那边去。我就这样锻炼自己带着觉知去和孩子相处，陪着他一步一步地在强迫症的路上摸索前进。

作为母亲，如果能控制自己的情绪，对孩子来说是很大的福音！女人要柔，和水一样，上善若水，水善利万物而不争，夫唯不争，故无忧！每个家庭都是不一样的，每个孩子也与众不同，对于别人的经验，我们只能借鉴，不能照搬。好好享受和孩子相处的时光吧，不要抱怨他为什么出这个问题，记住，孩子是来成全我们的，让我们成长的。上帝给我们关了一扇门，必定会留下一扇窗！

后 记

我和孩子深受森田疗法的影响，首先他的第一位咨询师（这是孩子自己说的），他治疗强迫症的方法深受森田疗法的影响，这位咨询师在北师大进修时就接触过森田疗法。第二位咨询师自己本身就是一位强迫症患者，从13岁发病，到31岁走出来，她是在华中师范大学学习心理学时，导师送她一本施教授的《战胜自己——顺其自然的森田疗法》后，用了一年的时间自己走出来的。听了她的介绍，我先买了一本，后来儿子看了也要求买《战胜心魔——强迫症的森田疗法》，然后我们就一起学习，一路走到了今天。

结 束 语

在本书即将付梓之际，重读校样，我思绪万千。从开始学习森田疗法开始至今二十多年的奋斗历程，都历历在目。多少个不眠之夜，我努力阅读患强迫症朋友的帖子，仔细领悟他们的心路历程；多少次面对面的交流，我努力想象并理解他们的痛苦，多方尝试打开他们的心结；多少次失败，使我曾经那么地沮丧，甚至想到过放弃。跌在深谷，只要继续前行，又常常有"山重水复疑无路，柳暗花明又一村"之感，这时又使我不由得赞叹执著的魅力。我常想，之所以能够读懂强迫症朋友的心，大概也在于我的执著，执著的心是一样的，只不过我的执著找对了方向，转向了行动，而强迫症朋友将执著转向了内心，方向不同，结果也不同。想当年我因为心肌炎而困于病床之时，正是因为对森田疗法的领悟，才开始了我"为所当为"的行程，用一年时间自学日语，取得了在朋友们看来惊人的效果——仅仅一年时间的自学，我就为来访的日本专家当起了翻译。以后更是获得了东渡日本实地学习并实践森田疗法的机会。我并不是个卓有语言天赋的人，我的思维敏捷度、语言表达和写作的流畅性可能都远逊于许多患强迫症的朋友。常常读着强迫症朋友的文字，我会热泪盈眶，一方面佩服朋友们卓越的思维和写作能力，一方面又慨叹天妒英才。像我这样拙笨的人都能成就一定的地位，若是朋友们的执著有正确的方向，那会有怎样的收获！

令人欣慰的是，许多朋友通过各种途径了解并实践森田疗法，取得了令人瞩目的成就，还有许多朋友不仅自己走出了强迫症的泥沼，而且不遗余力地帮助那些还在陷阱中的朋友，从而使森田疗法更加深入人心。森田疗法不仅仅是一种心理疗法，更是一种人生哲学，它帮助我们调整我们的人生观、价值观，使我们在"做"的过程中享受自然和人生的赐予，丰富我们的体验，使我们更加珍爱生命，珍惜幸福。我希望更多的人能体会到这一点，也希望本书能帮助更多挣扎在痛苦漩涡中的人，在领悟之际，用那强大的内向能量的反作用力，划起行动的双桨，将自己推向成功的彼岸。希望朋友们读完这本书后分享自己的体会，可以上新浪微博（施旺红）与我沟通，也可加入网络森田疗法学院QQ群（369256946）与我交流。

随着时代的发展，各种心理疗法不断出现，它们各有特色，各有重点，又相互补充，但殊途同归。希望朋友们在实践中不要将其对立，而是领悟其要点，体会其共同的内核——活在当下，使思与行保持平衡，脚踏实地地生活，在生活实践中追求，而不是在思想的漩涡中打转。痛苦源于思想，成功源于行动，幸福源于成功的自信。当我们先从一点点小事做起，获得了一点点小小的快乐，那快乐就是真真切切的，不要再怀疑。若将这一点点的小事情、小满足、小快乐汇聚起来，我们对生活的自信也就逐渐建立起来了，成功也就向我们招手了。记住：只要你在为所当为的行动，生活就会顺其自然的改观。强迫症不是一朝一夕就出现的，而是一个过程。父母如果在孩子身心发育的过程中，特别是在人格形成的关键期——青春期，能够关注孩子，正确地引导孩子的行为，及时地疏导孩子的心理，给孩子一个健康成长的宽松的环境，那就可以避免孩子日后陷入强迫的泥潭！本书以实际案例提醒为人父母的我们，应正确关注和培养孩子。所以，本书也是可供普通人阅读的，尤其是患强迫症朋友的父母。了解强迫症，了解森田疗法，才会为患者提供一个良好的康复环境。

最后，我希望看完这本书的朋友，放下内心的执著，踏上行动的大道，不问收获，一路前行！